本草纲目中药蔬果

养生速查全书

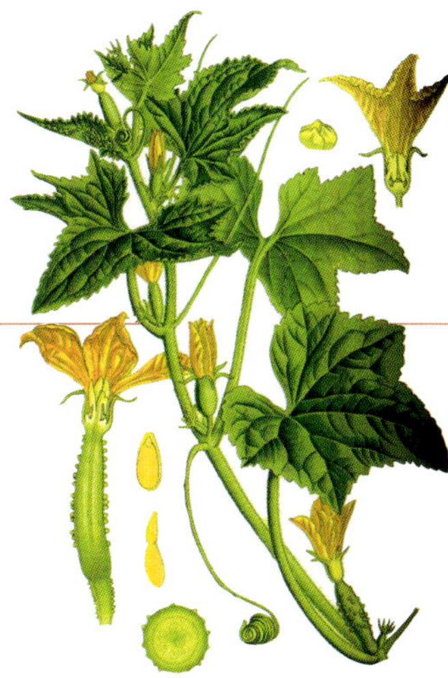

于雅婷　吴剑坤　编著

江苏凤凰科学技术出版社 · 南京

图书在版编目（CIP）数据

本草纲目中药蔬果养生速查全书 / 于雅婷，吴剑坤编著. — 南京：江苏凤凰科学技术出版社，2022.2（2022.8 重印）
ISBN 978-7-5713-2613-5

Ⅰ.①本… Ⅱ.①于… ②吴… Ⅲ.①《本草纲目》—蔬菜—食物养生②《本草纲目》—水果—食物养生 Ⅳ.①R281.3②R247.1

中国版本图书馆CIP数据核字(2021)第254139号

本草纲目中药蔬果养生速查全书

编　　著	于雅婷　吴剑坤
责任编辑	汤景清　洪　勇
责任校对	仲　敏
责任监制	方　晨
出版发行	江苏凤凰科学技术出版社
出版社地址	南京市湖南路 1 号 A 楼，邮编：210009
出版社网址	http://www.pspress.cn
印　　刷	天津丰富彩艺印刷有限公司
开　　本	718 mm × 1 000 mm　1/16
印　　张	12.5
插　　页	1
字　　数	280 000
版　　次	2022 年 2 月第 1 版
印　　次	2022 年 8 月第 2 次印刷
标准书号	ISBN 978-7-5713-2613-5
定　　价	45.00 元

前言

天然植物养生之道

《本草纲目》集中体现了中国古代医学所取得的巨大成就，是中华本草学集大成者，其一直以来都有“医学之渊海”“格物之通典”的美誉，是中华民族取之不尽、用之不竭的医药宝库。《本草纲目》自成书以来，已渗透到国人的生活中。医家将其作为行医用药的准绳，普通百姓将其作为日常养生的指南。如今，人们的生活越来越忙碌，很多文明病也就此衍生，如“三高”、心脑血管病、癌症等。在中医养生文化热潮的推动下，我们可以向这部闪耀着古老智慧的经典著作求取永不过时的养生真经。

中医强调利用“药食同源”原理，达到延年益寿、保养生命、增强体质、预防疾病的目的，也就是利用天然的植物来调养自己的身体。这符合现代人所倡导的“纯天然”养生之道。

中医强调“因人、因时、因地”的原则，也就是说，无论是治疗已病还是未病，都要根据治疗对象、时间、地点的变化来调整治疗方案。食疗养生也是一样的，要根据不同的季节和症状选择合适的中药蔬果，以达到调节身体、健身养生的目的。

本书以《本草纲目》为底本，精选日常生活中常用的中药蔬果，并补充了中药蔬果的释名、性味、功效、现代营养知识和挑选方法。同时，每种中药蔬果都附上精美的手绘插图，以牵线的方式图解草药各部位的性味和功效。此外，书中还精选了70多种常见的药膳，适合想以温和的方法预防和治疗疾病的现代人。

本书可以让读者了解中药蔬果中的天然成分与作用，也希望借由书中的相关内容，让读者学会使用天然的中药蔬果。本书针对不同症状精选出适用的中药蔬果，并讲解其功效，是一本实用性较强的养生指南。当然，由于每个人的体质不同，所处的环境各异，并非所有中药和蔬果都适用，因此仍须在专业医生指导下针对个人情况调剂配方，才能真正达到防病治病的效果。

阅读导航

中药、蔬果简介

综述常见中药、蔬果的基本信息，并对其进行归类，方便阅读。

精品图鉴

手工精心绘制的草药植株图，让读者对草药有直观的认识。

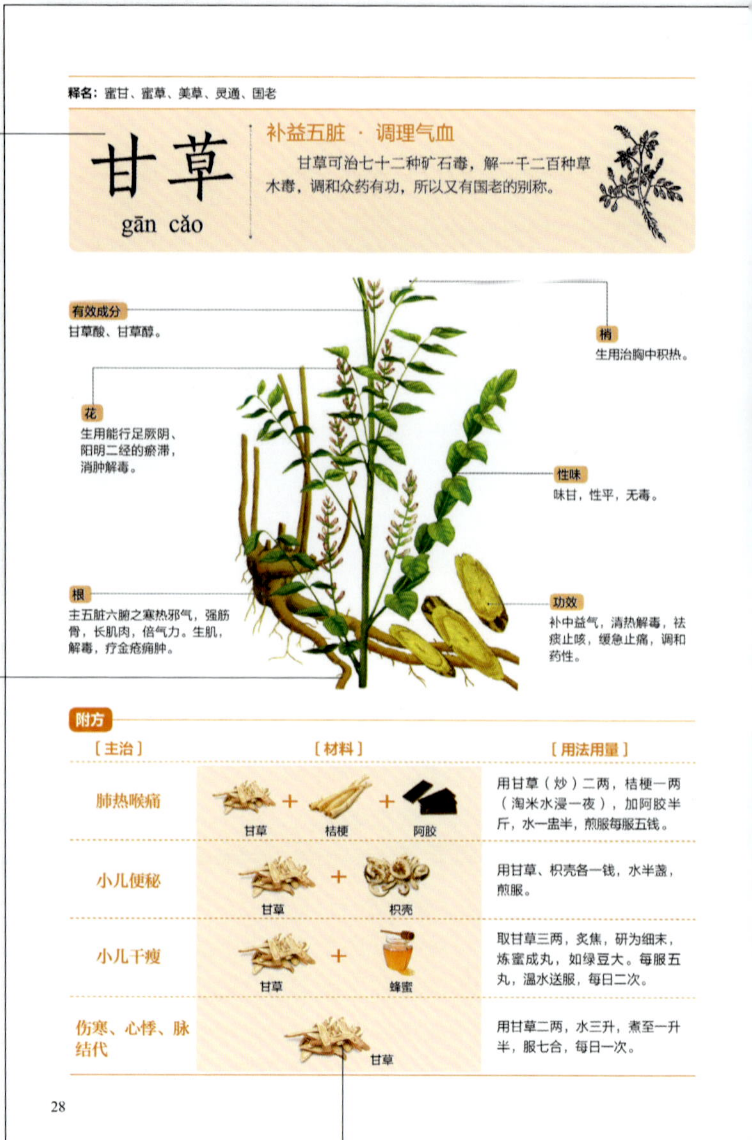

释名：蜜甘、蜜草、美草、灵通、国老

甘草

gān cǎo

补益五脏 · 调理气血

甘草可治七十二种矿石毒，解一千二百种草木毒，调和众药有功，所以又有国老的别称。

有效成分
甘草酸、甘草醇。
梢
生用治胸中积热。
花
生用能行足厥阴、阳明二经的瘀滞，消肿解毒。
性味
味甘，性平，无毒。
根
主五脏六腑之寒热邪气，强筋骨，长肌肉，倍气力。生肌，解毒，疗金疮痈肿。
功效
补中益气，清热解毒，祛痰止咳，缓急止痛，调和药性。

附方

［主治］	［材料］	［用法用量］
肺热喉痛	甘草 + 桔梗 + 阿胶	用甘草（炒）二两，桔梗一两（淘米水浸一夜），加阿胶半斤，水一盅半，煎服每服五钱。
小儿便秘	甘草 + 枳壳	用甘草、枳壳各一钱，水半盏，煎服。
小儿干瘦	甘草 + 蜂蜜	取甘草三两，炙焦，研为细末，炼蜜成丸，如绿豆大。每服五丸，温水送服，每日二次。
伤寒、心悸、脉结代	甘草	用甘草二两，水三升，煮至一升半，服七合，每日一次。

28

经典附方

常用小附方，注明用法用量，帮助读者对症搭配。

医家评说

汇集历代名医、古籍对中药蔬果介绍的收录。

药理延伸

深入讲解相关药理知识。

医家评说

《名医别录》 温中下气，用于烦满气短、伤脏咳嗽，并能止渴、通经脉、调气血、解百药毒。

《神农本草经》 治五脏六腑之寒热邪气，强筋骨，长肌肉，倍气力。生肌，解毒，疗金疮痈肿。久服可轻身，延年益寿。

《日华子诸家本草》 可安魂定魄，并调补各种劳伤、虚损，治疗惊悸、烦闷、健忘等症，通九窍，利血脉，益精养气，壮筋骨。

形态特征

甘草的枝叶像槐，高五六尺，但叶端微尖而粗涩，好似有白毛，结的果实与相思角相像，成熟时果实自然裂开，子像小扁豆，非常坚硬。

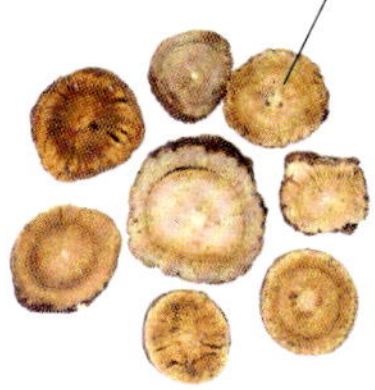

药理延伸

- 甘草味甘，可缓解各种火毒邪气，要使药效到达下焦，必须使用甘草梢。
- 凡是心火乘脾、腹中急痛、腹肌痉挛患者，宜加倍使用甘草。甘草缓急止痛，可调和诸药，使方中各药不相冲突。所以，热药中加入甘草能缓和热性，寒药中加入甘草能缓和寒性，寒热药并用时加甘草，能协调寒热药的偏性。
- 腹满呕吐及嗜酒者患病，不能用甘草。
- 甘草解百药毒。有服乌头、巴豆中毒的患者，甘草入腹即解，效果显著。

成品选鉴

以粗大、结紧、断纹者为佳，称为粉草；质轻、空虚、细小的，其功用都不如粉草。外皮棕黑色、质坚硬、断面棕黄色、味苦者不可入药。

临床应用

伤寒咽痛，肺热喉痛，小儿干瘦，尿中带血。

调养五脏

养生药膳

益气补血＋健脾祛湿

黄芪甘草鱼汤

材料：

鲤鱼250克，盐、味精、淀粉各适量，防风5克，甘草5克，白术10克，黄芪9克

做法：

❶将鲤鱼洗净，切块，放入淀粉，轻轻搅拌均匀，腌渍20分钟，备用。防风、甘草、白术、黄芪洗净、沥干，备用。

❷锅置火上，倒入清水，将防风、甘草、白术、黄芪放入煮滚后滤取药汁，放入鲤鱼块，用大火煮沸，再转小火续熬至味出，放适量盐、味精调味即可。

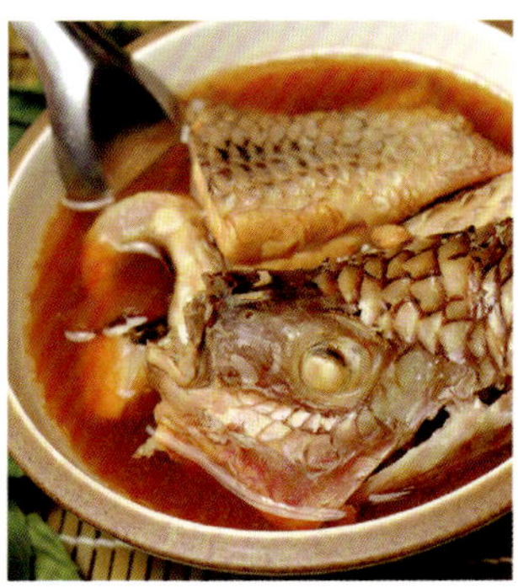

29

高清图片

全书收录数百幅高清图片，生动美观，让读者更直观地认识每种中药或蔬果。

成品选鉴

介绍草药的形态并对其功效进行分析，详细讲解怎样鉴别和挑选草药。

养生药膳

根据常见中药蔬果的特性，选取合适的养生膳食。

叶

[性味] 味甘、微辛，性温，无毒。

[主治] 治风寒湿痹、死肌，痉、疸。

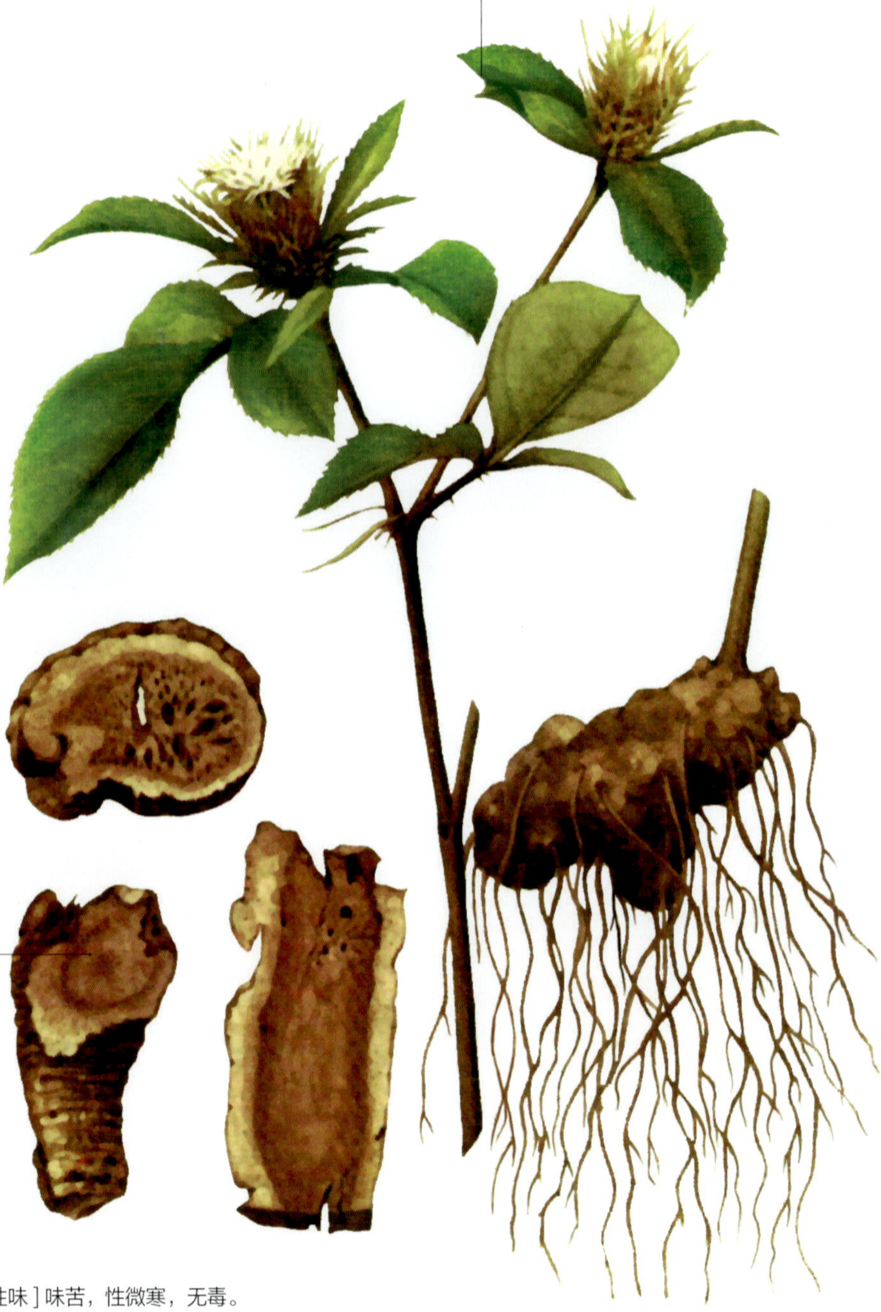

根

[性味] 味苦，性微寒，无毒。

[主治] 能止汗、消食、除热。

白术

目录

第一章　中药知识入门

第二章　调养五脏

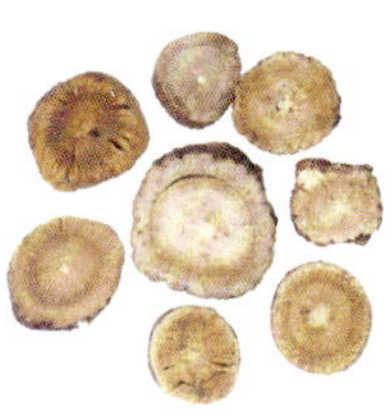
甘草

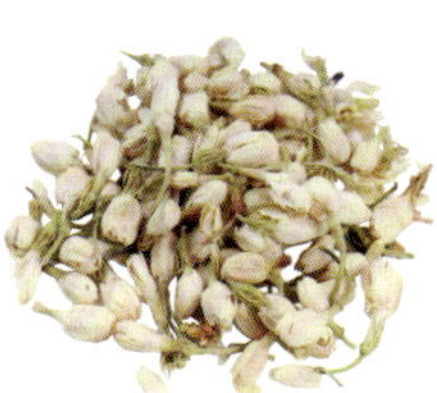
茉莉

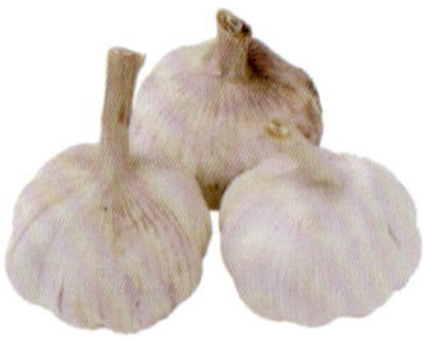
大蒜

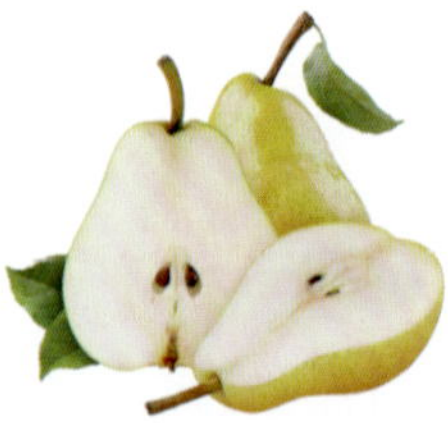
梨

第三章 调养五官

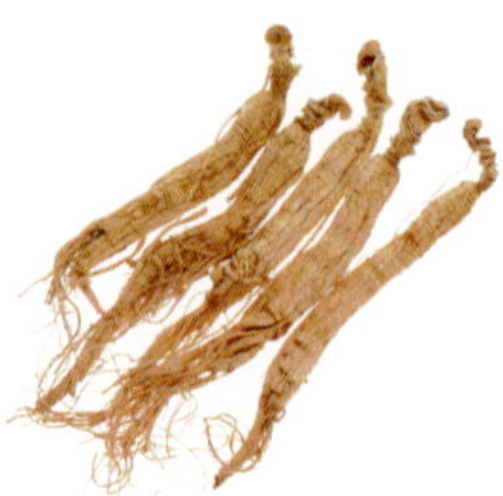
人参

第四章　润肠利尿

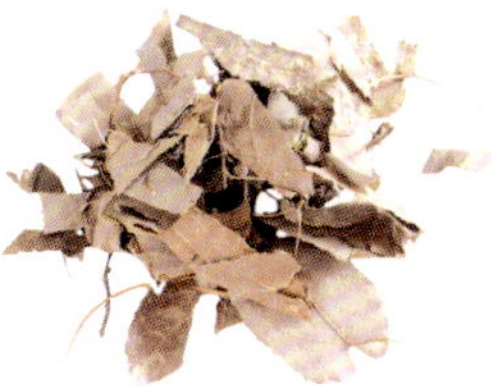
淫羊藿

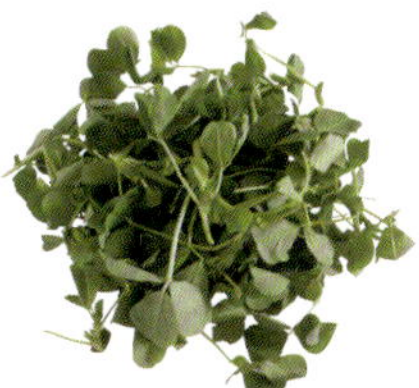
苜蓿

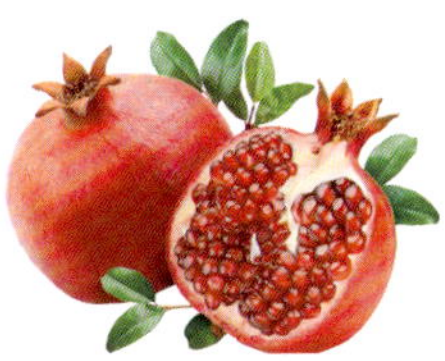
石榴

第五章　活血通经

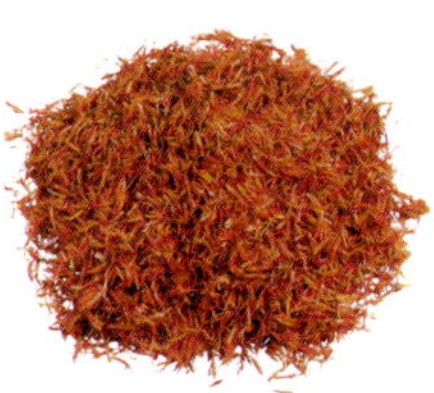
番红花

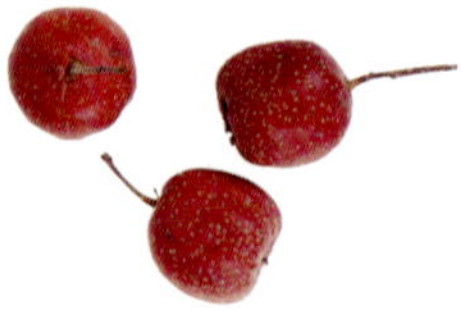
山楂

第六章 解毒止痛

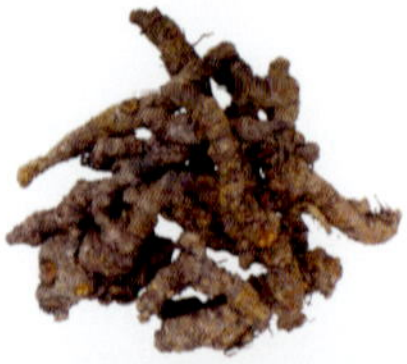
黄连

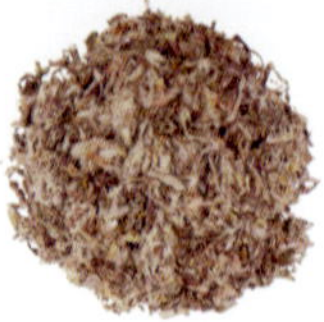
蒲公英

第七章 止咳化痰

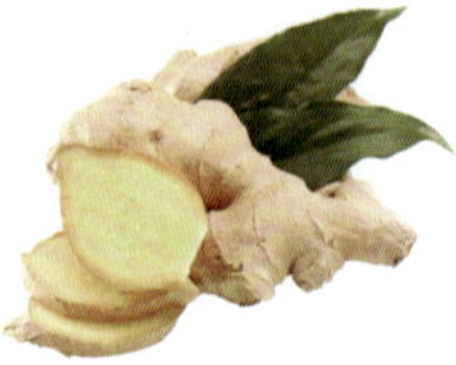
生姜

第八章　益气补虚

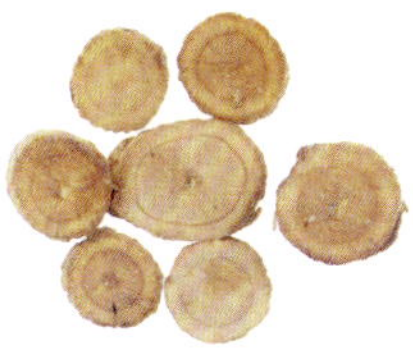

黄芪

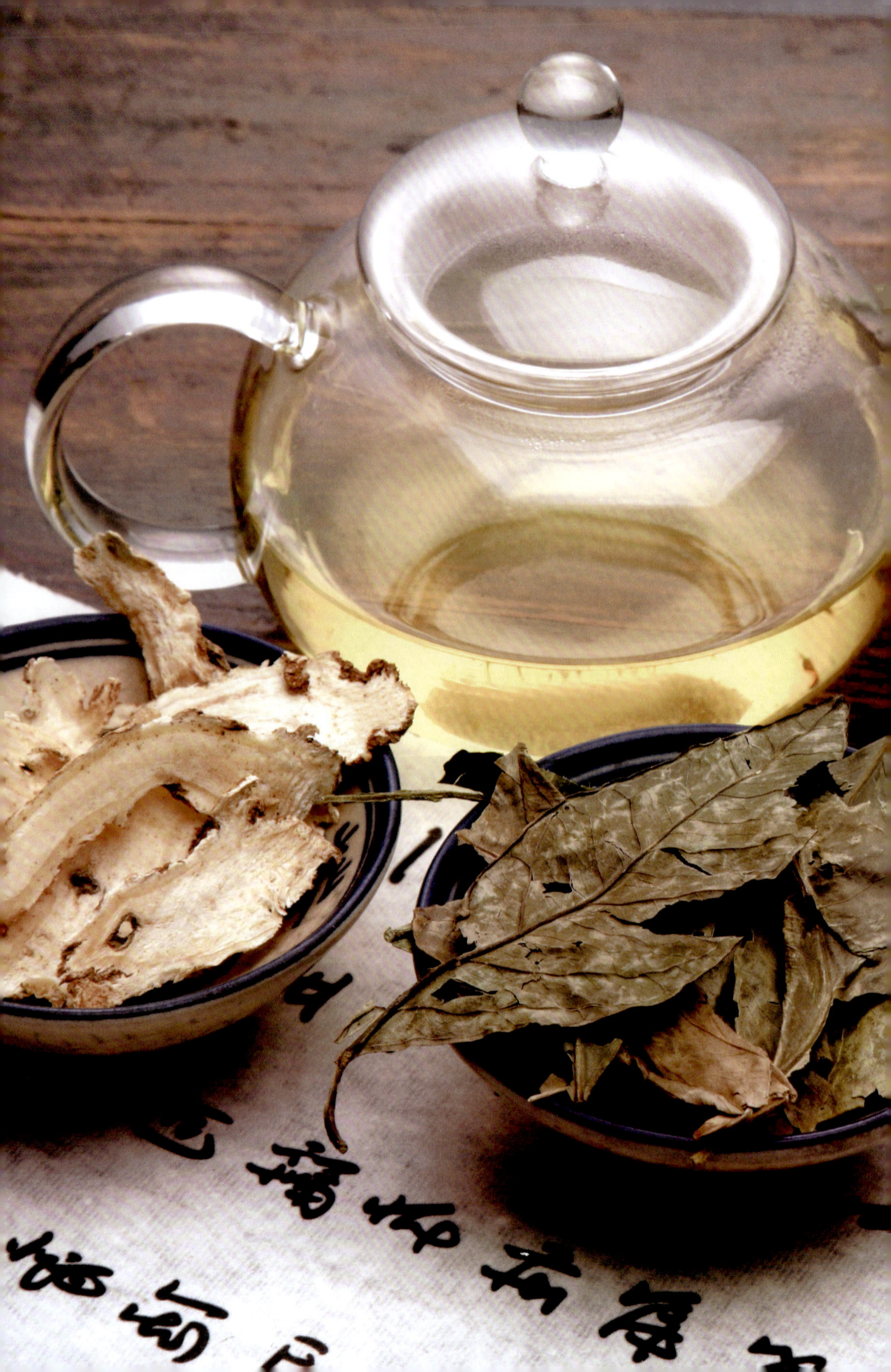

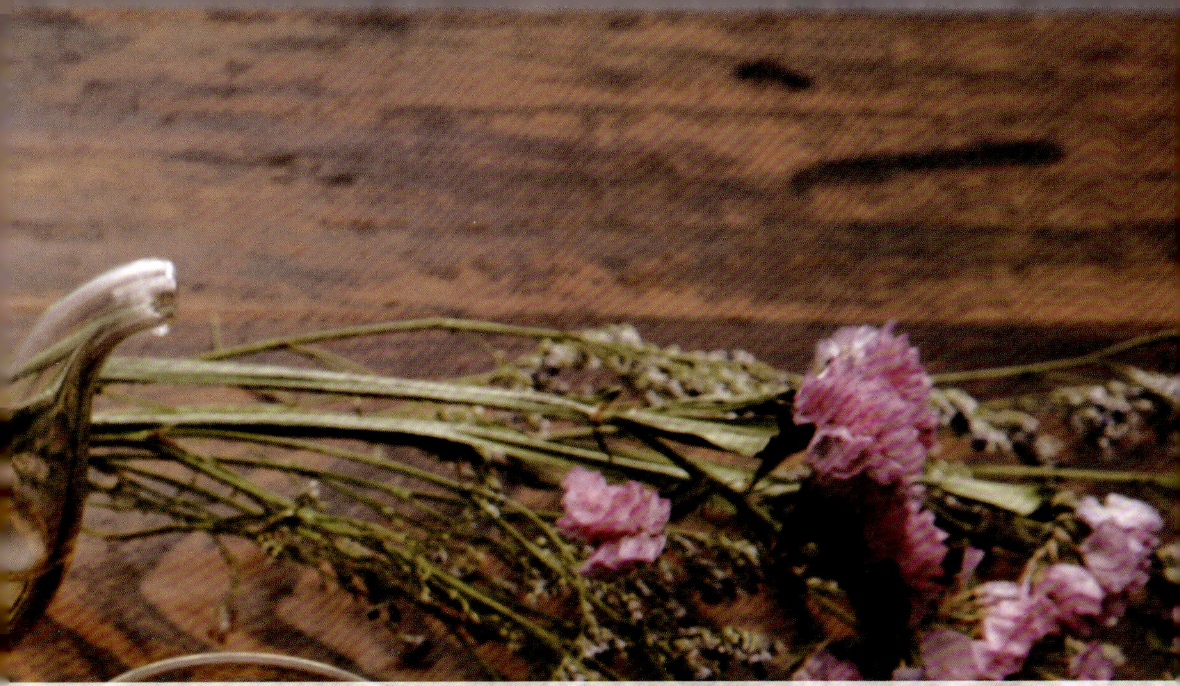

第一章
中药知识入门

《神农本草经》将药物分成365种，是古人治病、养生的智慧精粹。但是，根据各个药物不同的性味、属性，还必须搭配四季时节、五脏六腑的所属气味，才能起到更好的养生效果。所以本章先行介绍药物的上品、中品、下品，升降沉浮、十剂、气味阴阳等理论。另外，还介绍了中药的简易鉴别与煎药常识，以帮助现代人了解中药的基本使用原则。

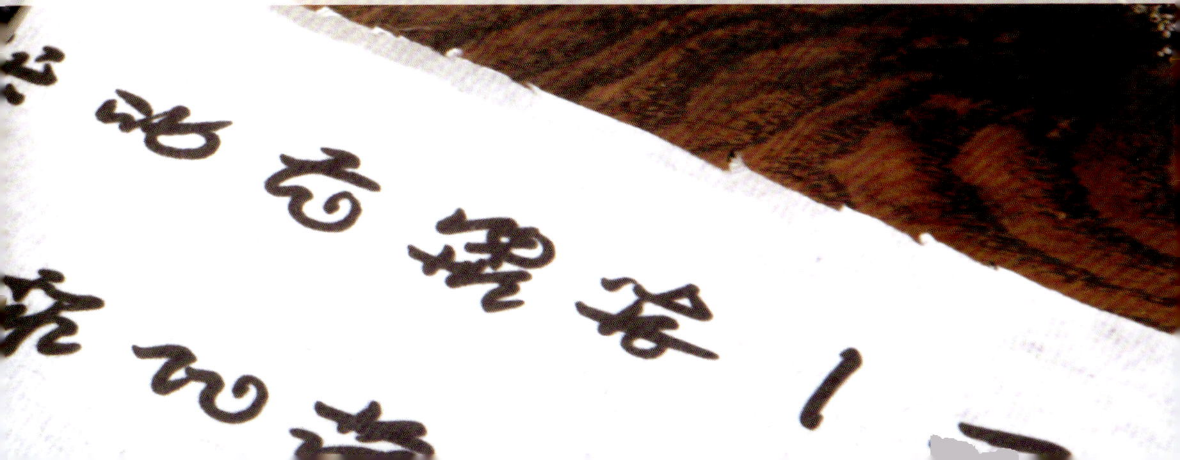

中药的气味阴阳

气味阴阳，是指药物四气、五味和升降浮沉的阴阳属性。四气中的热、温属阳；寒、凉属阴。五味中的辛、甘属阳；酸、苦、咸属阴。升、浮属阳；沉、降属阴。《素问·阴阳应象大论》中说："辛甘发散为阳，酸苦涌泻为阴。"

《素问·阴阳应象大论》记载：阳气积聚在上为天，阴气积聚在下为地。阳性刚强而躁动，阴性柔和而安静；阳主孕育，阴主成长；阳主肃杀，阴主收藏。阳化生清气，阴凝聚成形。饮食五味滋养了形体，形体又依赖于元气的充养。

五味之气生成阴精，阴精又靠气化生成。五味太过会损伤形体，元气太过则耗损阴精。阴精能化生人体的元气，饮食五味太过又耗伤人体的元气。阴性沉下，故味出于下窍；阳性升浮，故气出于上窍。清阳之气循行于肌肤腠理，浊阴之气向内归藏于五脏；清阳之气充实四肢肌肉，浊阴之气内走于六腑。味属阴，味厚者为纯阴，而味薄者为阴中之阳；气属阳，气厚者为纯阳，气薄者为阳中之阴。味厚者能泻下，味薄者则通利；气薄者能宣泄，气厚者则助阳。五味中，辛、甘味发散为阳，酸、苦味涌泻为阴；咸味涌泻为阴，淡味渗泻为阳。六者或收或散，或缓或急，或润或燥，或软或坚，须根据各自功效而使用，从而调节机体平衡。

李杲说：味薄的能通利，像酸、苦、咸、平这些；味厚的能下泻，像咸、苦、酸、寒这些。气厚的能发热，像辛、甘、温、热这些；气薄的能渗泻，像甘、淡、平、凉这些。渗指微出汗，泻指通利小便。又说：药有温、凉、寒、热之气，辛、甘、淡、酸、苦、咸之味，还有升、降、沉、浮的区别，以及厚、薄、阴、阳之间的不同。一种药物之内，气味兼有，理性具存。或气相同而味不同，或味相同而气有异。气像天，温热的为天之阳，寒凉的为天之阴；天有阴、阳、风、寒、暑、湿、燥、火，三阴、三阳的规律与之对应。味像地，辛、甘、淡的为地之阳，酸、苦、咸的为地之阴；地有阴、阳，金、木、水、火、土，生、长、化、收、藏与之呼应。气味薄的，轻清上升而形成天象，因为它源于天而亲上。气味厚的，重浊下沉而形成地貌，因为它源于地而亲下。

气味阴阳生生不息

阴与阳是一个相对的概念，它的内涵极其丰富，无论是具体的还是抽象的，大的还是小的，都可以划分出阴与阳。药的五味也不例外，五味中，辛、甘味发散为阳，酸、苦味涌泻为阴，咸味涌泻为阴。

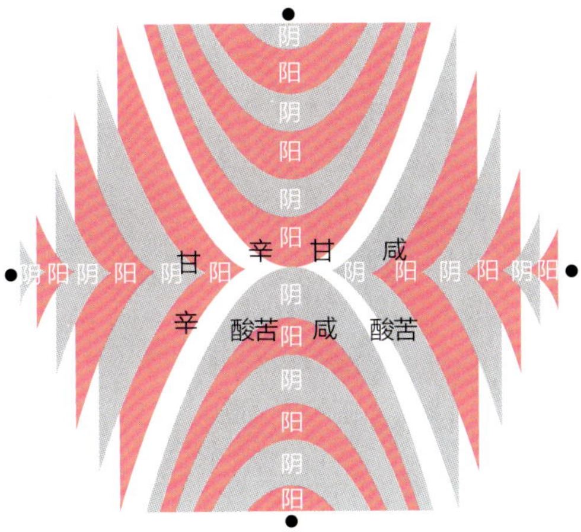

药物的升、降、浮、沉

传统中医认为，药物对人体的作用有不同的趋向性，并称其为升、降、浮、沉。升，即上升提举，趋向于上；降，即下达降逆，趋向于下；浮，即向外发散，趋向于外；沉，即向内收敛，趋向于内。药物的升、降、浮、沉与四气五味相关。一般来讲，凡味属辛、甘，性属温、热的药物，大多为升浮药，如麻黄、升麻、黄芪等；凡味属苦、酸、咸，性属寒、凉的药物，大多为沉降药，如大黄、芒硝等。

常见中药气味阴阳的属性

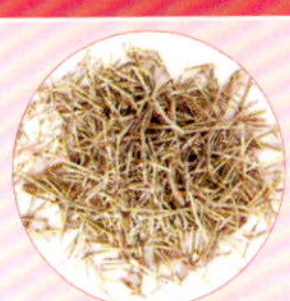

麻黄

味辛，性温，主升浮。

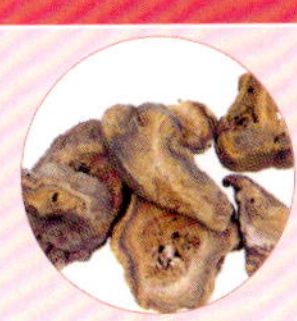

大黄

味苦，性寒，主沉降。

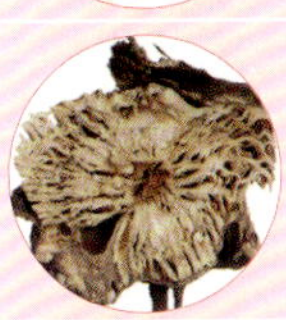

升麻

味辛，性微寒，主升浮。

芒硝

味咸、苦，性寒，主沉降。

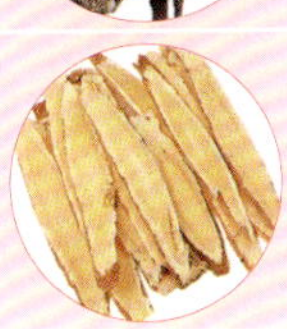

黄芪

味甘，性微温，主升浮。

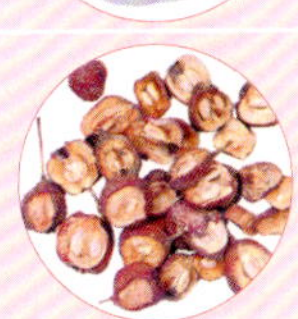

山楂

味酸、甘，性微温，主沉降。

中药的五味

中药的五味，是指药物具有酸、苦、甘、辛、咸五种不同的味道，因而具有不同的治疗作用。如酸味可收敛固涩、增进食欲、健脾开胃，苦味可燥湿、清热、泻实，甘味能补养身体、缓和痉挛、调和药性，辛味能祛风散寒、舒筋活血、行气止痛，咸味能软坚散结、滋润潜降。

1.酸

作用：能收敛固涩、生津开胃、止汗，可治久咳不愈、遗精滑精。

对应部位：肝。

典型中药：乌梅、五倍子、五味子、山楂等。

温馨提示：多服容易损伤筋骨，感冒发热患者慎用，配伍解表药同用。

2.苦

作用：具清热泻火、解毒、除烦、通利大便等作用，可治疗便秘、湿热内盛等。

对应部位：心。

典型中药：黄连、大黄、黄芩、杏仁、白果、栀子、青果等。

温馨提示：多服容易导致消化不良，虚寒者慎用。

3.甘

作用：补虚止痛、调和药性、调和脾胃、理顺正气。

对应部位：脾。

典型中药：人参、甘草、大枣、山药、熟地黄等。

温馨提示：多服容易发胖、伤及牙齿，上腹胀满、体胖肥盛者慎用。

4.辛

作用：发散风寒、行气行血，可治疗风寒表证、头痛身重。

对应部位：肺。

典型中药：薄荷、木香、川芎、茴香、紫苏、白芷、花椒、肉桂等。

温馨提示：辛散燥热，食用过多容易耗损体力，损伤津液，从而会导致便秘、咽痛、痔疮等。阴虚火旺者忌用。

5.咸

作用：泻下通便、软坚散结、消肿，可用于大便干结、肿瘤、瘰疬等。

对应部位：肾。

典型中药：芒硝、鳖甲、牡蛎、龙骨、昆布等。

温馨提示：脾肾阳虚、腹泻便溏者慎用。

五味五行对应图

五行相生相克，生生不息。五行又生五味，五味对五脏各有其有利的作用。木气生酸味，火气生苦味，土气生甘味，金气生辛味，水气生咸味。气味相合而服用，能延年益寿，但要根据四季、五脏的不同，随病症调整五味。

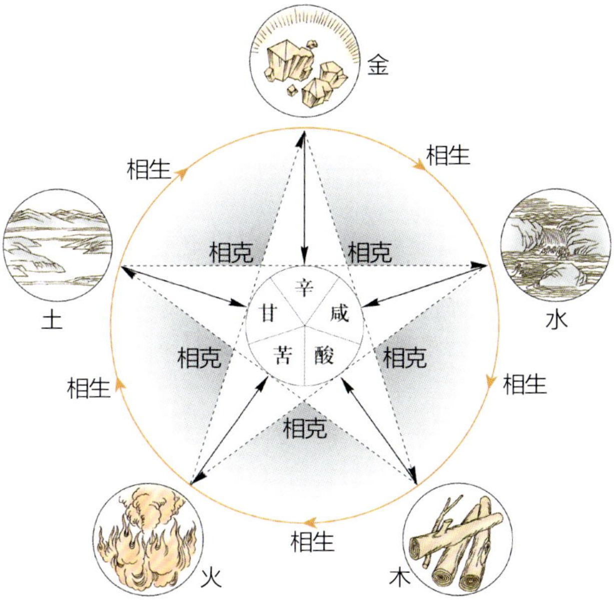

五味宜忌表

五味宜忌	具体内容
五欲	肝欲酸，心欲苦，脾欲甘，肺欲辛，肾欲咸
五宜	青色宜酸，赤色宜苦，黄色宜甘，白色宜辛，黑色宜咸
五禁	肝病禁辛，心病禁咸，脾病禁酸，肺病禁苦，肾病禁甘
五走	酸走筋，苦走骨，甘走肉，咸走血，辛走气
五伤	酸伤筋，辛胜酸；苦伤气，咸胜苦；甘伤肉，酸胜甘；辛伤皮毛，苦胜辛；咸伤血，甘胜咸
五过	味过于酸，肉坚厚、皱缩且唇裂；味过于苦，皮肤枯槁而毛发脱落；味过于甘，脸色黑，肾气不平，胃痛；味过于辛，筋脉阻绝，筋急而手足干枯；味过于咸，肌肉瘦削萎缩，心气抑郁不舒

中药组方原则

中药组方原则的相关理论最早源于《黄帝内经》。其中的《素问·至真要大论》说："主病之谓君，佐君之谓臣，应臣之谓使。"元代医家李杲在《脾胃论》中再次申明："君药分量最多，臣药次之，使药又次之。不可令臣过于君，君臣有序，相与宣摄，则可以御邪除病矣。"药中有君、臣、佐、使，彼此相互配合、制约。一般的配置是君药一味、臣药两味、佐药三味、使药五味，也可以君药一味、臣药三味、佐使药九味。

上、中、下三品共计三百六十五种，法三百六十五度，一度应一日，以成一年。把此数翻倍，合七百三十种。上药一百二十种为君，主养命以顺应上天，无毒，长期服用不伤人。想要轻身益气、延年益寿者以上经为本。中药一百二十种为臣，主养性以顺应人事，有的无毒，有的有毒，须斟酌服用。想要遏病、滋补者以中经为本。下药一百二十五种，为佐使，主治病以顺应土地，大多有毒，不能长期服用。想要除寒热邪气、破积聚、疗疾病者以下经为本。

不同药物之间的药性不同，有单行、相须、相使、相畏、相恶、相反、相杀。医师对这七种情形，要从药性方面来观察。

单行指单用一味药物来治疗某种病情单一的疾病，如独参汤，只需要一味人参就能治疗元气大脱症；相须指将功效类似的药物配合应用，从而增强原有药物的功效，如石膏配知母可增强清热泻火的功效；相使指用一种药物作为主药，配合其他药物来增强主药的功效，如茯苓能使黄芪补气利水的药效增强；相畏是指一种药物的毒性或其他有害作用能被另一种药物抑制或消除，如生半夏的毒性能被生姜抑制；相恶是指两种药物配合应用后，一种药物会减弱另一种药物的药效，如莱菔子会降低人参的补气功效；相反是指两种药物配合应用后，可能发生剧烈的毒副作用或不良反应，如"十八反"中的若干药物；相杀是指一种药物能消除另一种药物的毒性反应，如防风能解砒霜毒。

药物阴干、曝干，何时采收、炮制，生熟，出于何种土壤，真、伪、陈、新等，都各有讲究。药性有适宜制丸的，有适宜制散的，有适宜水煎煮的，有适宜用酒浸泡的。凡此种种，都要顺从药性，不能违反。

中药配伍之七情

中药配伍中的七情，其变化关系除了单行，可以概括为三项：相须、相使同用的，是用药的帝道；相畏、相杀同用的，是用药的王道；相恶、相反同用的，是用药的霸道。

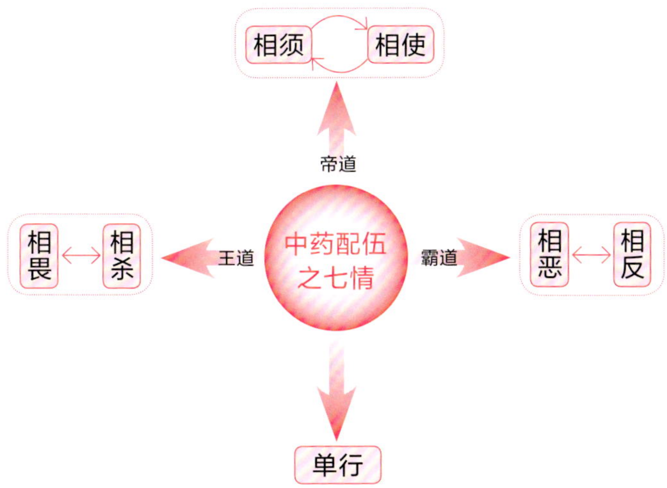

药味三品图

药中有上、中、下三品，分别对应君、臣、佐使。药物的功用各有所长，也各有所偏，通过合理配伍，可以增强或改变其原有的功用，调其偏性，制其毒性，减缓或消除其对人体的不利影响。三品彼此相互配合、制约，以使药品发挥最大功效。

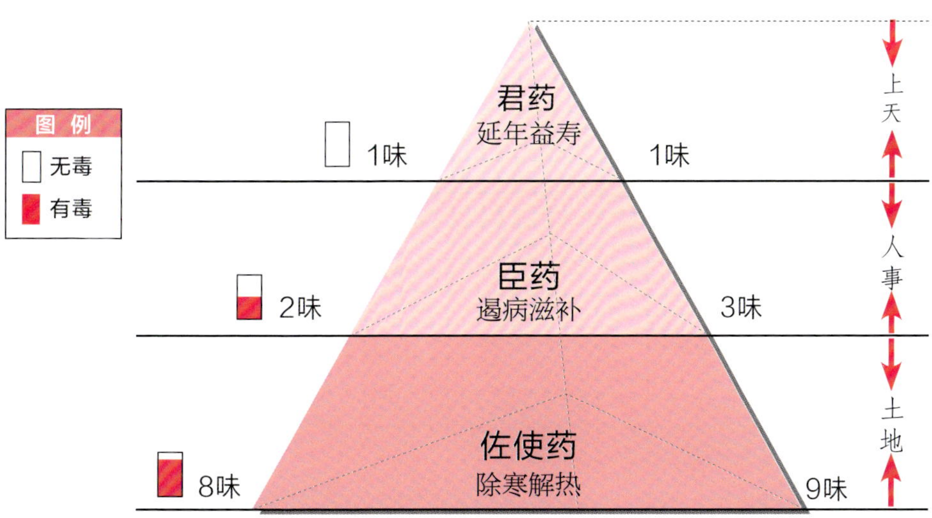

药方的组成变化

方剂的组成在遵循君、臣、佐、使的原则下，还要结合患者的实际情况，如患者的性别、年龄、体质、病情及当下所处气候等。所以组方在遵循固有原则的前提下，还要有极大的灵活性。在组方时，应根据患者的实际情况，做到“师其法而不泥其方”，必须十分重视剂型、药量和药味的增减变化，只有这样，才能让方剂的功用发挥出最佳的效果。

剂型增减变化

剂型增减变化是指根据病情的轻重缓急，在药味和药量不变的前提下，通过更换剂型来使药性得到进一步发挥的一种变化形式，原方的功效、主治不会发生很大的改变。例如，人参汤与理中丸，两方组成、用量完全相同，前者煎制为汤剂，主治胸痹、心胸痞闷，气从胁下上逆抢心，虚寒较重，病情急，汤剂可以使药效发挥得更快；后者用蜜调制成如鸡子大小的药丸，主治虚寒、脘腹疼痛，病后喜唾，病势较缓，服用药丸后，病患可以慢慢治愈。

药量增减变化

药量增减变化是指药味不变，由于药量变化，其药力有大小之分，配伍关系有君、臣、佐、使之变，功用、主治各有所异。它的表现形式有两种：一种是指药量的增减变化没有改变原方的配伍关系，其功用、主治与原方保持不变；另一种是指药量的增减变化改变原方的配伍关系，其功用、主治与原方有所不同。例如，厚朴三物汤和小承气汤，两者都是由厚朴、大黄、枳实三味药组成的，但厚朴三物汤以厚朴240克为君，枳实5枚为臣，大黄120克为佐使，其功用为行气消满，主治气滞腹满、大便不通；而小承气汤以大黄120克为君，枳实3枚为臣，厚朴60克为佐使，其功用为攻下热结，主治阳明里热结实证的潮热、大便秘结、胸腹痞满、舌苔糙黄。

药味增减变化

方剂是由药物组成的，药物是决定方剂功用的主要因素。故方剂中药味的增减，必然会使方剂的功效发生变化。药味增减变化可分为两种：佐使药的加减，功效基本不变，主治与原方基本相同；臣药的加减，会使方剂的功效、主治发生根本变化。这方面的例子有很多，不在此一一举例。

剂型变化对比

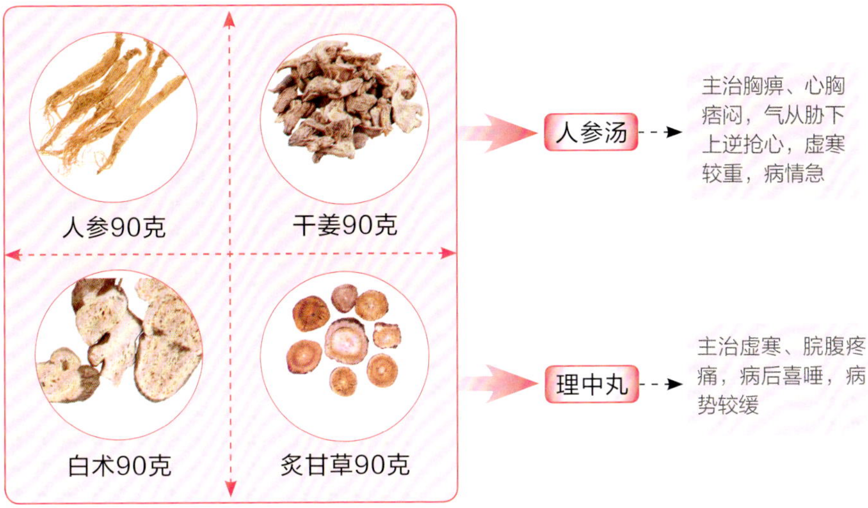

药量变化对比

方剂名称	药物用量与配伍			功用	主治
	君	臣	佐使		
小承气汤	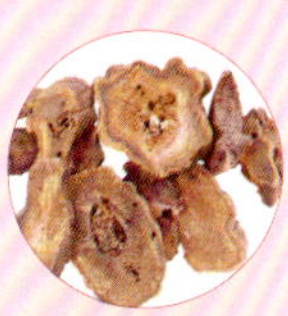 大黄120克	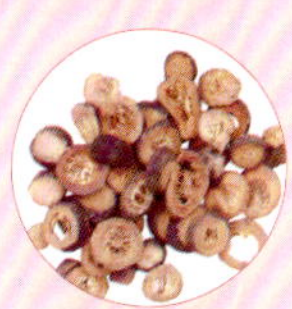 枳实3枚	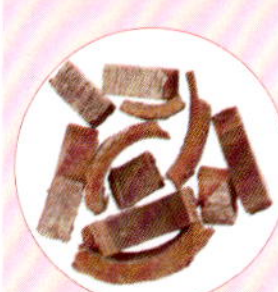 厚朴60克	攻下热结	主治阳明里热结实证的潮热、大便秘结、胸腹痞满、舌苔糙黄
厚朴三物汤	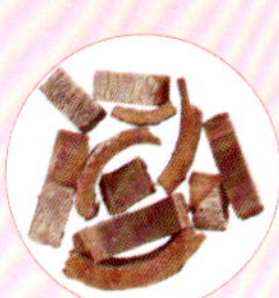 厚朴240克	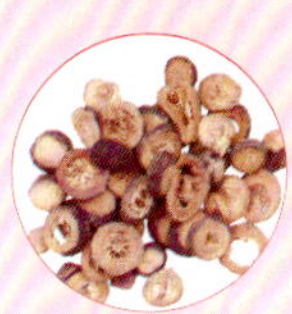 枳实5枚	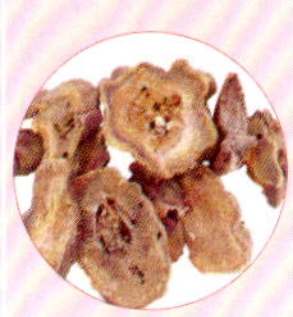 大黄120克	行气消满	主治气滞腹满、大便不通

中药的鉴别

药材的真假、质量的好坏，会直接影响临床应用的效果和患者的生命安全，所以药材的鉴别有十分重要的意义。药材的经验鉴别是非常实用的方法，但要能正确鉴别药材的真伪优劣，还需要多年经验的不断积累，需要不断充实中药知识。

1.眼观

（1）看表面。不同种类的药材因用药部位的不同，其外形特征会有所差异。如根类药材多为圆柱形或纺锤形，皮类药材则多为卷筒状。

（2）看颜色。我们可以通过对药材外表颜色的观察，分辨出药材的品种、产地和质量的好坏。例如，黄连色要黄，丹参色要红，玄参色偏黑等。

（3）看断面。很多药材的断面都具有明显的特征。例如，黄芪的折断面纹理呈“菊花心”样，杜仲在折断时有胶状的细丝相连等。

2.手摸

（1）手摸法。用手感受药材的软硬，例如，盐附子质软，而黑附子则质地坚硬。

（2）手捏法。用手感受药材的干湿、黏度。例如，天仙子手捏有黏性。

（3）手掂法。用手感受药材的轻重，判断其质地疏松还是致密。例如，荆三棱坚实体重，而泡三棱则体轻。

3.鼻嗅

（1）直接鼻嗅法。将药材靠近鼻子闻它的气味。例如，薄荷有香气，阿魏有臭气等。

（2）蒸气鼻嗅法。将药材放入热水中浸泡，然后闻蒸气的味道。例如，犀角有清香而不腥，水牛角略有腥气。

（3）揉搓鼻嗅法。因有些药材的气味微弱，我们可以将其揉搓后再闻味。例如，鱼腥草有腥味，细辛有清香味等。

4.口尝

鉴别药材，不仅可通过气味，还可以通过“味感”，味分为辛、甘、酸、苦、咸五味，如山楂的酸、黄连的苦、甘草的甜等。

5.水试和火试

有些药材放在水中，或用火烧一下会产生特殊的现象。例如，熊胆的粉末放在水中，会先在水面上旋转，然后呈黄线下沉而不会扩散；麝香被灼烧时，会产生浓郁的香气，燃尽后留下白色的灰末。

姜黄的鉴别

根茎呈不规则卵圆形、圆柱形，常弯曲，长 2~7厘米，直径 1~3 厘米，表面棕黄色，粗糙，有皱缩纹理和明显的环节，并有须根，质坚实，断面棕黄色或金黄色。

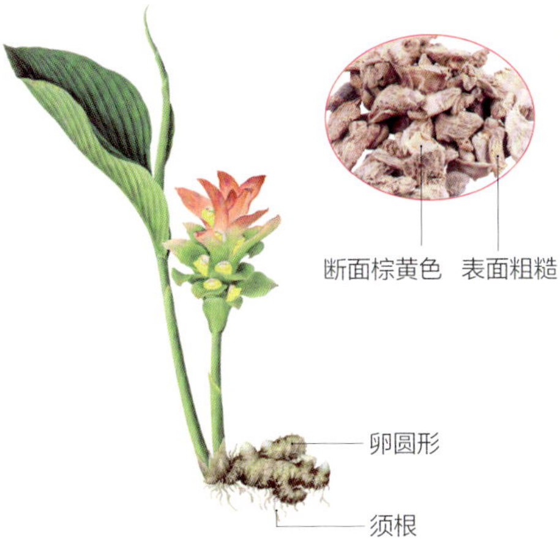

枸杞子的鉴别

枸杞子呈类纺锤形，略扁，表面鲜红色或暗红色。果皮柔韧、皱缩；果肉厚，柔润而有黏性；种子多于20粒，味甜，微酸。

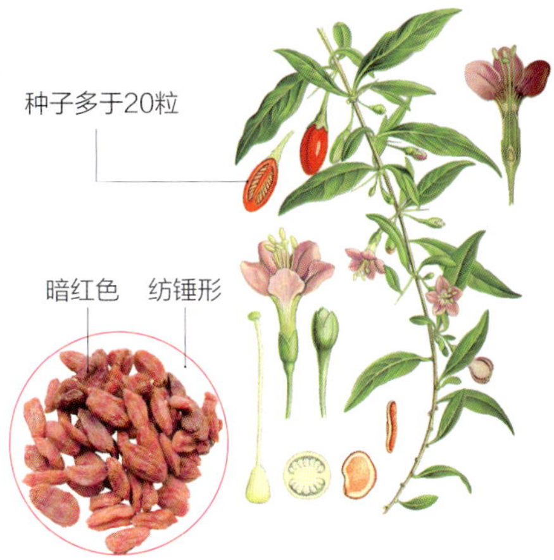

百合的鉴别

鳞茎呈阔卵形或披针形，白色或淡黄色；由6~8厘米的肉质鳞片抱合成球形，外有膜质层，多数须根生于球基部。

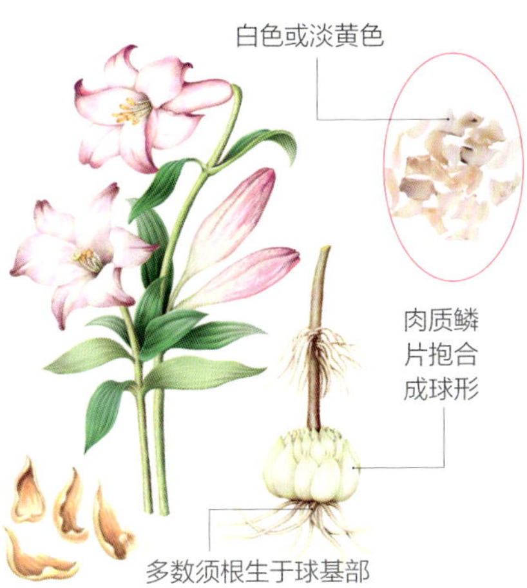

当归的鉴别

外皮细密，表面呈黄棕色至棕褐色，具纵皱纹及横长皮孔。根头具环纹，上端圆钝，上粗下细，有少数须根痕。

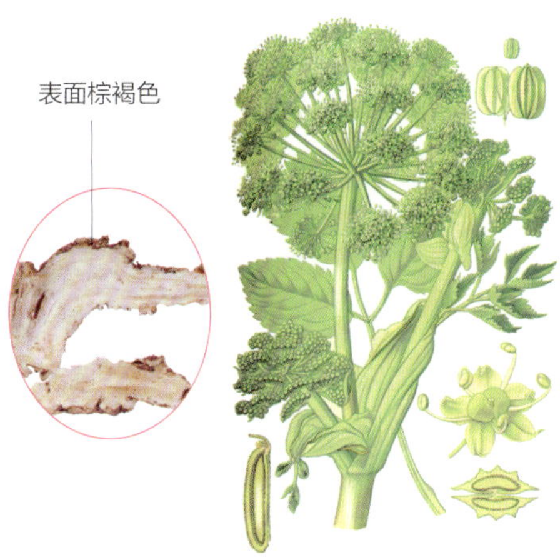

中药的煎煮及服用

煎药给药法已有两千多年的历史。汤剂是中医临床上应用最早、最广泛的剂型。煎药的目的是把药物里的有效成分经过物理、化学作用（如溶解、扩散、渗透等）转入汤液中。

1.器具

中药汤剂的质量与选用的煎药器具有密切的关系。现在仍以砂锅为好，因为砂锅的材质稳定，不会与药物成分发生化学反应。此外，也可选用搪瓷锅、不锈钢锅和玻璃容器。

2.用水

现在大都用自来水、井水、泉水来熬药，只要水质洁净即可。自来水只要符合国家规定的饮用标准即可。如果考虑到残余氯的问题，将自来水放置在容器内数小时再用来煎药，即可明显减少氯的含量。

3.温度

温度是煎药时使中药有效成分析出的重要因素。最好在煎药前先用冷水将中药浸泡30分钟左右，再用小火煎药，这样药性可不被破坏，水分也不会很快被煎干。

4.时间

煎药时间因药性不同而长短不一，一般以30分钟左右为宜。但发汗药、挥发性药只要20分钟（水沸后再煮5分钟左右）就够了。

5.次数

中药汤剂，每剂一般需煎2次（第一次的药液叫“头汁”，第二次的叫“二汁”）。头汁的加水量以盖过药面为宜，二汁的加水量可适当减少一些。对一些较难煎出有效成分的中药材则需煎3次。

6.服药方法

中药服用方法是否正确，直接影响着药物的治疗效果，因此服用中药应当注意以下几个方面的事项：一是要按照不同的剂型选择不同的服药时间；二是服药次数要遵循医嘱；三是服药冷热要有讲究。

煎煮中药

平时在看病拿药之后还应仔细询问医生，按照医嘱煎药服用，不要因为煎药不慎或服药时间不当而影响疗效。

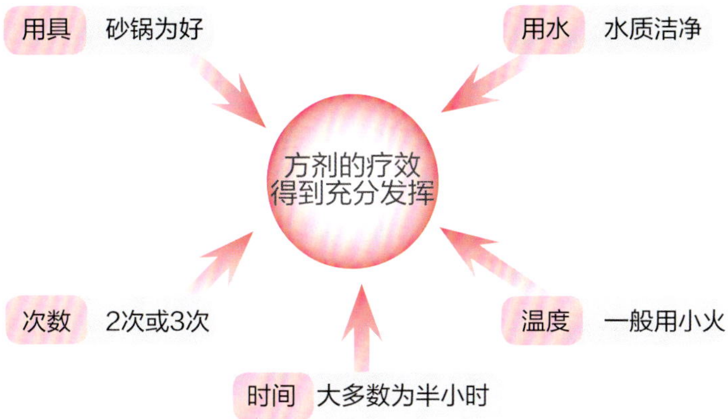

服药方法有讲究

- **服药方法**
  - **服药时间**
    - 一般中药宜饭前服，对胃肠有刺激的药宜饭后服
    - 急性病不拘时服
    - 滋补药宜空腹服
    - 膏、丹、丸、散、酒类宜每日定时服
    - 安神药宜睡前服
  - **服药次数**
    - 汤剂一般每日1剂，每剂分2～3次服
    - 膏、丹、丸、散、酒之类，每日服2～3次
  - **服药冷热**
    - 汤剂大多宜温服
    - 解表剂宜趁热服
    - 热证用凉药，宜冷服；寒证用热药，宜热服
    - 真寒假热证，热药冷服；真热假寒证，寒药热服
    - 烈性或毒性药，宜从少量开始，逐渐加量

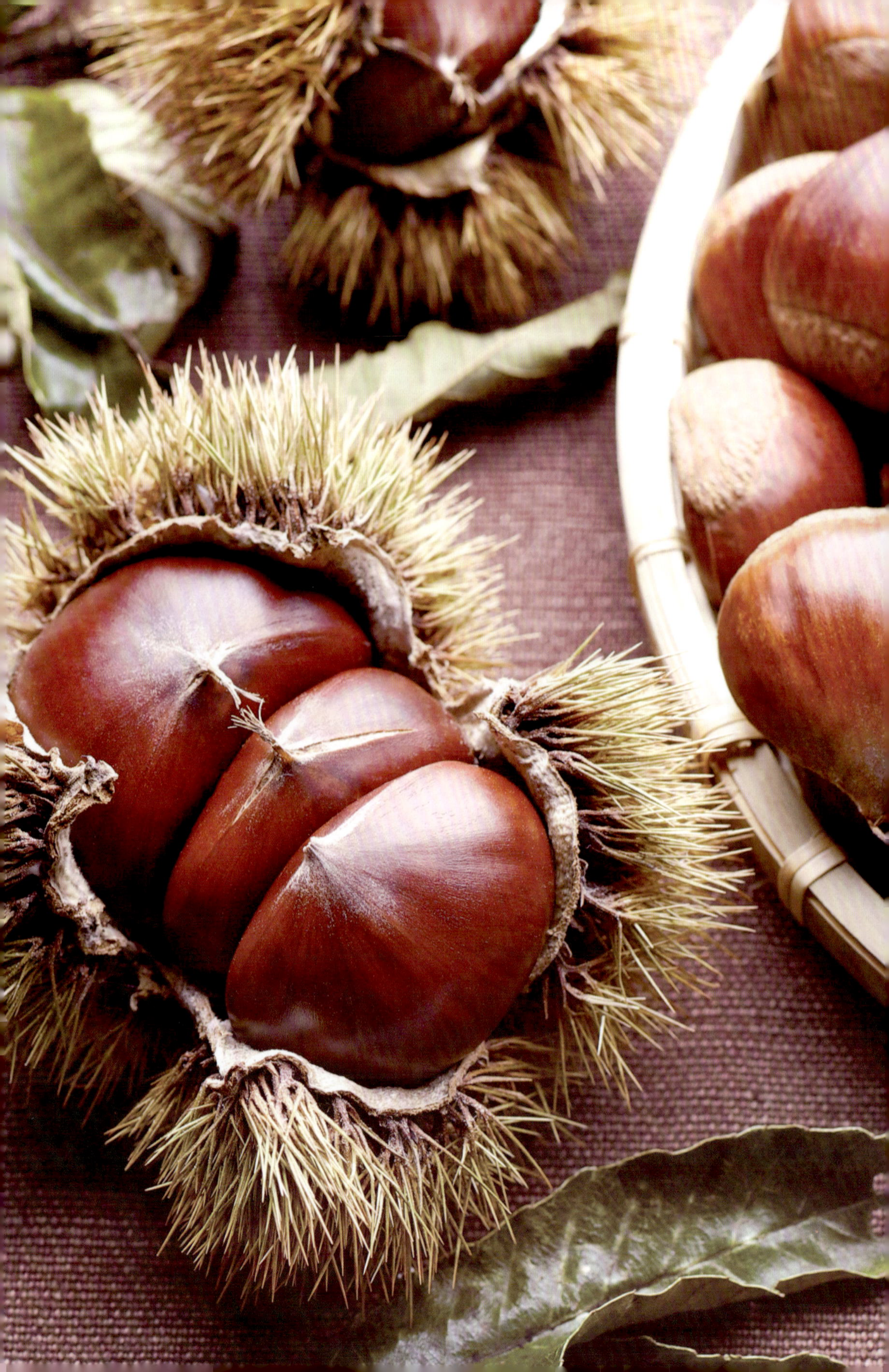

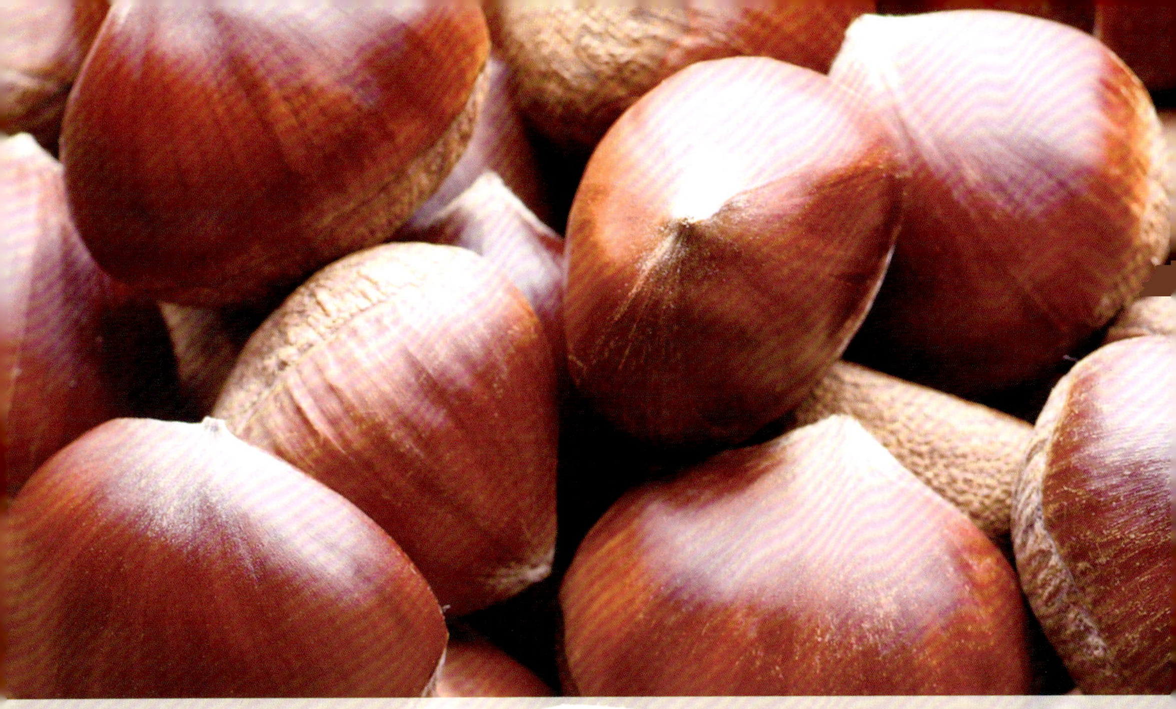

第二章

调养五脏

保养身体，应从最基本的五脏入手。五脏同时可和五味（苦、酸、甘、辛、咸）、五色（赤、青、黄、白、黑）相配合。另外，可以相配的还有五行（火、木、土、金、水）、五方（南、东、中央、西、北）、五情（喜、怒、思、忧、恐）。不同颜色的食物会对五脏产生不同的效果。五脏如果出现问题，也会反映在皮肤上，但只要调理得当，自然可使身体保持健康，容光焕发。

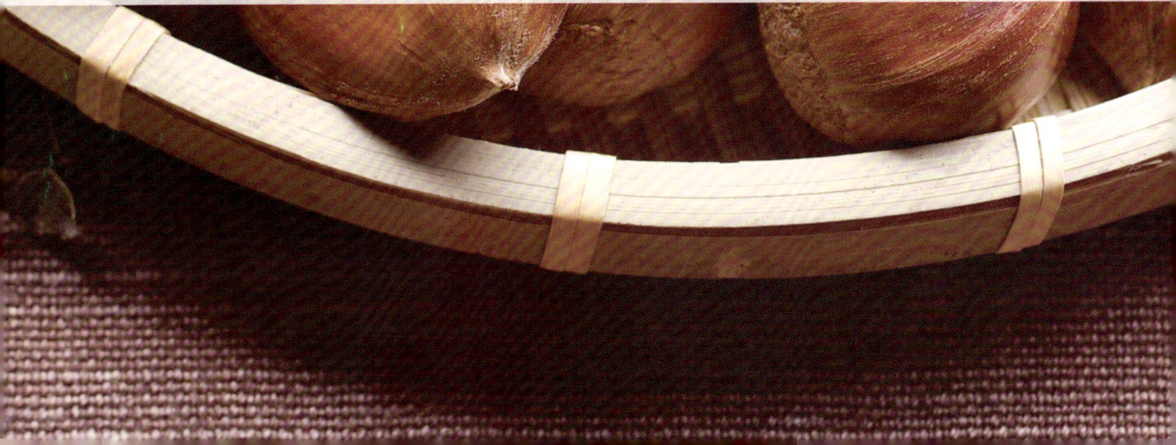

释名：蜜甘、蜜草、美草、灵通、国老

甘草

gān cǎo

补益五脏 · 调理气血

甘草可治七十二种矿石毒，解一千二百种草木毒，调和众药有功，所以又有国老的别称。

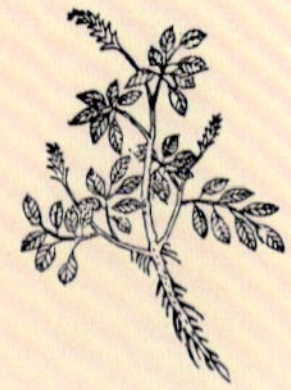

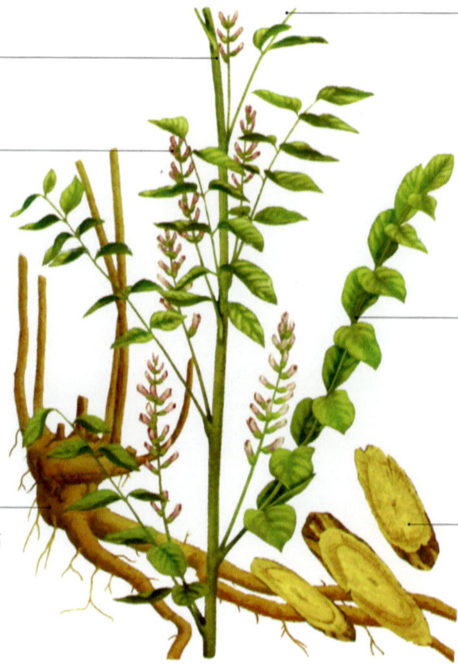

有效成分
甘草酸、甘草醇。

花
生用能行足厥阴、阳明二经的瘀滞，消肿解毒。

根
主五脏六腑之寒热邪气，强筋骨，长肌肉，倍气力。生肌，解毒，疗金疮痈肿。

梢
生用治胸中积热。

性味
味甘，性平，无毒。

功效
补中益气，清热解毒，祛痰止咳，缓急止痛，调和药性。

附方

[主治]	[材料]	[用法用量]
肺热喉痛	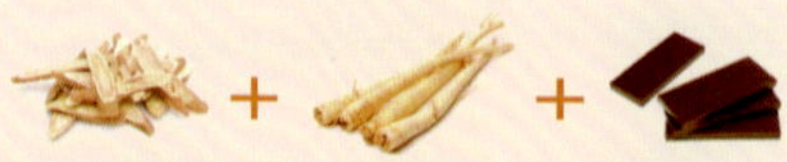 甘草 + 桔梗 + 阿胶	用甘草（炒）二两，桔梗一两（淘米水浸一夜），加阿胶半斤，水一盅半，煎服每服五钱。
小儿便秘	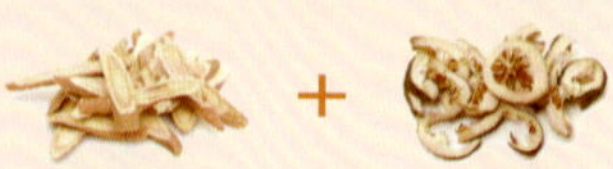 甘草 + 枳壳	用甘草、枳壳各一钱，水半盏，煎服。
小儿干瘦	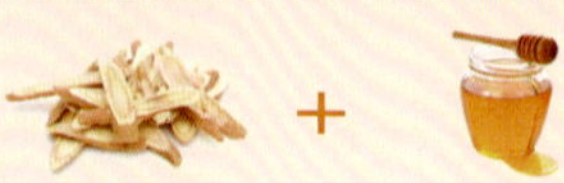 甘草 + 蜂蜜	取甘草三两，炙焦，研为细末，炼蜜成丸，如绿豆大。每服五丸，温水送服，每日二次。
伤寒、心悸、脉结代	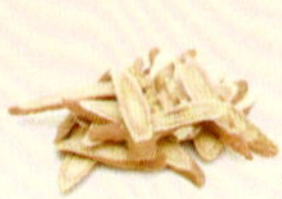 甘草	用甘草二两，水三升，煮至一升半，服七合，每日一次。

医家评说

《名医别录》温中下气，用于烦满气短、伤脏咳嗽，并能止渴、通经脉、调气血、解百药毒。

《神农本草经》治五脏六腑之寒热邪气，强筋骨，长肌肉，倍气力。生肌，解毒，疗金疮痈肿。久服可轻身，延年益寿。

《日华子诸家本草》可安魂定魄，并调补各种劳伤、虚损，治疗惊悸、烦闷、健忘等症，通九窍，利血脉，益精养气，壮筋骨。

形态特征

甘草的枝叶像槐，高五六尺，但叶端微尖而粗涩，好似有白毛，结的果实与相思角相像，成熟时果实自然裂开，子像小扁豆，非常坚硬。

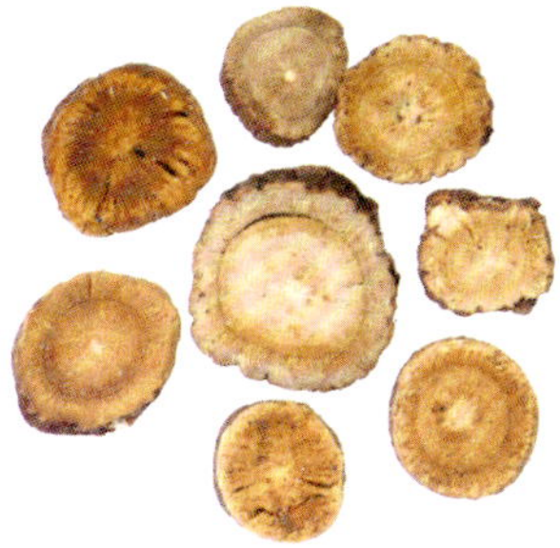

药理延伸

- 甘草味甘，可缓解各种火毒邪气，要使药效到达下焦，必须使用甘草梢。
- 凡是心火乘脾、腹中急痛、腹肌痉挛患者，宜加倍使用甘草。甘草缓急止痛，可调和诸药，使方中各药不相冲突。所以，热药中加入甘草能缓和热性，寒药中加入甘草能缓和寒性，寒热药并用时加甘草，能协调寒热药的偏性。
- 腹满呕吐及嗜酒者患病，不能用甘草。
- 甘草解百药毒。有服乌头、巴豆中毒的患者，甘草入腹即解，效果显著。

成品选鉴

以粗大、结紧、断纹者为佳，称为粉草；质轻、空虚、细小的，其功用都不如粉草。外皮棕黑色、质坚硬、断面棕黄色、味苦者不可入药。

临床应用

伤寒咽痛，肺热喉痛，小儿干瘦，尿中带血。

调养五脏

养生药膳

益气补血＋健脾祛湿

黄芪甘草鱼汤

材料：

鲤鱼250克，盐、味精、淀粉各适量，防风5克，甘草5克，白术10克，黄芪9克

做法：

1. 将鲤鱼洗净，切块，放入淀粉，轻轻搅拌均匀，腌渍20分钟，备用。防风、甘草、白术、黄芪洗净、沥干，备用。
2. 锅置火上，倒入清水，将防风、甘草、白术、黄芪放入煮滚后滤取药汁，放入鲤鱼块，用大火煮沸，再转小火续熬至味出，放适量盐、味精调味即可。

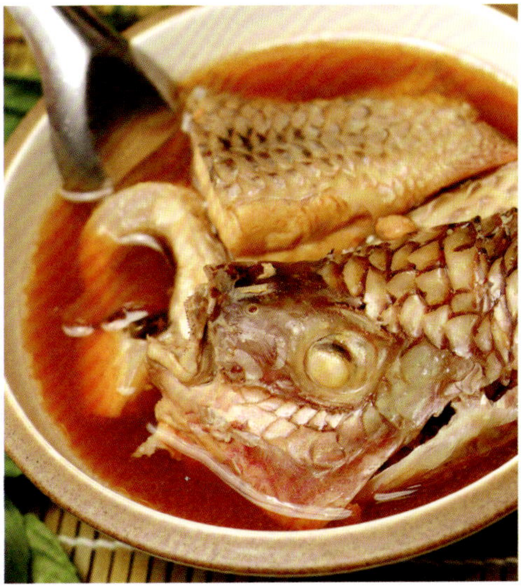

释名：漏蔻、草果

草豆蔻

cǎo dòu kòu

燥湿行气 · 温中止呕

按扬雄《方言》中所说，凡物丰盛的称蔻。豆蔻之名，可能是取此意。豆像其形。南方《异物志》称作漏蔻。

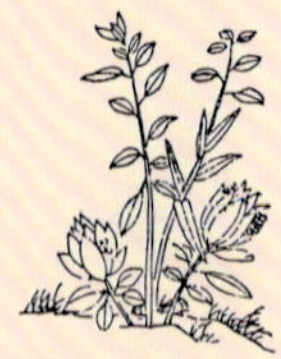

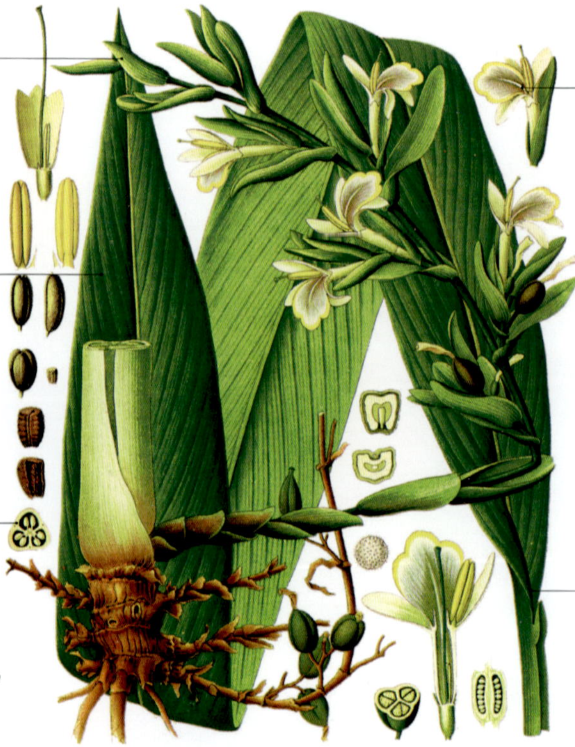

性味
味辛、涩，性温，无毒。
花
主降气，止呕逆，补胃气，消酒毒。
有效成分
挥发油、黄酮类物质等。
功效
温中燥湿，行气健脾。
仁
主温中下气，瘴疠，霍乱，寒疟。

附方

[主治]	[材料]	[用法用量]
心腹胀满，气短	草豆蔻 + 木瓜 + 生姜	用草豆蔻一两，去皮研为末，用木瓜生姜汤调服半钱。
口臭	草豆蔻 + 细辛	用草豆蔻、细辛各等份，研末，口含。
气虚瘴疟，热少寒多	草豆蔻 + 熟附子 + 生姜片 + 大枣	用草豆蔻、熟附子各等份，加水一盏、生姜七片、大枣一枚，煎至半盏服下。

医家评说

《名医别录》 能温中，治疗心腹痛，止呕吐，除口臭。

《开宝本草》 下气，止霍乱，主一切冷气，消酒毒。

《日华子诸家本草》 草豆蔻花主降气，止呕逆，除霍乱，调中焦，补胃气，消酒毒。

形态特征

草豆蔻叶片为狭椭圆形或线状披针形，先端渐尖，基部渐狭，有缘毛，两面无毛或仅在下面被极疏的粗毛。

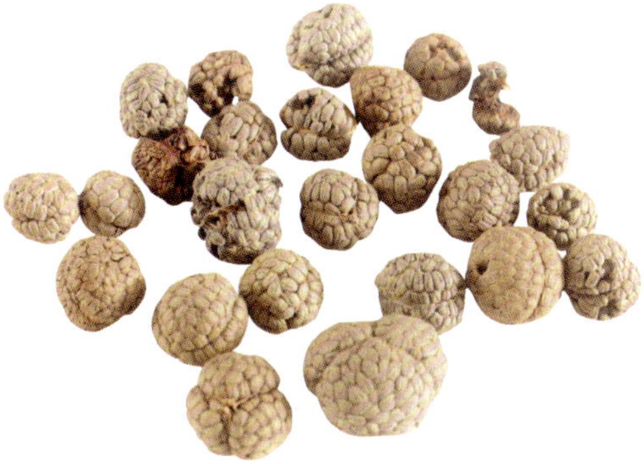

药理延伸

- 豆蔻治病，取其辛热浮散，能入足太阴、足阳明经，有除寒燥湿、开郁消食的作用。
- 南方多潮湿、雾瘴，饮食多酸咸，故脾胃容易患寒湿凝滞的病，所以食物中必用豆蔻。这与当地的气候相适应。但食用过多也会助脾热，伤肺气及损目。也有人说："豆蔻与知母同用，治瘴疟寒热，一阴一阳，互相调和。"这是因为草豆蔻治足太阴独胜之寒，知母治足阳明独胜之火。
- 唯其气热，故能治风寒客邪、一切冷气及呕吐诸证。唯其味辛，故能散滞气，除胃脘之刺痛及两胁之气逆。

成品选鉴

草豆蔻大小像龙眼，形状稍长，皮为黄白色，薄而棱尖。果仁大小像缩砂仁，气味辛香。以个大、饱满、质结实、气味浓者为佳。

临床应用

心腹胀满、气短，胃弱呕逆不食，虚疟自汗不止，气虚瘴疟、热少寒多，或单寒不热，或虚热不寒，赤白带下，口臭。

调养五脏

养生药膳

益气补虚+养肝明目

四物炖豆皮

材料：

草豆蔻10克，人参20克，枸杞子10克，党参片10克，豆皮300克，香菇20克，盐适量

做法：

1. 将豆皮洗净，切成长条；草豆蔻、人参洗净，香菇、枸杞子、党参片均泡发。
2. 将豆皮条和所有材料一起装入炖盅内，加入适量水，隔水炖40分钟后，加盐调味即可。（也可不放盐，保持原汁原味更好。）

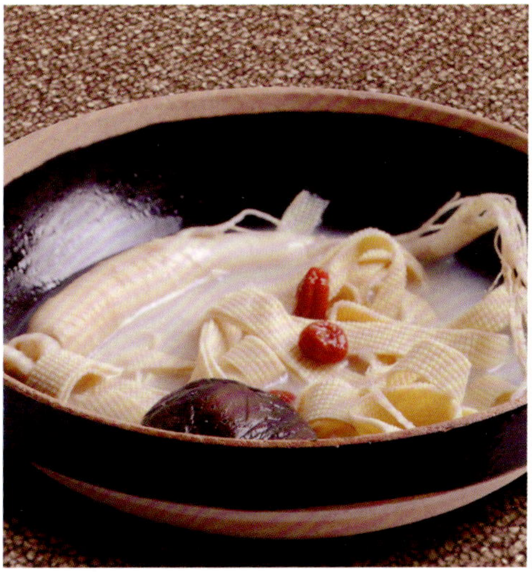

释名：肉果、迦拘勒

肉豆蔻

ròu dòu kòu

温中涩肠 · 行气消食

肉豆蔻生长在胡国，胡名迦拘勒。其形圆小，皮紫紧薄，中肉辛辣。如今岭南地区人家也有栽培。

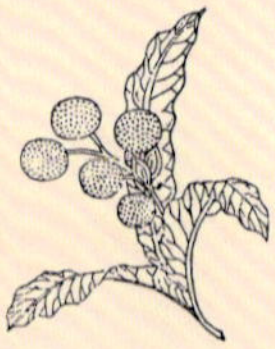

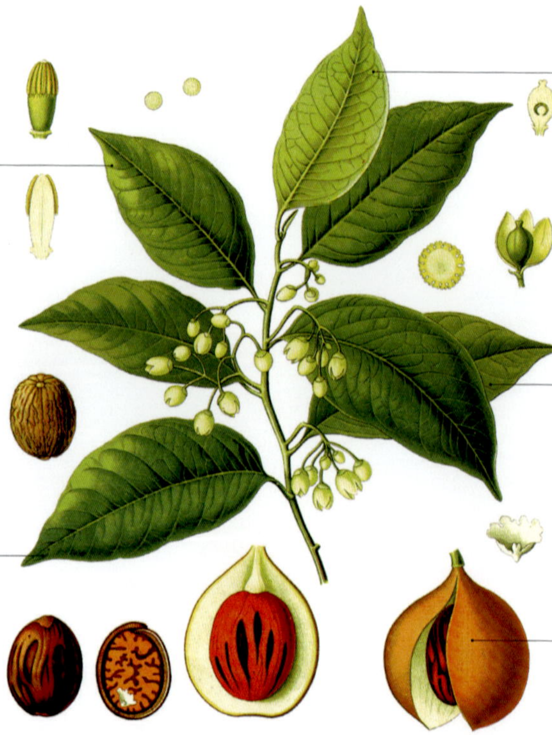

性味

味辛，性温，无毒。

有效成分

肉豆蔻醚、丁香酚、异丁香酚等。

叶

调中下气，开胃，解酒毒，下气。

功效

温中行气，涩肠止泻。

实

能温中，消食，止泄。

附方

[主治]	[材料]	[用法用量]
霍乱吐痢	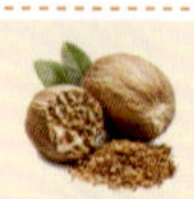 肉豆蔻	将肉豆蔻研末，用生姜汤送服一钱。
小儿泄泻	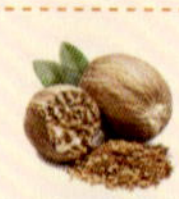 肉豆蔻 + 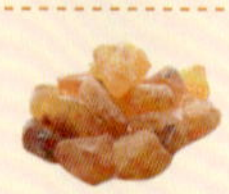 乳香 + 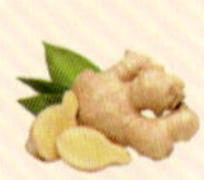 生姜	肉豆蔻五钱，乳香二钱半，生姜五片，同炒成黑色，去掉生姜，研为末，加水制成绿豆大的药丸，依年龄大小酌量用米汤送服。
久泻不止	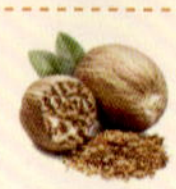 肉豆蔻 + 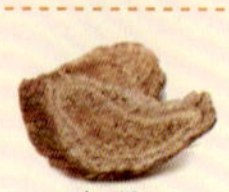 木香 + 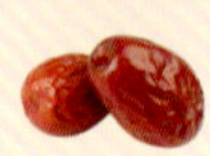 大枣	肉豆蔻（煨）一两，木香二钱半，研末，用大枣肉调和制成丸子，每次用米汤送服五十丸。

医家评说

《日华子诸家本草》 肉豆蔻调中下气，开胃，解酒毒。

隋唐药学家李珣 主心腹虫痛，脾胃虚冷，虚泻赤白痢，将其研末后煮粥吃。

《药性论》 主小儿吐逆、腹痛，治消化不良、痰多。

《开宝本草》 能温中，消食止泻，治积冷所致心腹胀痛，霍乱中恶，呕沫冷气，小儿食乳吐泻。

形态特征

肉豆蔻呈卵圆形或椭圆形，表面是灰棕色或灰黄色，有时外覆白粉（石灰粉末）。整株有浅色纵行沟纹及不规则网状沟纹。气香浓烈，味辛。

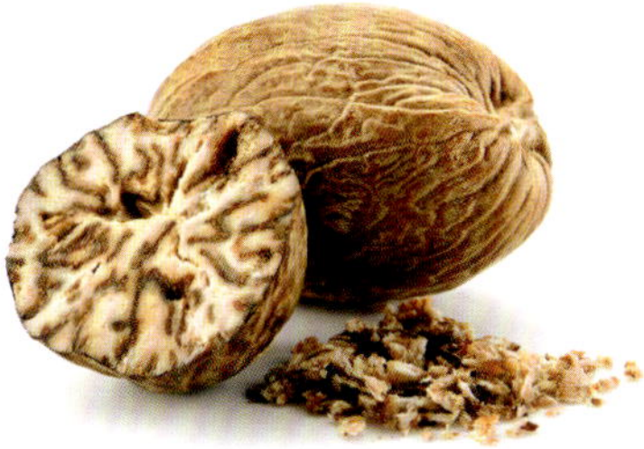

药理延伸

- 肉豆蔻能调中下气。
- 肉豆蔻芳香，可健胃。
- 痢疾者可用肉豆蔻涩肠止痢。
- 治宿食痰饮，止小儿吐逆、泄泻，主妇人乳汁不通，止腹痛。
- 暖脾胃，固大肠。

成品选鉴

此物的花及果实都像豆蔻而无核，故名。肉豆蔻的花及果实虽然像草豆蔻，但果实的皮肉却不同。肉豆蔻的果实外有皱纹，断面则有类似槟榔的纹路，最容易生蛀虫，只有烘干后密封才可以保存。肉豆蔻只用肉而不用壳，可以肉的颜色来判定质量的优劣，枯白瘦小而肉虚者较差。

临床应用

主霍乱吐痢，久泻不止，老人虚泻，小儿泄泻，冷痢腹痛，不能食。

养生药膳

养脾益气+温中行气

肉豆蔻炖猪瘦肉

材料：

肉豆蔻50克，猪瘦肉200克，葱段、生姜片、料酒、盐、味精各适量

做法：

1. 将肉豆蔻和猪瘦肉洗净，分别切成长3厘米、宽5厘米的小块。
2. 放入炖盅，加水适量，放入葱段、生姜片、料酒，隔水炖蒸，待猪瘦肉熟后加入盐、味精即可。

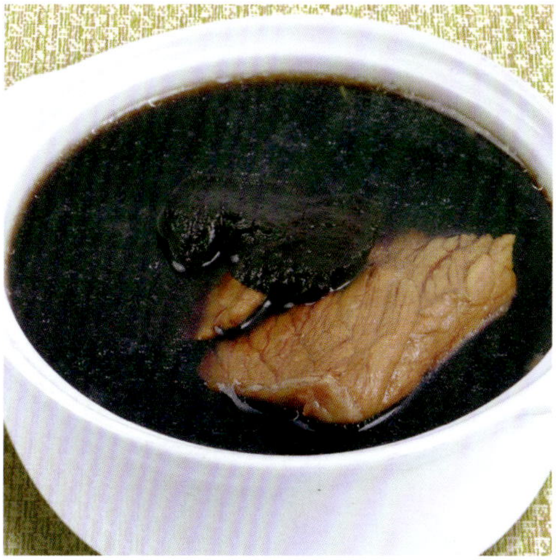

释名：将离、梨食、余容

芍药

shǎo yào

通利血脉 · 柔肝敛阴

芍药，犹绰约也。绰约，美好的样子。此草花容绰约，故名。罗愿《尔雅翼》说，制约食物毒性，没有比芍更好的，所以得药名。

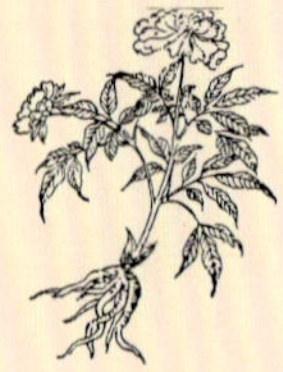

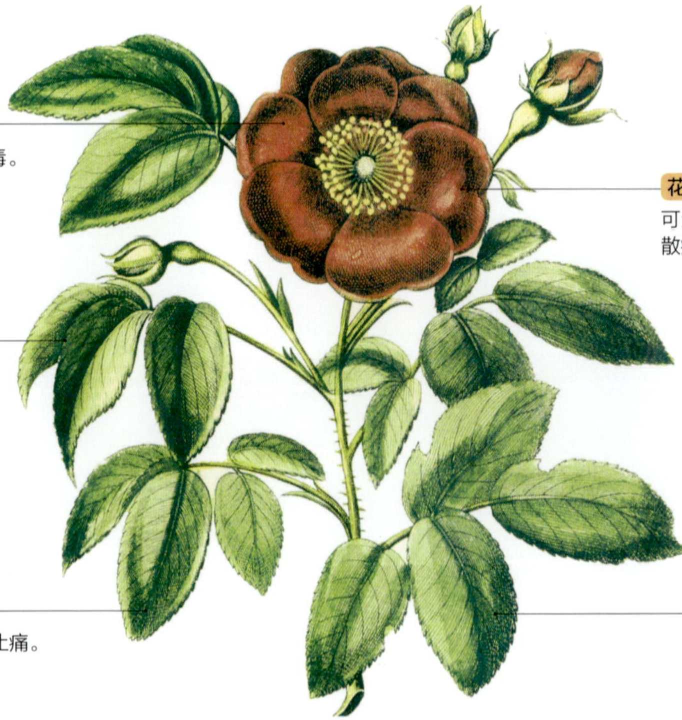

性味
味苦，性平，无毒。

花
可通利血脉，缓急，散瘀血。

有效成分
芍药苷、苯甲酸、挥发油等。

功效
清热凉血，散瘀止痛。

叶
主邪气腹痛，除血痹，破坚积。

附方

［主治］	［材料］	［用法用量］
脚气肿痛	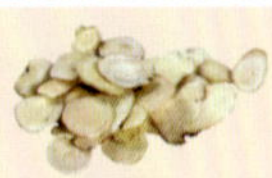 白芍 + 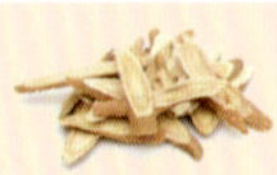 甘草	白芍六两、甘草一两，共研末，用白开水点服。
鼻血不止	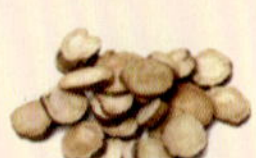 赤芍	取赤芍研为细末，每次用水送服二钱匕。
月经不停	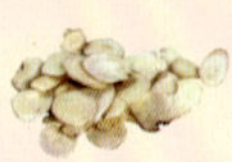 白芍 + 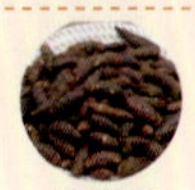 香附子 + 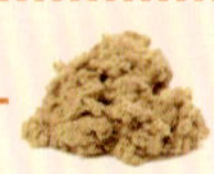 熟艾	白芍、香附子、熟艾各一钱半，水煎服。

医家评说

《神农本草经》 主邪气腹痛，除血痹，破坚积（为瘤的病变），疗寒热疝气，止痛，利小便，益气。

《名医别录》 可通利血脉，缓中，散恶血，逐贼血（恶血、贼血均指瘀血），去水气，利膀胱大小肠、消痈肿，治恶寒发热、腹痛腰痛。

《日华子诸家本草》 主妇女病、胎前产后诸疾，治风补劳，退热，除烦益气，主惊狂头痛、目赤、肠风泻血、痔瘘、发背、疥疮。

形态特征

芍药具纺锤形的块根，初出叶为红色，茎基部常有鳞片状变形叶，小叶呈矩形或披针形，枝梢的叶则渐小或成单叶。花瓣呈白、粉、红、紫或红色。

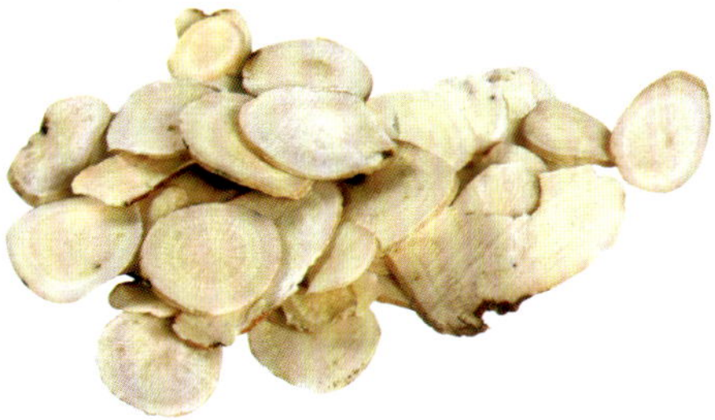

药理延伸

- 赤芍长于清热凉血，活血散瘀；白芍长于养血调经，敛阴止汗。
- 芍药与炙甘草相佐，治腹中痛，夏天使用时可加少量黄芩，如果恶寒则加肉桂，这是仲景神方。
- 芍药的功用有六：一安脾经；二治腹痛；三收胃气；四止泻痢；五和血脉；六固腠理。
- 治脏腑壅滞，能强五脏、补肾气，治时疾骨蒸潮热、妇人经闭，能蚀脓。

成品选鉴

古人说洛阳牡丹、扬州芍药甲天下。药方中所用的，绝大多数也是扬州所产的芍药。芍药十月发芽，到春天才开始生长，三月开花。其品种达三十多种，有千叶、单叶、楼子等不同种类。入药适合用单叶的根，以根粗长匀直、皮色光洁、质坚实、断面粉白色、粉性大、无白心或裂断痕者为佳。

临床应用

腹中虚痛，脚气肿痛，消渴引饮，鼻血不止，崩中下血，小腹痛，月经不停，赤白带下，刀伤出血。

养生药膳

补血活血+调经止痛

白芍当归炖排骨

材料：

当归、白芍、熟地黄、丹参各10克，川芎5克，三七5克，排骨500克，米酒、盐各适量

做法：

1. 将排骨洗净，氽烫去腥，再用冷开水冲洗干净，沥水，备用。
2. 将当归、白芍、熟地黄、丹参、川芎入水煮沸，放入排骨，加米酒，待水煮开，转小火续煮30分钟。
3. 加入磨成粉的三七拌匀，加盐调味即可。

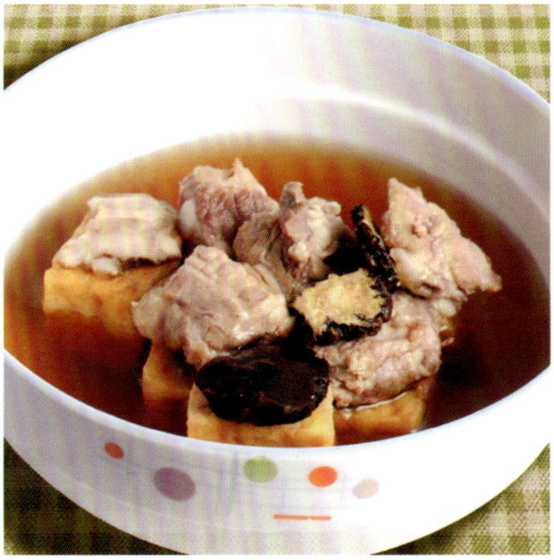

释名：莎草、雀头香、草附子、水巴戟

香附

xiāng fù

疏肝解郁 · 理气调中

香附又叫莎草，莎草可做斗笠和雨衣，稀疏不沾衣，所以字从草从沙，也写成“蓑”。因其为衣下垂绥，像孝子的衰衣，所以又从衰。

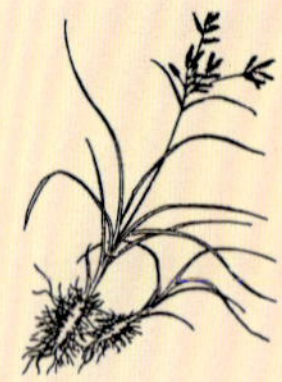

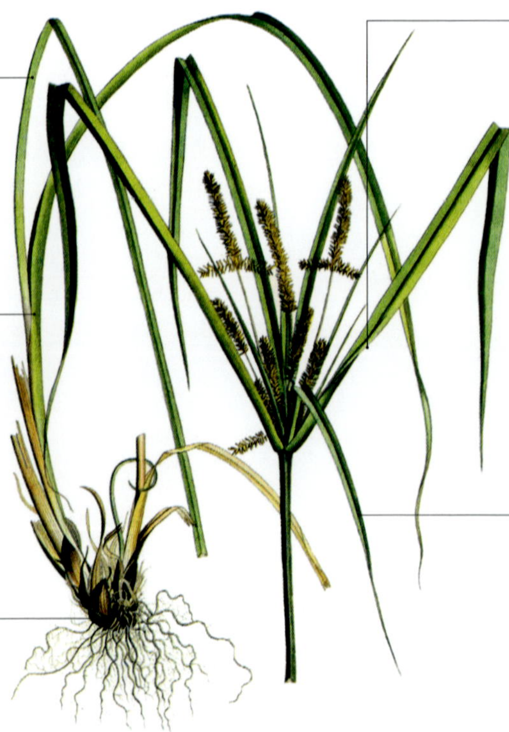

性味

味微苦、甘，性平，无毒。

有效成分

挥发油、黄酮类、生物碱等。

根

主胸腹胁肋胀痛，胃脘疼痛，月经不调，痛经。

苗及花

治男子心肺中虚风及客热，膀胱间连胁下气机不畅，皮肤瘙痒、瘾疹。

功效

疏肝解郁，调经止痛，理气调中。

附方

[主治]	[材料]	[用法用量]
胸腹胀满，嗳气吞酸	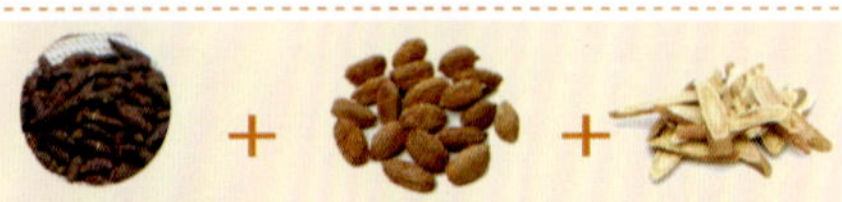 香附子 + 缩砂仁 + 甘草	香附子一斤、缩砂仁八两、甘草（炙）四两，同研末，每次用盐开水送服适量。也可以将药研成粗末煎服。
疝气胀痛	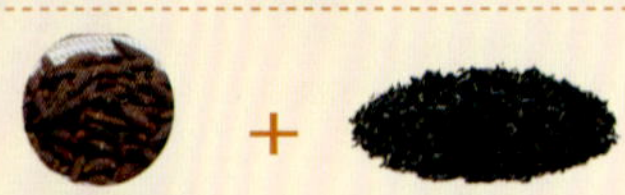 香附子 + 海藻	取香附末二钱，用海藻一钱煎酒调服，空腹服，服药后将海藻吃下去。
气郁头痛	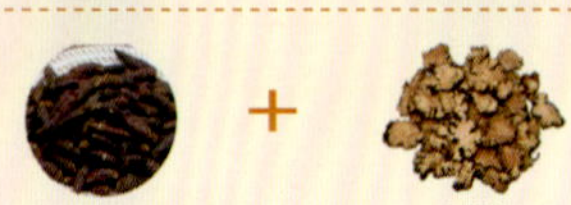 香附子 + 川芎	香附（炒）四两、川芎二两，共研为末，每次用茶汤调服二钱。

医家评说

《名医别录》 除胸中热，濡润肌肤，久服利人，益气，长须眉。

北宋药学家苏颂 治心中客热，膀胱间连胁下气不顺，常常愁眉不展，兼心悸怔忡者。

《天宝单方图》 治男子心肺中虚风及客热，膀胱间连胁下气机不畅，皮肤瘙痒、瘾疹，饮食不多，日渐瘦损，常有忧愁、心悸、少气等症。

形态特征

香附的叶子如老韭叶般硬。它在五、六月中抽一茎，三棱中空，茎端会再长出数片叶子。香附花为青色，呈穗状如黍，中间有细籽。籽上有细黑毛，大小像羊枣而两头尖。

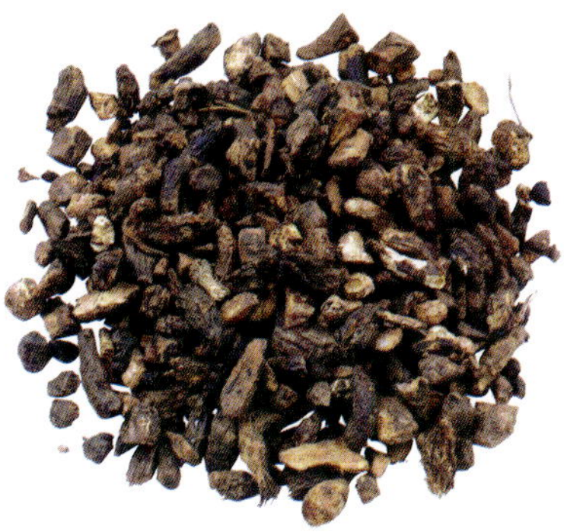

药理延伸

- 香附治膀胱、两胁气机郁滞，心悸气短，因其能益气，为血中之气药。
- 香附炒黑能止血、治崩漏，是妇人病的万用药。多服也能走气。
- 散时气寒疫，利三焦，解六郁，消饮食积聚、痰饮痞满、脚肿腹胀，止心腹、肢体、头目、齿耳各种痛证，疗痈疽疮疡，止吐血、血尿，治妇人崩漏带下、月经不调、胎前产后诸证。
- 治一切气分病，霍乱、吐泻、腹痛，肾及膀胱虚冷之证。

成品选鉴

香附子的表面呈棕褐色或黑褐色，质硬，经蒸煮者断面呈黄棕色，角质样；生晒者断面色白而显粉性，内皮层环纹明显，中柱颜色较深。气香，味微苦、甘。

临床应用

偏正头痛，头目晕眩，胸腹胀满，痰逆恶心，疝气胀痛，妇人赤白带下，各种牙痛。

养生药膳

理气解郁+调经止痛+散瘀+养肝

玫瑰香附茶

材料:

玫瑰花1.5克，冰糖1大匙，香附3克

做法:

1. 玫瑰花剥瓣，洗净，沥干。
2. 香附以清水冲净，加2碗水熬煮约5分钟，滤取药汁。
3. 将备好的药汁煮滚，加入玫瑰花瓣，加冰糖搅拌均匀即可。

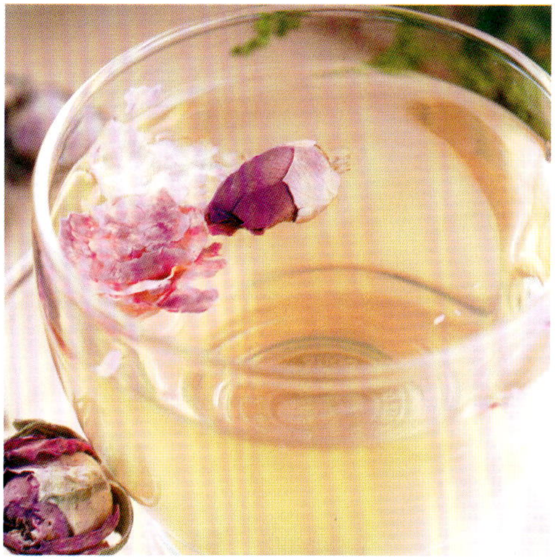

释名： 山蓟、杨枹、枹蓟、马蓟、山姜、山连

白术

bái zhú

健脾益气 · 燥湿止汗

《六书》中说，术字是篆文，像其根干枝叶的形状。扬州多种植白术，其形如枹，所以有杨枹、枹蓟的别称，也就是今人所说的吴术。

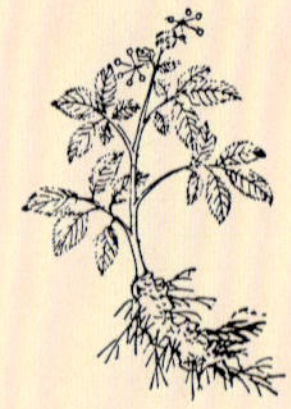

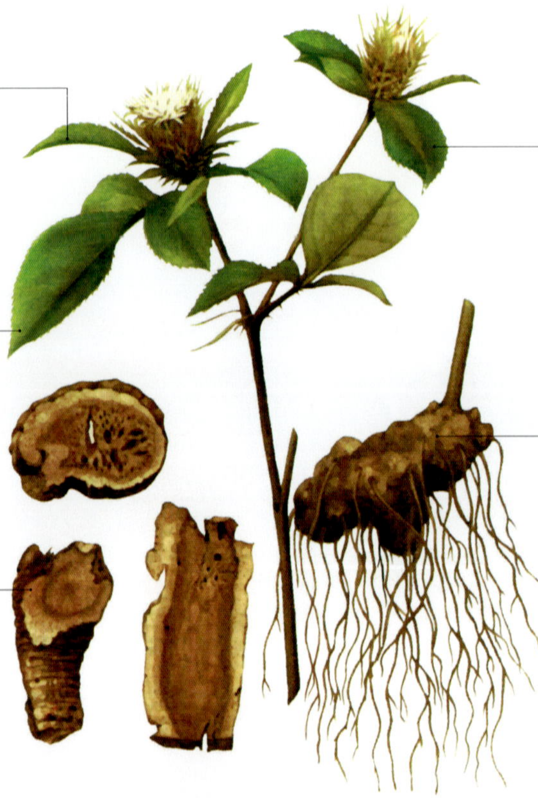

叶

治风寒湿痹、死肌，痉、疸。

有效成分

挥发油、果糖、维生素A等。

性味

味甘、微辛，性温，无毒。

功效

健脾益气，燥湿利水，止汗，安胎。

根

能止汗、消食、除热。

附方

[主治]	[材料]	[用法用量]
胸膈烦闷	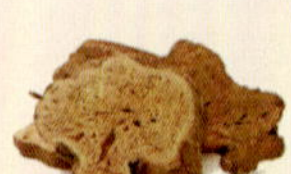 白术	用白术研末，每取一茶匙，白开水送服。
脾虚泄泻	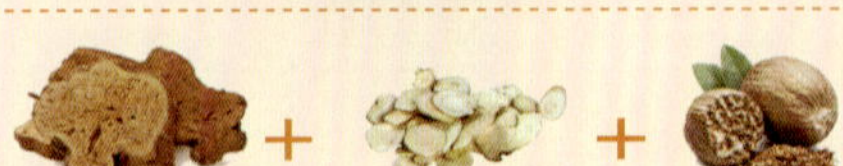 白术 + 白芍 + 肉豆蔻	白术五钱、白芍一两，共研为末，在冬天用肉豆蔻煨后研为末，加米饭做成梧桐子大的丸子，每次用米汤送服五十丸，每日两次。
久泻肠滑	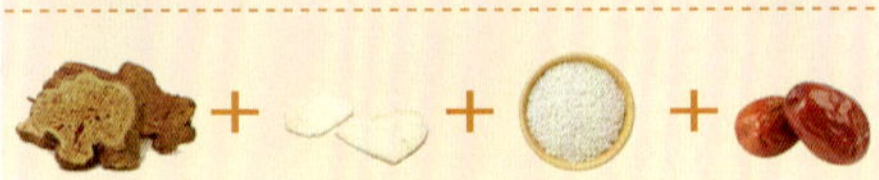 白术 + 茯苓 + 糯米 + 大枣	白术（炒）、茯苓各一两，糯米（炒）二两，共研为末，加大枣肉拌食或做成丸子服下。

医家评说

南朝医学家陶弘景 白术多脂膏而味甘，其苗可以当茶饮，非常香美。

明朝医学家陈嘉谟 浙术俗称云头术，种在土壤里，特别肥大，易油润。歙术俗名狗头术，虽然瘦小，但得土气而充盈，性燥色白，功用胜于浙术。

《神农本草经》 治风寒湿痹，死肌，痉、疸，并能止汗、消食、除热，做成饼久服，可轻身延年、耐饥饿。

形态特征

苗高二三尺，叶抱茎生长，枝梢间的叶像棠梨叶，离地面较近的叶都有锯齿状的小刺，根像老姜色一样黑，肉白，有油脂。嫩苗可以食用，叶稍大有毛，根如手指大，形状像鼓槌，也有大如拳头者。

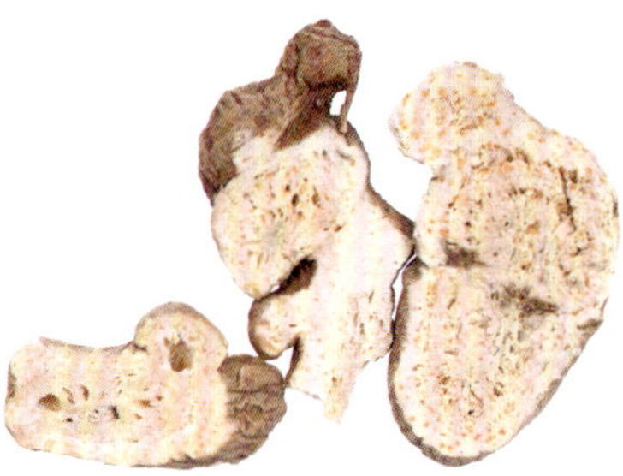

药理延伸

- 白术功用有九：一温中；二祛脾胃湿邪；三除脾胃热邪；四健脾胃，助消化；五和脾胃，生津液；六祛肌肤之热；七治四肢倦怠乏力，嗜睡，食欲不振；八止渴；九安胎。
- 主大风在身面、风眩头痛、流泪，消痰利水，逐皮间风水结肿，除腹胀满，治霍乱呕吐、腹泻不止，利腰脐间血，益津液，健脾暖胃，消食。
- 除湿益气，和中补阳，消痰逐水，生津止渴，止泻痢，消足胫湿肿，除胃中热、肌热。与枳实配用，可消气，治胸腹间满胀不适；佐以黄芩，可以安胎清热。
- 理胃益脾，补肝息风。主舌本僵硬，食则呕吐，胃脘疼痛，身体重，心下急痛，心下水痞（由水邪上逆，阻滞中焦气机而造成）。

成品选鉴

其茎直立，根茎肥大，表面呈棕褐色，且伴有瘤状突起，质地坚实，断面呈黄白色或淡棕色。气清香，味甘、微辛，嚼之略带黏性。

临床应用

主胸膈烦闷，中风口噤，不省人事，自汗不止，脾虚泄泻，久泻肠滑。

养生药膳

滋肾补血+强筋壮骨

十全大补乌鸡汤

材料：

乌鸡腿2只，白术、当归、熟地黄、党参、炒白芍、茯苓、黄芪、川芎、甘草、肉桂、枸杞子、大枣各10克

做法：

1. 乌鸡腿剁块，放入沸水汆烫、冲净后沥干，药材以清水快速冲洗。
2. 将乌鸡腿块和所有药材一起盛入炖锅，加7碗水以大火煮开，然后转小火慢炖30分钟即可。

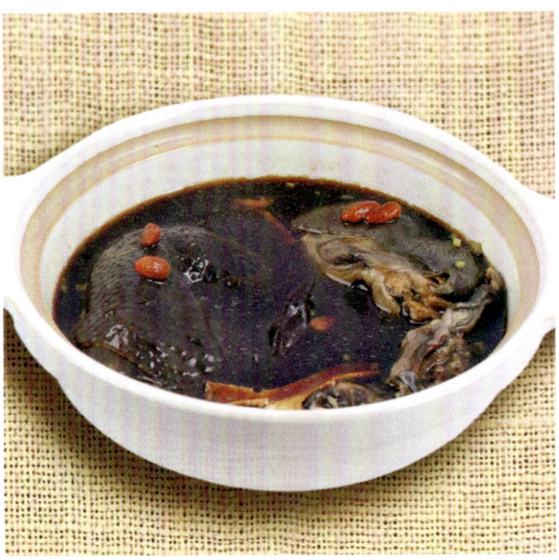

释名： 柰花

茉莉

mò lì

理气和中 · 开郁辟秽

茉莉最早生长在波斯，后来移植到南海，现在滇、广两地的人都在种植。茉莉畏寒，不适宜在中原地区（北方）种植。

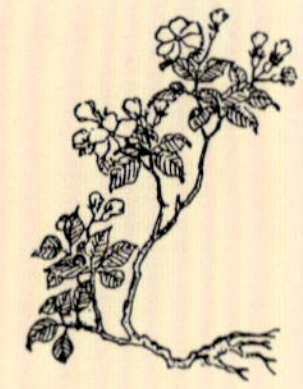

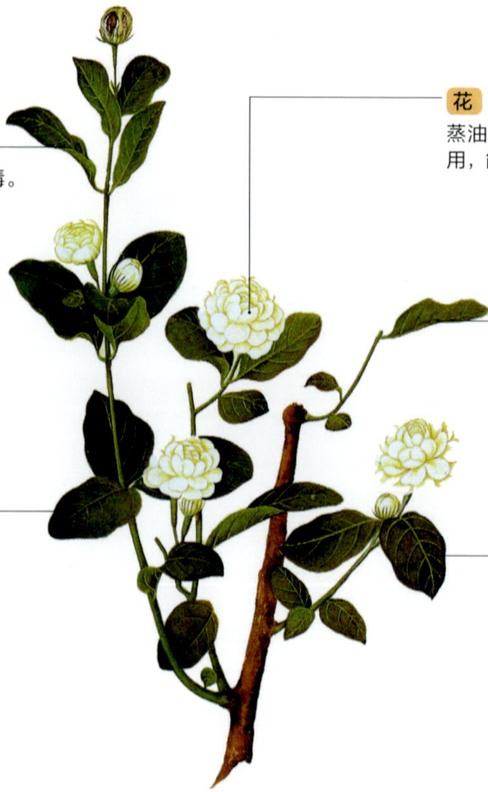

性味

花：味辛、微甘，性温，无毒。
根：味苦，性温，有毒

花

蒸油取液，作肥皂和洗发精用，能长发。

功效

理气和中，开郁辟秽。

有效成分

挥发油、茉莉酮等。

叶

润燥、香肌。

附方

［主治］	［材料］	［用法用量］
失眠	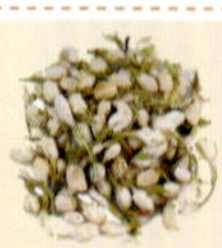 茉莉花	茉莉花晒干，取适量，加水煎熬，然后在熬出的汁液里加少许开水饮用。
目赤肿缩，迎风流泪	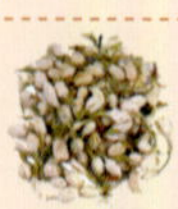 茉莉花 + 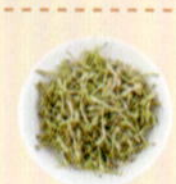 金银花 + 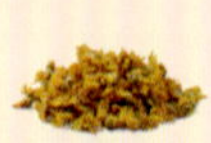 菊花	茉莉花适量，煎水洗眼；或配金银花九克，菊花六克，煎水服。
痢疾，肝炎	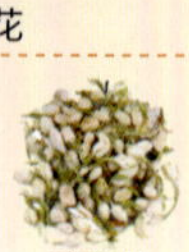 茉莉花 + 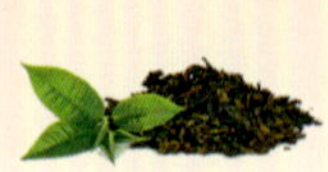 绿茶	茉莉花五克，绿茶三克，水500毫升，煎熬2分钟后，少量多次服用，肝炎患者可加蜜糖调服。

医家评说

《食疗本草》 主温脾胃，利胸膈。

《药性切用》 专辟秽止痢，虚人宜之。

明代医学家汪机 用酒磨，服一寸，则昏迷一日乃醒，二寸二日、三寸三日。只要是跌损骨节、脱臼接骨者，用茉莉则可止痛。

《中药大辞典》 理气开郁、辟秽和中。

形态特征

茉莉高可达1米。小枝有棱角，有时有毛。单叶对生，宽卵形或椭圆形，叶脉明显，叶面微皱，叶柄短而向上弯曲，有短柔毛。

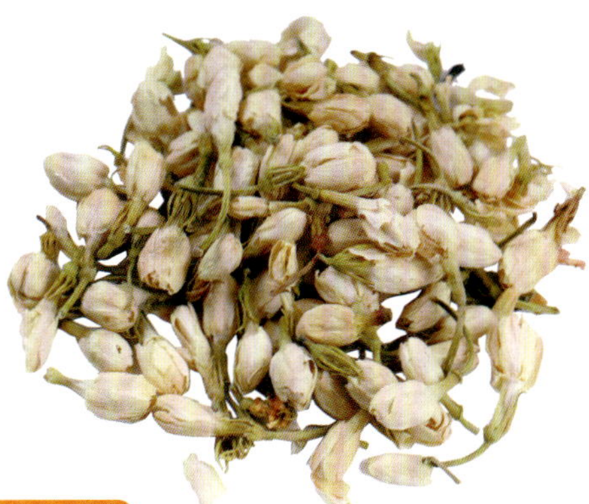

药理延伸

- 安定精神、提神、缓和情绪。
- 缓解下痢、腹痛。
- 一卉能熏一室香，炎天犹觉玉肌凉。
- 蒸油取液，当作肥皂和用于洗发，能长发、润燥、香肌，也可加入茶中饮用。
- 清虚火，祛寒积，治疮毒，消疽瘤。
- 和中下气，辟秽浊。
- 洗眼，治结膜炎。
- 用菜油浸泡，滴入耳内，可治耳痛。
- 平肝解郁，理气止痛。
- 茉莉根味苦、性温，有毒。内服宜慎。

成品选鉴

茉莉茎弱枝繁，绿叶团尖，初夏时开小白花，花瓣重叠而没有花蕊，到秋天结束时花谢，不结果实。干花多呈扁缩团状，花瓣展平后呈椭圆形，黄棕色至棕褐色，表面光滑无毛、质脆。气芳香，味辛、微甘。以朵大、色黄白、气香浓者为佳。

临床应用

皮肤干燥，下痢腹痛，精神不振。

养生药膳

养心益肾+润肺滋阴

茉莉银耳甜汤

材料:

银耳25克，茉莉花4朵，莲子15克，百合15克，枸杞子5克，山药1小段，大枣6颗，冰糖适量

做法:

1. 银耳洗净，泡开；大枣洗净，划开，去核；山药去皮，切块；枸杞子、莲子、百合洗净备用。
2. 银耳、莲子、百合、大枣同时入锅煮约20分钟，待莲子、银耳变软后，将枸杞子和山药放入同煮。
3. 放入冰糖和茉莉花，搅匀即可。

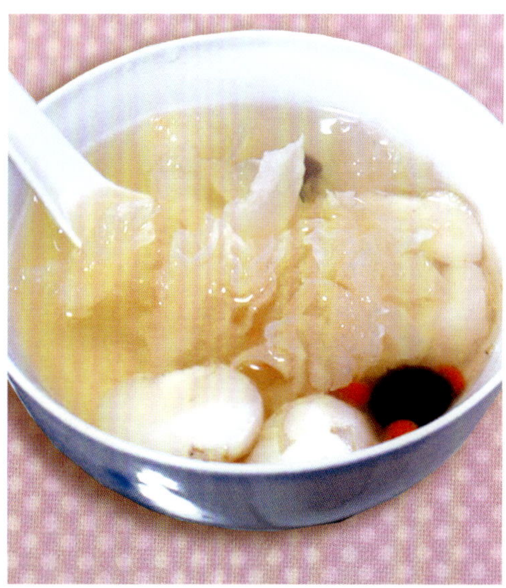

释名：麦冬、寸冬、阶前草、沿阶草

麦门冬

mài mén dōng

养阴生津 · 润肺止咳

麦门冬，在四月初采根，种于肥沃的黑沙地，每年的六月、九月、十一月上三次肥，于夏至前一天挖根，洗净晒干后贮存。

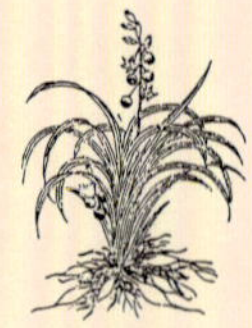

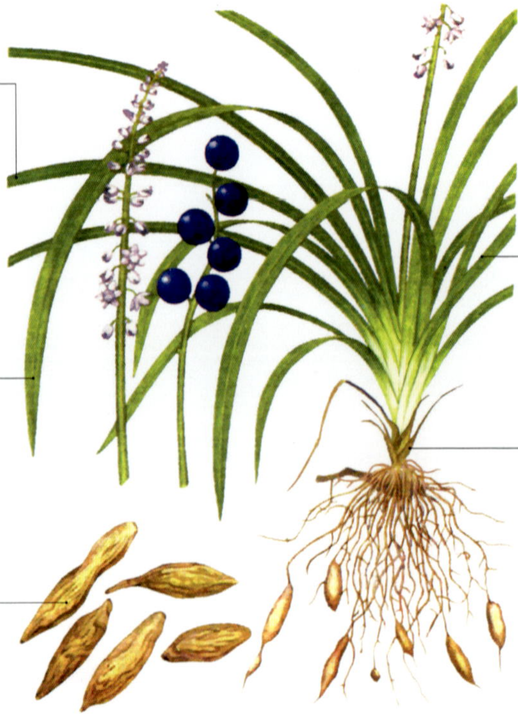

叶
去心热，止烦热，除寒热体劳。
有效成分
氨基酸、多聚糖、维生素A等。
根
主心腹结气，伤中伤饱，胃络脉绝。
性味
味甘、微苦，性微寒，无毒。
功效
养阴润肺，益胃生津，清心除烦。

附方

［主治］	［材料］	［用法用量］
吐血，鼻衄	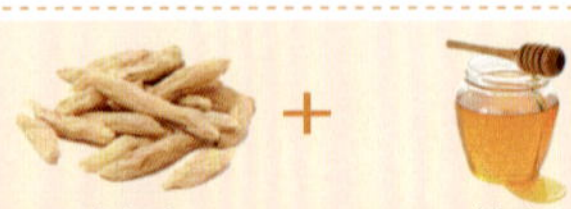 麦门冬 + 蜂蜜	用麦门冬（去心）一斤，捣烂取汁，加蜂蜜二合，调匀，分两次服下。
喉咙生疮、肿痛	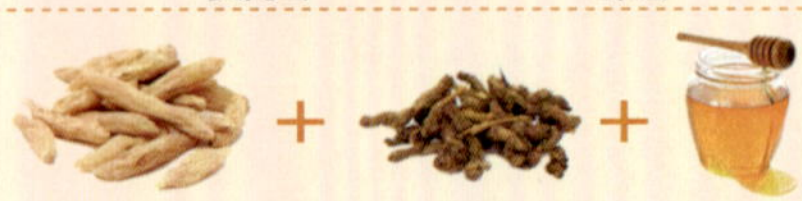 麦门冬 + 黄连 + 蜂蜜	用麦门冬一两、黄连半两，共研为末，加炼蜜做成丸子，如梧桐子大。每服二十丸，麦门冬煎汤送下。
下痢、口渴	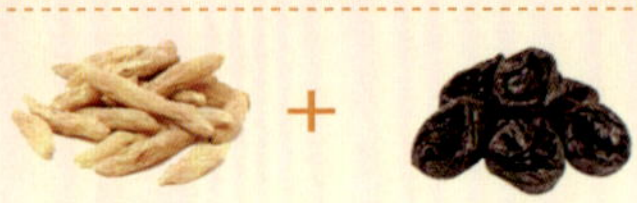 麦门冬 + 乌梅	用麦门冬（去心）三两、乌梅肉二十个，锉细，加水一升，煮成七合，细细饮下。

医家评说

南北朝医学家徐之才 与地黄、车前相使。恶款冬、苦瓠。畏苦参、青囊、木耳。

《名医别录》 疗身重目黄、胃脘胀满、虚劳客热、口干燥渴，止呕吐，愈痿蹶。强阴益精，助消化，调养脾胃，安神，定肺气，安五脏，令人肥健，滋润脸色，使人有子。

《日华子诸家本草》 治五劳七伤，安魂定魄，止嗽；治肺痿吐脓，治流行病发热不退、狂躁、头痛。

形态特征

麦门冬为多年生草本，叶丛生，细长而呈狭线形，长10～30厘米，宽0.2～0.3厘米，基部呈现楔形状，叶背为绿白色。种子呈球形，初期为绿色，成熟后变为黑紫色。

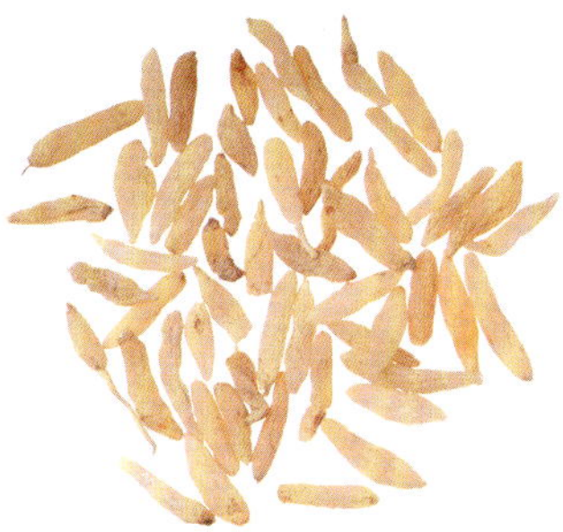

药理延伸

- 麦门冬治肺热，主泄而不主收，有寒邪的人禁服。治心肺虚热及虚劳，与地黄、阿胶、麻仁，都是润经益血、复脉通心之药；与五味子、枸杞子，都是生脉药。
- 如果用麦门冬治疗肺中伏火、脉气欲绝，须加五味子、人参，组成生脉散，补肺中元气不足。
- 长期服用能轻身明目。与车前、地黄一起做成药丸服用，能去温瘴，使面部白润、夜晚视物清晰。

成品选鉴

麦门冬的根像小麦而有须，其叶如韭，冬季不凋，故名。麦门冬以表面黄白色或淡黄色，有细纵纹，质柔韧，断面黄白色、半透明，中柱细小，气微香者为佳。

临床应用

消渴饮水，吐血，鼻衄，齿缝出血，咽喉生疮，下痢，口渴。

养生药膳

益气+强心+安神

参麦五味乌鸡汤

材料：

麦门冬25克，人参片15克，五味子10克，乌鸡1只，盐少许

做法：

1. 将乌鸡洗净，剁块，放入沸水汆烫，去除血水，洗净备用。
2. 将乌鸡及人参片、麦门冬、五味子盛入煮锅中，加水至盖过所有的材料。
3. 以大火煮沸，然后转小火续煮30分钟左右，出锅前加盐调味即可。

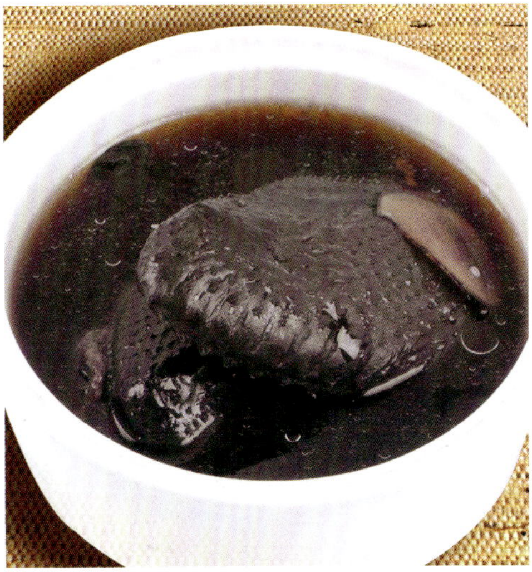

释名：青茎薄荷、排香草

藿香

huò xiāng

开胃止吐 · 增进食欲

豆叶叫作藿，因此草的叶像豆叶，故名藿香。《楞严经》上说，坛前以兜娄婆香煎水洗浴，“兜娄婆香”指的就是藿香。

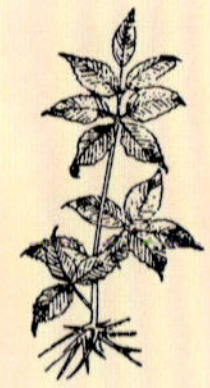

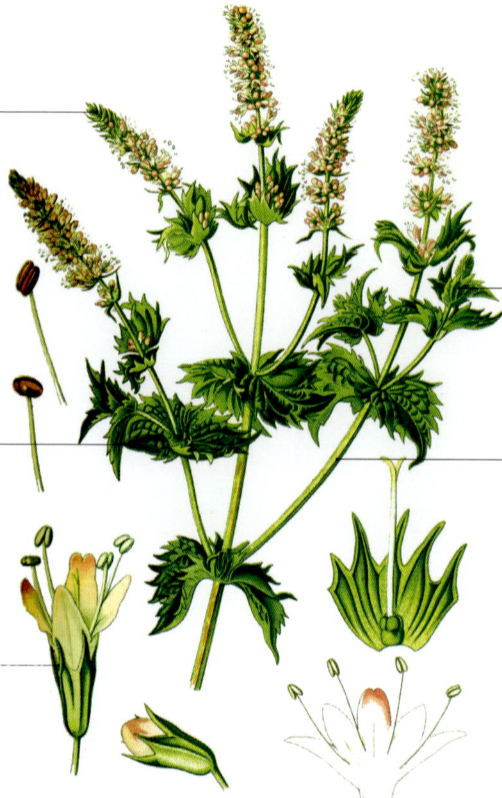

功效

芳香化浊，开胃止呕，发汗解暑。

叶

主风水毒肿，能去恶气。

有效成分

挥发油、生物碱等。

枝

止霍乱、心腹痛。

性味

味辛，性微温，无毒。

附方

[主治]	[材料]	[用法用量]
霍乱吐泻	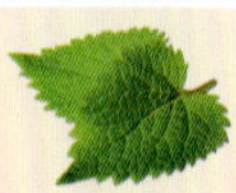 藿香叶 + 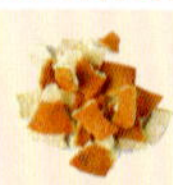 陈皮	用藿香叶、陈皮各半两，加水二盏，煎至一盏，温服。
暑天吐泻	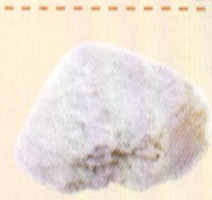 滑石 + 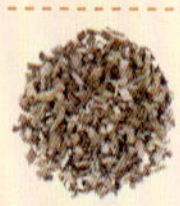 藿香 + 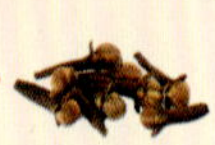 丁香	用滑石（炒）二两、藿香二钱半、丁香五分，共研为末，每次用淘米水送服二钱。
疮痈溃烂	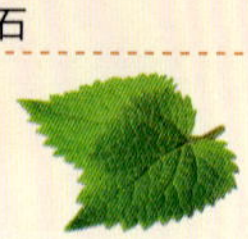 藿香叶 + 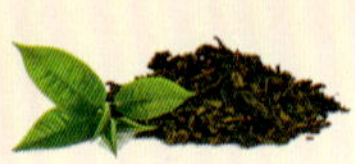 茶叶	用藿香叶、茶叶各等份，烧灰，用油调涂敷疮上。

医家评说

《名医别录》 主风水毒肿，能去恶气，止霍乱、心腹疼痛。

北宋药物学家苏颂 为治脾胃吐逆的要药。

易水学派创始人张元素 有助胃气、开胃及增进食欲的作用。

《药性赋》 可升可降，阳也。开胃口，能帮助进食，止霍乱，除呕逆。

形态特征

藿香为多年生草本，高达30厘米，有香气。茎呈方形，略带红色，上部微覆柔毛。叶呈心状卵形或长圆状披针形，边缘有不整齐的钝锯齿，下面有短柔毛和腺点。

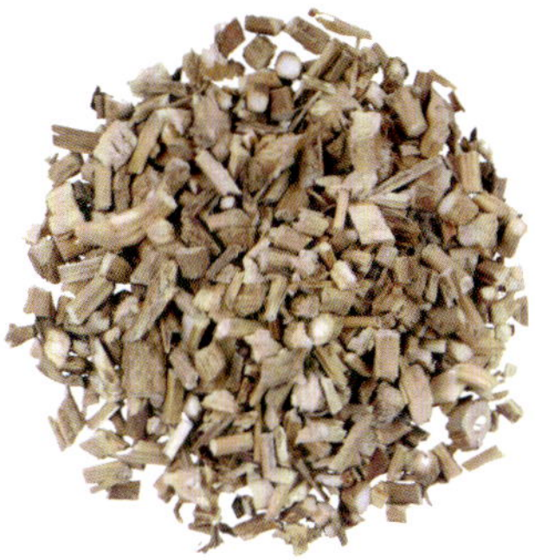

药理延伸

- 主风水毒肿，去恶气，止霍乱、心腹痛。
- 藿香的芳香之气助脾胃，所以能止呕逆，增进食欲。
- 温中顺气，治肺虚有寒、上焦壅热之证。煎汤漱口，可除酒后口臭。
- 藿香，辛温芳香，辛散而不峻烈，微温而不燥热。兼入脾经，故能运脾胃，调中焦，化湿浊，又善于理气止呕。芳香化浊辟秽而解时疫。胃虚欲呕，胃热作呕，中焦火盛作呕、作胀者均禁用，阴虚内热者不宜用。
- 藿香是手、足太阴经之药， 所以入顺气乌药散，则补肺；入黄芪四君子汤，则补脾。

成品选鉴

张元素、李东垣只用其叶入药而不用枝梗。但因如今叶子伪品多，故人们枝梗并用。挑选时以茎枝青绿、叶多、不带根及泥土、香气浓者为佳。

临床应用

霍乱吐泻，暑天吐泻，胎动不安，气不升降，呕吐酸水，口臭，疮痈溃烂。

养生药膳

补血益气+开胃进食

藿香香枣粥

材料：

鲜藿香30克（干品15克），大枣6颗，粳米100克

做法：

❶将鲜藿香洗净，煎取药汁。

❷将大枣洗净，同粳米一起煮粥，粥成后加入藿香汁调匀煮沸即可。

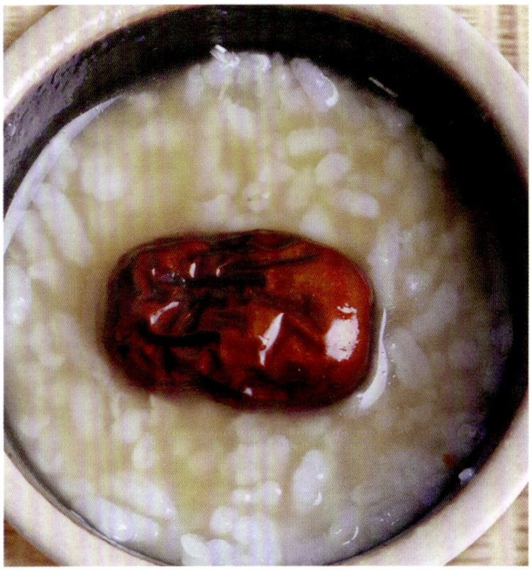

调养五脏

释名：节华、女节、女华、女茎、日精

菊花

jú huā

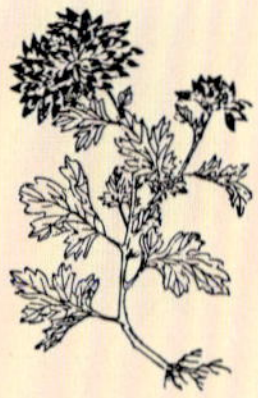

调理肺肾 · 益肝补阴

按陆佃《埤雅》所说，菊本作蘜，从鞠。鞠，穷尽的意思。《月令》：九月菊开黄花。因花开到此时就穷尽了，故谓之蘜。

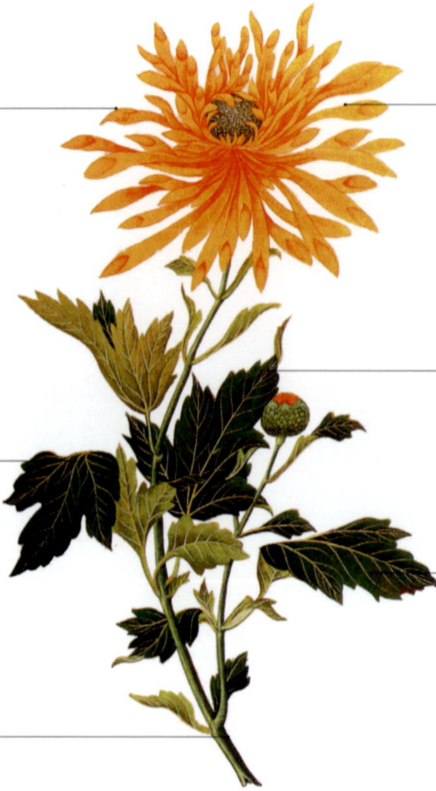

有效成分

挥发油、菊苷、氨基酸、胆碱、维生素A、B族维生素、维生素E等。

花

治诸风头眩肿痛。

功效

疏散风热，平抑肝阳，清肝明目，清热解毒。

性味

味苦、甘，性微寒，无毒。

叶

治恶风及风湿肿痛。

根

主肝气不足。

附方

[主治]	[材料]	[用法用量]
风热头痛	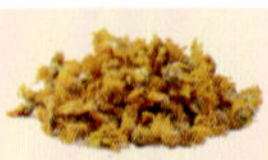 菊花 +  石膏 + 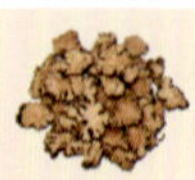 川芎	菊花、石膏、川芎各三钱，共研为末，每服一钱半，茶调下。
膝风疼痛	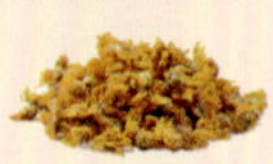 菊花 + 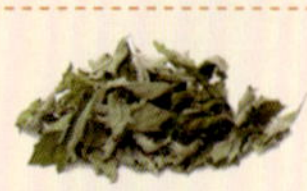 干艾	用菊花、干艾做护膝，久则自除。
病后生翳	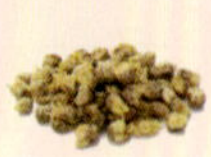 白菊花 + 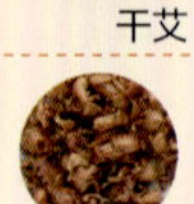 蝉蜕	白菊花、蝉蜕各等份，共研末，每次取二三钱，水煎服。

医家评说

《神农本草经》 治诸风头眩肿痛，流泪，皮肤死肌，恶风及风湿关节肿痛。长期服用，利血气，抗衰老。

《名医别录》 治腰痛无常，除胸中烦热，安肠胃，利五脉，调四肢。

《日华子诸家本草》 用菊作枕头可明目，菊叶也能明目，生熟都可食。

易水学派创始人王好古 主肝气不足。

形态特征

菊花通常高30～90厘米，茎呈嫩绿色或褐色，多为直立分枝，单叶边缘有缺刻及锯齿。花为一朵或数朵。

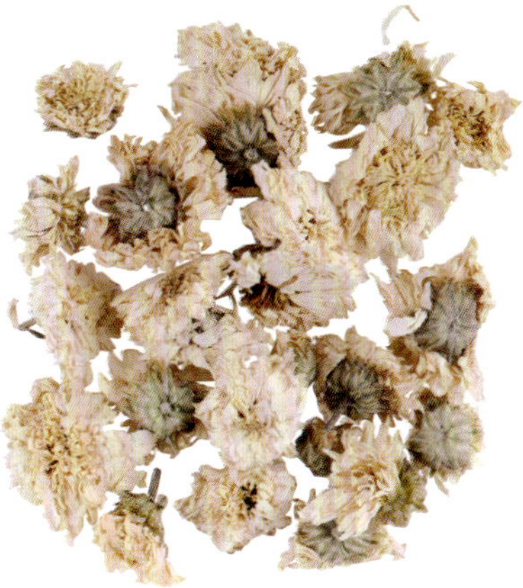

药理延伸

- 黄菊属土与金，能补阴血，所以能养目。
- 过去人们说它能除风热、益肝补阴，殊不知菊得金水的精华特别多，能补肺肾二脏。其苗可作蔬菜，叶可食用，花可做糕饼，根及种子可入药，装在布袋里可作枕头，蜜酿后可作饮品。自上而下，全身都是珍宝。
- 治头目风热、晕眩倒地、脑颅疼痛，消身一切游风，利血脉。
- 白菊可用来乌发。同芝麻、茯苓制成蜜丸服用，能去风眩，延年，益面色。

成品选鉴

一般只用单叶味甘者入药，而菊原产于山野，它的花细小，花蕊像蜂巢，内有小籽，菊的嫩叶和花可以炸来吃。挑选菊花时，以花朵完整、颜色新鲜、气清香、少梗者为佳。

临床应用

风热头痛，膝风疼痛，病后生翳。

养生药膳

清热祛风+清肝明目

枸杞菊花粥

材料：

大米100克，干菊花5克，枸杞子20克，白糖适量

做法：

1. 枸杞子、大米分别洗净，泡发，装碗备用。
2. 将砂锅洗净，加适量清水，把备好的枸杞子、大米放入砂锅，上火煮粥，煮粥时先用大火煮开，再转入小火慢熬。
3. 待大米开花，粥煮稠时熄火，放入洗净的干菊花，加盖闷5分钟后，放入适量白糖，搅拌均匀即可。

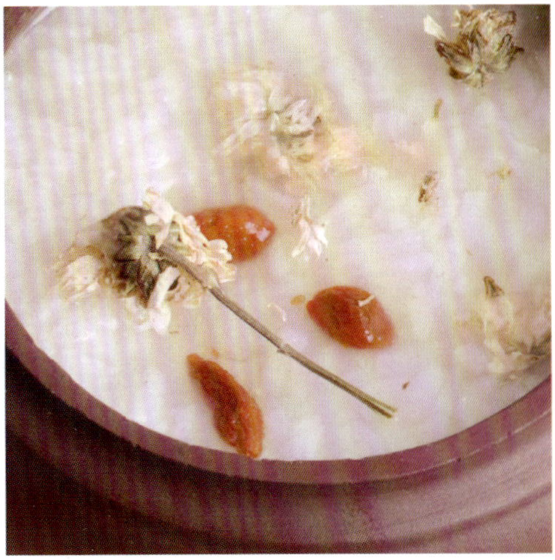

释名： 蚳母、连母、蝭母、货母、地参、水参、儿草、女雷、女理

知母

zhī mǔ

清心除热 · 生津润燥

老根旁边初生的子根，形状像蚳虻，所以叫蚳母，讹为知母、蝭母。

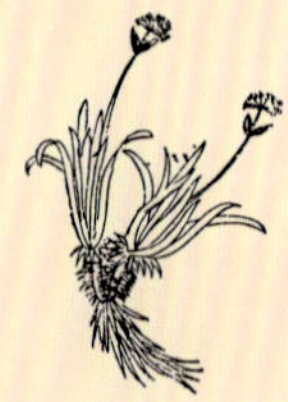

花

清心除热，治阳明火热。

叶

治消渴热中，除邪气，消肢体浮肿。

有效成分

知母皂苷、知母多糖等。

功效

清热泻火，生津润燥。

根

利水，补不足，益气。

性味

味苦、甘，性寒，无毒。

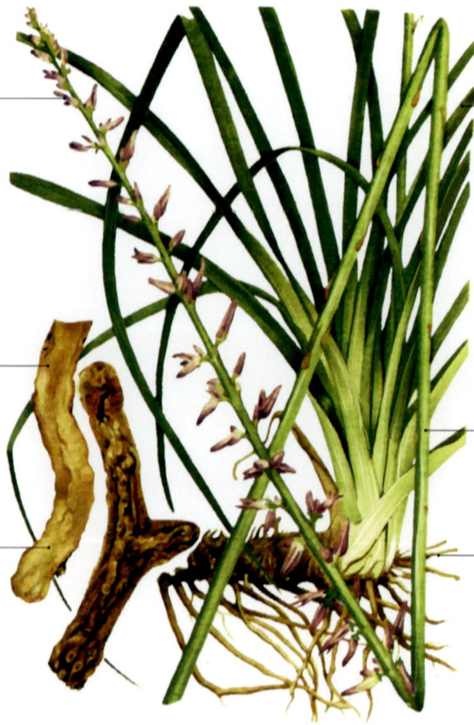

附方

［主治］	［材料］	［用法用量］
新久痰嗽	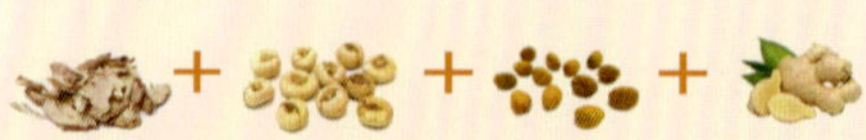 知母 + 贝母 + 巴豆 + 生姜	知母、贝母各一两，研细；巴豆三十枚，去油，研匀。每次服一合，用生姜三片，两面蘸上药末，放在口里细嚼咽下，服完即睡。体质壮实者才可用。
久咳气急	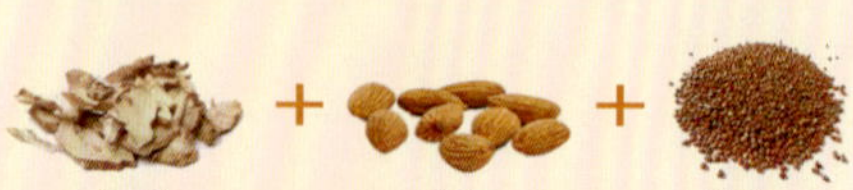 知母 + 杏仁 + 莱菔子	知母五钱（去毛切片，隔纸炒），杏仁五钱（生姜水泡后去皮尖，焙干），加水一盅半，煎取一盅，饭后温服。再用莱菔子、杏仁等份，研末，加米糊做成丸子，每次用生姜汤送服五十丸，以绝病根。
嵌甲肿痛	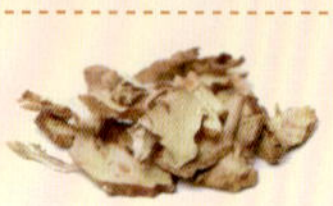 知母	将知母烧存性，研末后敷患处。

医家评说

《日华子诸家本草》治骨蒸痨瘵，通小肠，消痰止咳，润心肺，安心神，止惊悸。

《名医别录》主治伤寒久疟（久疟指疟疾久延不愈者）、烦热，胁下邪气，膈中恶，风汗内疸。多服让人泻。

《神农本草经》味苦、甘，性寒。主治消渴，热中，除邪气，消肢体浮肿，下水，补不足，益气。

形态特征

知母根状茎横生于地面，上有许多黄褐色纤维，下生许多粗而长的须根。叶呈线形，质稍硬。花茎直立，花序穗状，稀疏狭长，花为绿色或紫堇色。果长卵形，成熟后有裂纹。种子三棱形，两端尖，黑色。

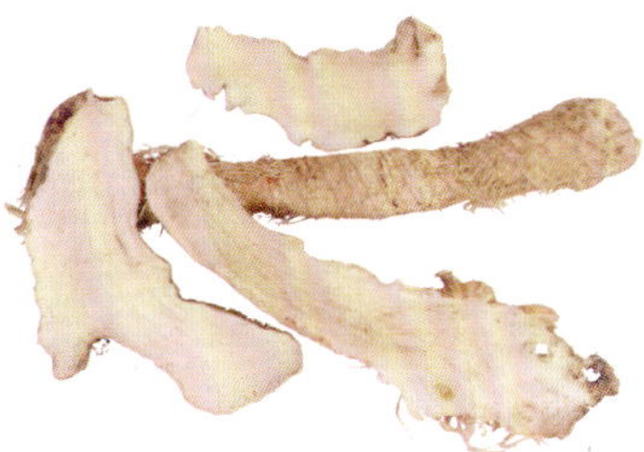

药理延伸

- 知母治各种热劳，凡患者体虚而口干的，可以加用知母。
- 知母的功效有四：一泻无根之肾火；二疗有汗之肺痨；三退虚劳发热；四滋肾阴。
- 治心烦燥闷、骨蒸潮热（因久热不退，气血不荣，形体消瘦，其热似骨髓蒸发而出，故称）、产后发热、肾气劳、恶寒虚烦。
- 安胎，止妊娠心烦，驱除射工、溪毒（射工、溪毒指生活在水里，会含沙射人的毒虫）。
- 知母应先在槐砧上锉细，焙干，用木臼捣碎，不要用铁器。

成品选鉴

知母呈长条状，微弯曲，一端有浅黄色的茎叶残痕。表面呈黄棕色至棕色，断面呈黄白色。气微，味苦、甘，嚼之带黏性。以条肥大、质硬、断面黄白者为佳。

临床应用

新久咳嗽，久咳气急，嵌甲肿痛。

养生药膳

清热化痰+生津润燥

香菇旗鱼汤

材料：

知母10克，天花粉15克，旗鱼片150克，香菇150克，西蓝花75克，生姜丝、盐各适量

做法：

1. 知母、天花粉放入纱布袋；香菇洗净，切块；西蓝花洗净，剥成小朵；旗鱼片洗净，备用。
2. 清水倒入锅中，放入纱布袋和香菇块、西蓝花、旗鱼片。
3. 取出纱布袋，放入生姜丝和盐调味即可食用。

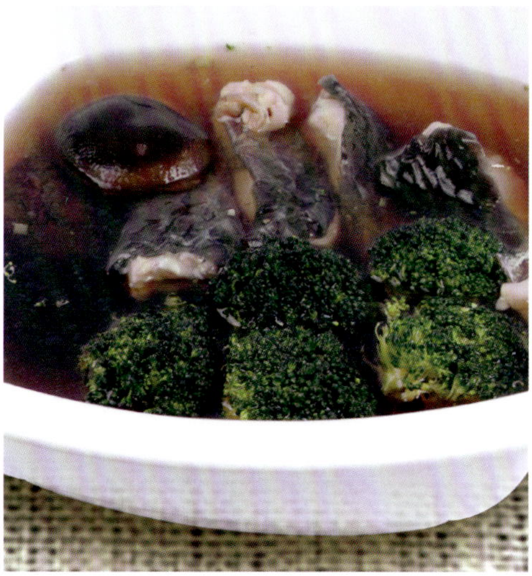

释名：葚

桑

sāng

清肺润燥·补肝养肾

桑有数种：白桑，叶大似掌而厚；鸡桑，叶和花较薄；子桑，先长葚而后生叶；山桑，叶尖而长。用种子栽种的，不如压条分栽的。

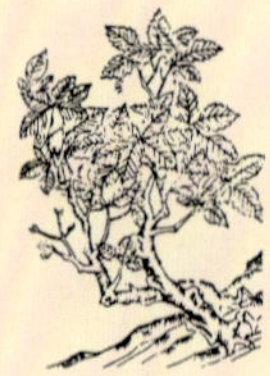

性味

叶：味苦、甘，性寒，有小毒。
实：味甘、酸，性寒，无毒。

叶

除寒热出汗，汁能解蜈蚣毒。

功效

疏风散热，清肺润燥，平抑肝阳，清肝明目。

有效成分

脱皮固酮、芦丁、桑苷等。

子

单独吃可消渴，利五脏关节，通血气。

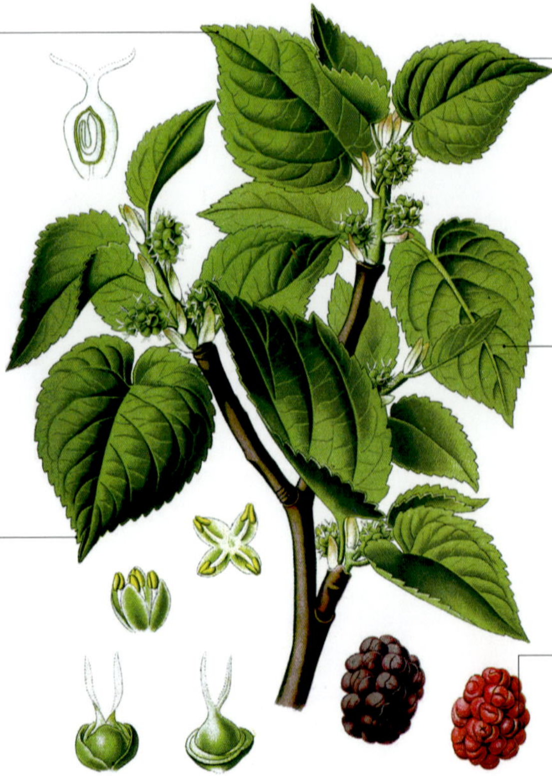

附方

[主治]	[材料]	[用法用量]
头发不长	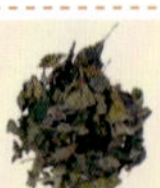 桑叶 + 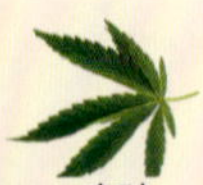 麻叶	用桑叶、麻叶煮淘米水洗头。七次后，发即长。
肺毒风疮	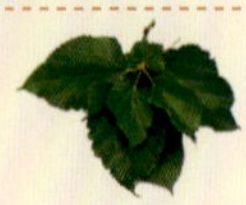 鲜桑叶	将鲜桑叶洗净，蒸熟一宿，晒干，研末，用水调服二钱。
结核	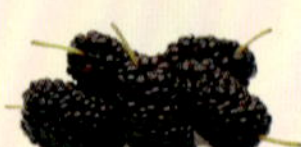 桑葚	用黑熟的桑葚二斗，取汁，熬成膏。每服一匙，白汤调服。每日服三次，此方叫作“文武膏”。

医家评说

明代医学家李时珍 桑叶主除寒热出汗。煎浓汁服，可除脚气水肿，利大小肠，止霍乱所致腹痛吐下，也可以用干叶来煮。炙热后煎饮，能代茶止渴。煎饮可以利五脏，通关节，下气。而嫩叶煎酒服，能治一切风证。

《本草图经》 桑叶可常服，捣末，制成丸、散都可服，或拿来煎汁以代替茶叶，可以让人聪明。炙叶之后让它微干，和桑衣一起煎服，可以止痢，治疗金疮及损伤止血。

形态特征

落叶灌木或小乔木，边缘有粗锯齿，无毛。花单性，雌雄异株，穗状花序。聚花果（桑葚），呈黑紫色或白色。

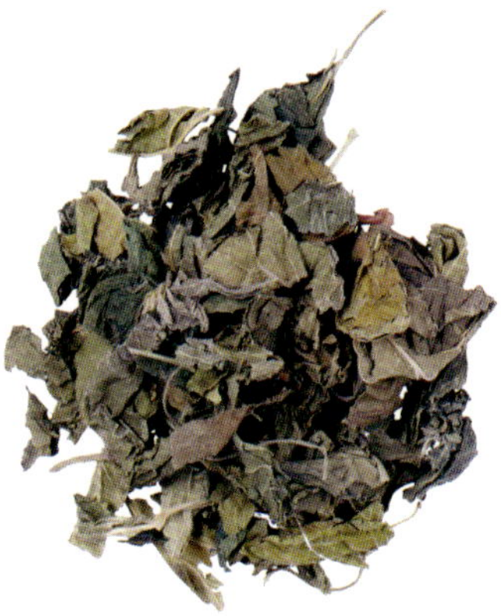

药理延伸

- 桑葚皮汁可治小儿口疮白，拭擦干净后涂上即愈。另外，涂金刃所伤燥痛，一会儿可止血，用白皮裹伤口更好。涂蛇咬伤、蜈蚣咬伤、蜘蛛蜇伤有效。
- 桑根白皮治伤中五劳六极（六极，即气极、血极、筋极、骨极、精极、髓极，均为虚劳重症），消瘦，脉细弱；可补虚益气，去肺中水气、唾血热渴、水肿腹满，利水道，敷治金疮。治肺气喘满、虚劳客热、头痛，内补不足。调中下气，化痰止渴，开胃下食，杀肠道寄生虫，止霍乱吐泻。
- 桑葚单独吃可治消渴，利五脏关节，通血气。捣汁饮可解酒毒。酿成酒服，可利水消肿。

成品选鉴

桑叶一般分冬桑叶和嫩桑叶。冬桑叶晚秋至初冬经霜后采收，选购时以叶片完整、大而肥厚，颜色呈黄橙色，味道微苦、甘，干燥无虫蛀者为佳。嫩桑叶春季桑叶茂盛时采收，以叶片完整、大而肥厚，颜色呈碧绿色，味苦、甘，干燥无虫蛀者为佳。

临床应用

风热感冒，温病初起；肺热咳嗽，燥热咳嗽；肝阳上亢型眩晕；目赤昏花。

养生药膳

清肝明目+解毒+祛风

桑菊薄荷饮

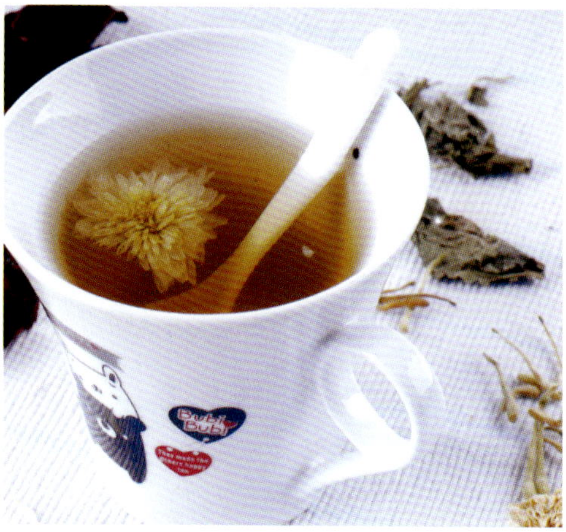

材料：

桑叶5克，菊花8克，薄荷30克，蜂蜜1大匙

做法：

1. 桑叶、菊花分别洗净，沥水，备用。将薄荷、桑叶用纱布袋装起来，备用。
2. 砂锅洗净，倒入500毫升清水，烧开后备用。
3. 稍凉后，将纱布袋和菊花放入开水中，10分钟后，捞出纱布袋，倒入蜂蜜搅匀即可。

释名：甘蕉、天苴、芭苴

芭蕉

bā jiāo

清热消肿 · 润肠通便

芭蕉不落叶，一叶舒展时，则有一叶焦枯，故名蕉。俗谓干物为巴，巴也就是蕉的意思，蜀人称它为天苴。

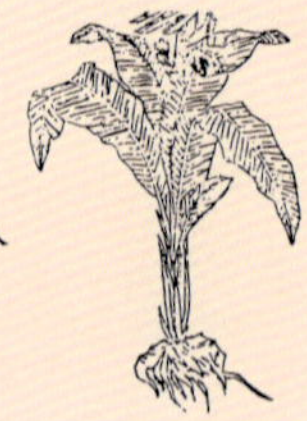

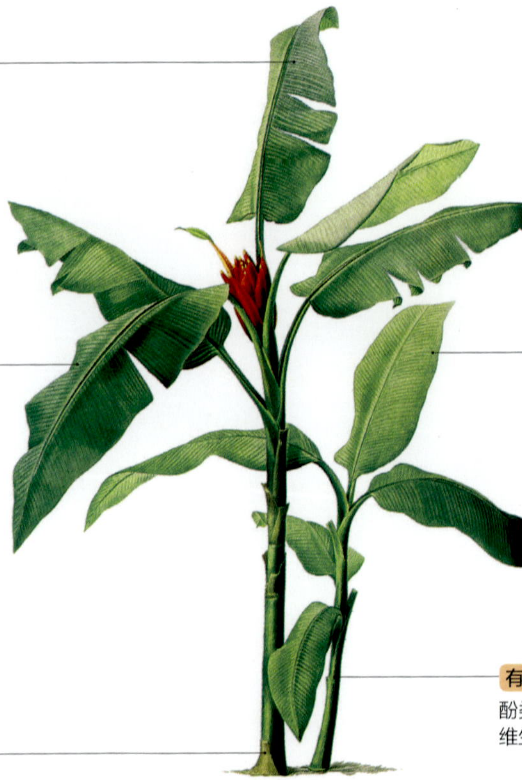

叶
疮肿初发。

性味
味甘，性大寒，无毒。

功效
清热，利尿，止渴，解毒。

根
主痈肿结热。

有效成分
酚类、β-胡萝卜素、维生素B_2、维生素C、维生素E等。

附方

[主治]	[材料]	[用法用量]
血淋涩痛	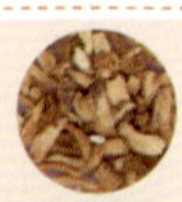 芭蕉根 + 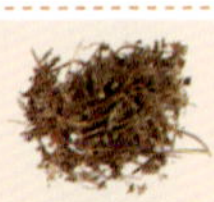 旱莲草	用芭蕉根、旱莲草各等份，水煎服。每日服两次。
疮口不合	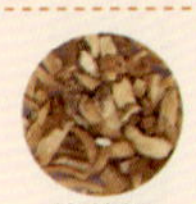 芭蕉根	用芭蕉根取汁，抹在患处。
歧毒初起	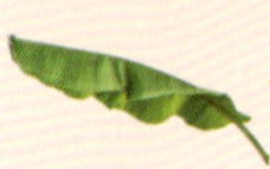 芭蕉叶 + 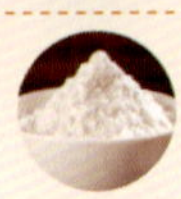 轻粉 + 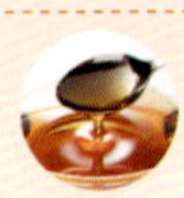 麻油	取芭蕉叶烧存性，加入少许轻粉，用麻油调涂患处，每日三次。肿毒或消或破，都不留痕。

医家评说

明朝医学家李时珍 治小儿咳嗽、发热、口渴、舌红、便秘等症，压丹石毒。

唐朝医学家苏恭 芭蕉根捣烂后敷肿处，可去热毒。把根捣烂后服汁，治产后出血、下腹胀满。性寒，不益人，吃多了会动凉气。

《日华子诸家本草》 芭蕉根治天行热狂，消渴烦闷、患痈疽热毒并金石发动、燥热口干者，可以把根绞烂服汁，又治风游头痛。

药理延伸

- 芭蕉叶主治疮肿初发，可以将叶研为末，与生姜汁混合，涂在疮肿处。
- 癫痫发作时，会流涎、眩晕、胸闷，快要昏倒，饮蕉油催吐，效果很好。
- 芭蕉油治头风热，解烦渴，以及烧烫伤。用芭蕉油梳头，可以让女人的头发又长又黑。
- 芭蕉叶有预防瘟疫的功效，对很多病毒和细菌都有抑制作用，对呼吸系统的感染性疾病的预防效果更佳。

调养五脏

形态特征

芭蕉为常绿大型多年生草木。不分枝，丛生。叶大，呈长椭圆形，有粗大的主脉，两侧具有平行脉，叶表面为浅绿色，叶背为粉白色。

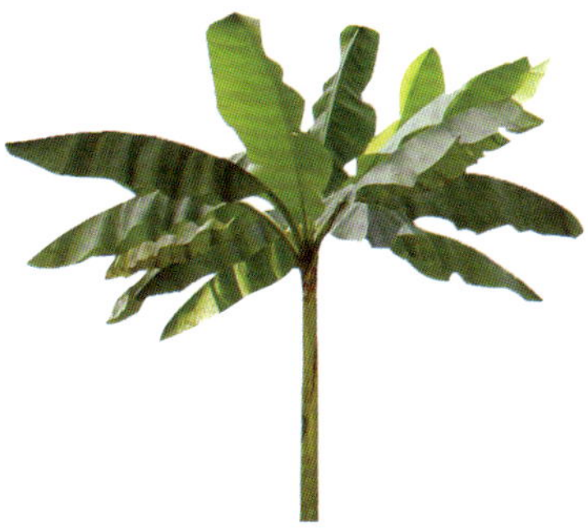

成品选鉴

芭蕉的两端较细，中间较粗，一面略平，另一面略弯，其果柄较长，果皮上只有三条棱。果皮呈灰黄色，果肉呈黄白色，横断面光扇形。味道回味带酸。以果皮呈鲜黄或青黄色，梳柄完整，无缺只和脱落现象，色泽光亮，无病斑，果肉稍硬者为佳。芭蕉叶以基部圆形或不对称、叶面鲜绿色、有光泽者为佳。

临床应用

消渴饮水，骨节烦热，血淋涩痛。

养生药膳

益气补血+润肠通便

芭蕉桂圆养生粽

材料：

红豆20克，松子仁5克，燕麦片20克，糯米200克，枸杞子10克，板栗2颗，桂圆1颗，大枣3颗，芭蕉叶适量

做法：

1. 将大枣去核，桂圆取肉切碎，板栗去壳、切片；糯米、红豆、松子仁、枸杞子及燕麦洗净，将所有材料放在清水中泡好备用。
2. 将做法1中除枸杞子外的材料放在电饭锅内煮熟，然后放入枸杞子搅拌均匀，最后包入芭蕉叶内，食用前蒸一下即可。

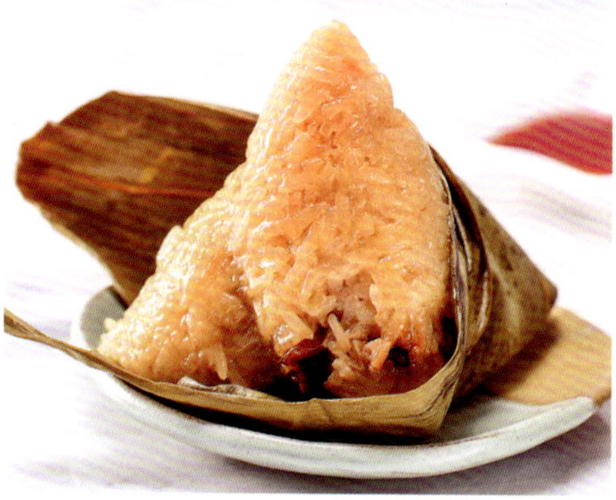

释名： 莱、浮小麦

小麦

xiǎo mài

养心益肾·除热止汗

新麦性热，陈麦性平和。陈麦煎汤饮服，能止虚汗。将它烧存性，用油调和，可涂治各种疮及烫伤、烧伤。

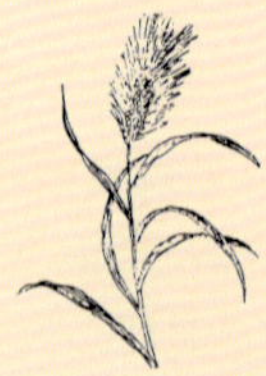

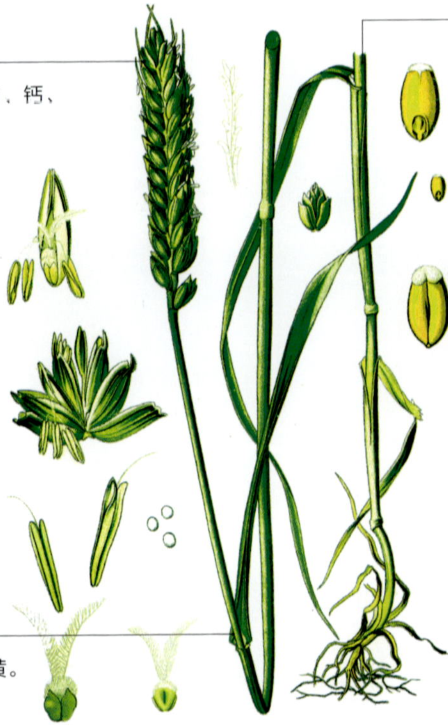

有效成分
淀粉、蛋白质、脂肪、钙、铁、维生素A等。

秆
可去疣痣，蚀恶肉。

功效
固表止汗，益气，除热。

性味
味甘，性凉，无毒。

苗
消酒毒暴热、酒疸目黄。

附方

[主治]	[材料]	[用法用量]
祛身上瘢痕	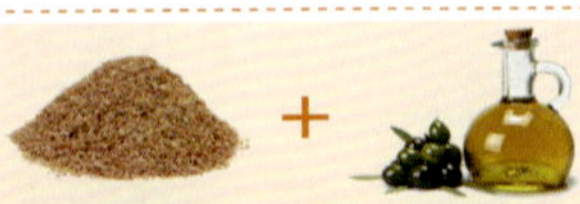 麦麸 + 油	春夏季节用大麦麸，秋冬季节用小麦麸，筛粉调油敷涂。
咽喉肿痛，不能食物	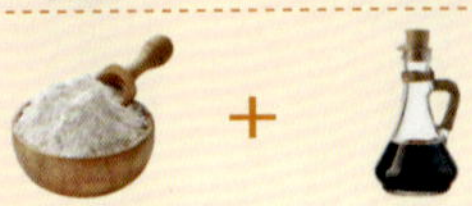 小麦面粉 + 醋	用小麦面粉和醋调匀，涂喉外肿处。
远行脚上起泡	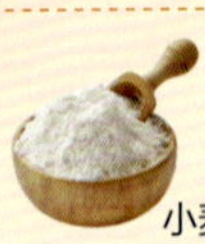 小麦面粉	用水调小麦面粉外涂，一夜即消。

医家评说

《名医别录》 除热，止烦渴、咽喉干燥，利小便，补养肝气，止崩漏、吐血，使妇人易于怀孕。

宋代药物学家寇宗奭 小麦面粉用水调服，治疗人中暑、马病肺热。

唐代医学家陈藏器 小麦面粉主补虚，长期食用，使人肌肉结实，厚肠胃，增气力。

形态特征

小麦秆直立，通常有6~9节。叶鞘光滑，比节间短；叶舌呈膜质，短小；叶片扁平，呈长披针形，先端渐尖，基部为方圆形。穗状花序直立，仅下部的花结实。

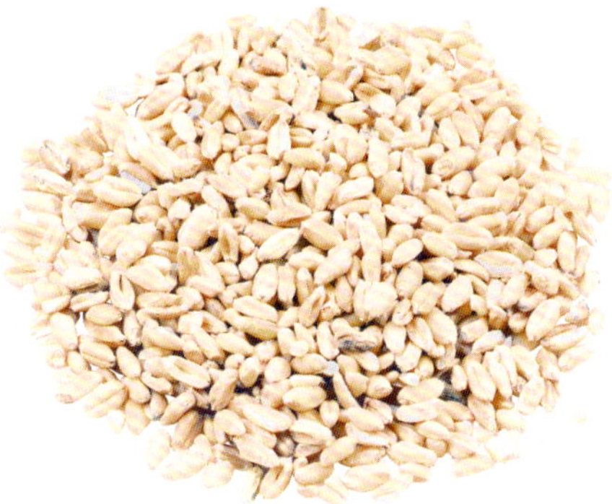

药理延伸

- 小麦不能去皮，去皮则性温，不能消热止烦。
- 小麦秋种夏熟，受四时气足，兼有寒热温凉。故麦性凉、曲性温、麸性冷、面性热。
- 麦麸是麦皮，与浮麦性味相同，而止汗的作用比浮小麦差。
- 面性壅热，小动风气，发丹石毒。
- 畏汉椒、萝卜。
- 将小麦面粉敷在痈疮损伤处，能散血止痛。生食，利大肠。用水调服，能止鼻出血、吐血，益气除热，止自汗盗汗、全身烦闷燥热、妇人劳热。烧灰，并加在去疣痣、蚀恶肉的药膏中使用。
- 面筋是用麸和面在水中揉洗而成的，前人很少有知道的，现在则是素食的主要食物。它煮着吃性凉，现在的人们多用油炒而食，则性热。

选鉴保存

选购时以色泽深褐，麦粒饱满、完整，有淡淡坚果味者为佳。装入密封桶、罐，置于阴凉、干燥、通风处，可保存半年左右。

临床应用

盗汗，骨蒸劳热，身上瘢痕，咽喉肿痛，不能食物，远行脚上起泡。

养生药膳

益气补虚+除燥止汗

麦枣甘草萝卜汤

材料：

小麦100克，白萝卜15克，排骨250克，甘草15克，大枣10颗，盐适量

做法：

1. 小麦洗净，以清水浸泡1小时，沥干；排骨切块，汆烫后捞起，冲净；白萝卜洗净，削皮，切块；大枣、甘草洗净。
2. 将所有材料盛入煮锅，加适量水煮沸，转小火炖约40分钟，加盐调味即可。

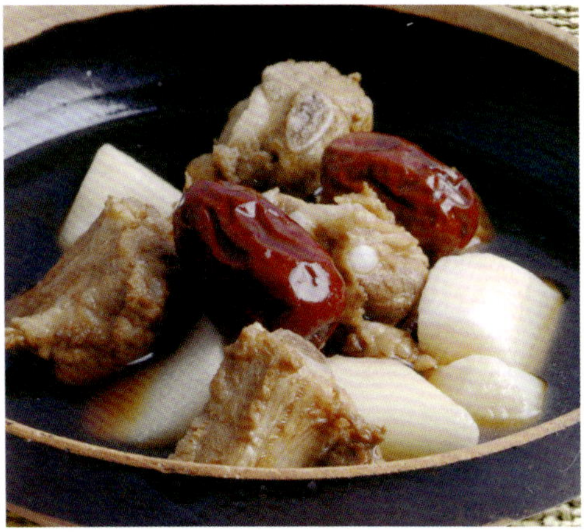

释名： 解蠡、芑实、回回米、薏珠子、薏苡、薏仁

薏苡仁

yì yǐ rén

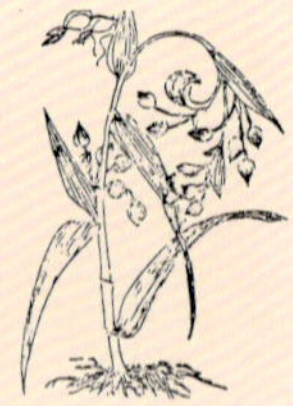

健脾利湿·清热排脓

薏苡仁属土，为足阳明经的药物，所以能健脾益胃。筋骨之病，以治阳明为本，所以拘挛风痹者用之。土能胜水除湿，所以泻痢水肿者用之。

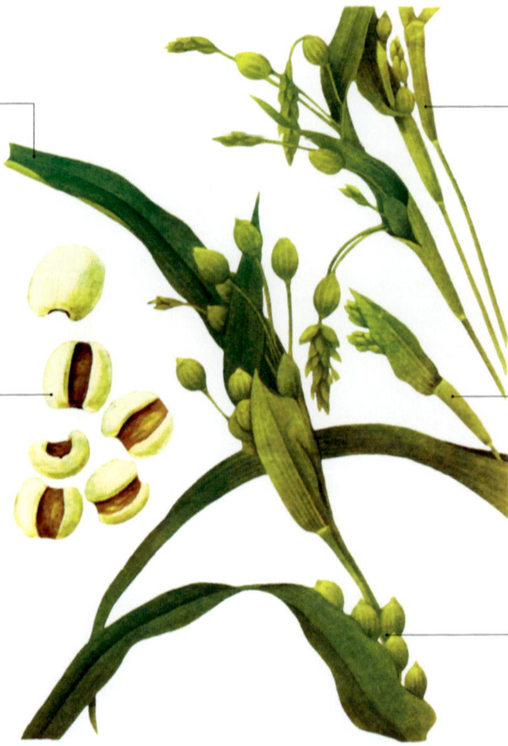

叶 益中空膈。

子 健脾益胃，补肺清热，祛风胜湿。

功效 健脾利湿，排脓。

性味 味甘，性微寒，无毒。

有效成分 脂肪油、薏苡仁酯、氨基酸、维生素B_1等。

附方

[主治]	[材料]	[用法用量]
风热头痛	麻黄 + 杏仁 + 甘草 + 薏苡仁	麻黄三两，杏仁二十枚，甘草、薏苡仁各一两，加水四升，煮成二升，分两次服。
膝风疼痛	郁李仁 + 薏苡仁	郁李仁三两，研细，以水滤汁，煮薏苡仁饭，每日吃两次。
病后生翳	薏苡仁 + 酒	薏苡仁十两，捣破，加水三升煎成一升，加酒少许服下。

医家评说

《神农本草经》 薏苡仁主筋急拘挛、不能屈伸，风湿酸痛，可降气。

《名医别录》 薏苡仁除筋骨麻木，利肠胃，消水肿，使人开胃。

唐代医学家陈藏器 薏苡仁煮饭或做面食，可充饥。将它煮水喝，能解渴，杀蛔虫。

隋代名医甄权 薏苡仁治肺痿、肺气，消脓血，止咳嗽、流涕、气喘。煎服，能解毒肿。

形态特征

茎直立粗壮，节间中空，基部节上生根。叶鞘光滑，与叶片间具白色薄膜状的叶舌，叶片呈长披针形，先端渐尖，中脉明显。果实成熟时，外面的总苞坚硬，呈椭圆形。种皮呈红色或淡黄色，种仁为卵形。

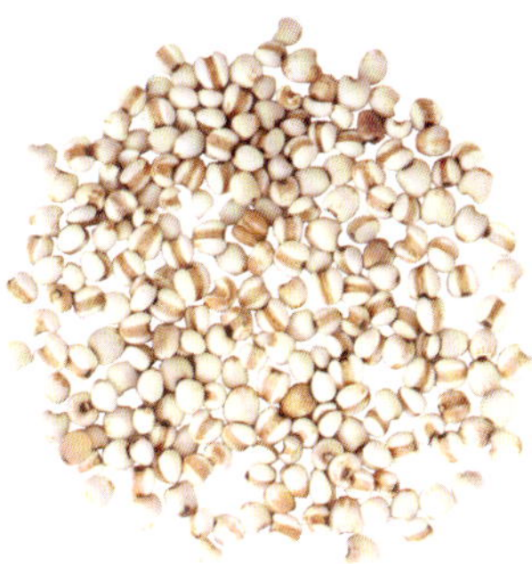

药理延伸

- 薏苡仁健脾益胃，补肺清热，祛风除湿。做饭食，治冷气。煎饮，利小便、通热淋。
- 初生小儿用薏苡叶来洗浴，有益。
- 薏苡叶煎水饮，味道清香，益中空膈。
- 薏苡根治疗心急腹胀、胸胁痛，将薏苡根锉破后煮成浓汁服下，三升即可。
- 薏苡根捣汁和酒服用，能治黄疸。
- 薏苡根煮汁糜服，很香，驱蛔虫。
- 薏苡仁性燥能除湿，味甘能入脾补脾，兼淡能渗湿，故主筋急拘挛不可屈伸及风湿痹，除筋骨邪气不仁，利肠胃，消水肿，令人能食。

成品选鉴

薏苡有两种：一种黏牙，实尖而壳薄，是薏苡，其米白色像糯米，可以用来煮粥、做饭，也可以和米一起酿酒；另一种圆壳厚而坚硬的，是菩提子。薏苡仁以粒大充实、色白、无皮碎者为佳。

临床应用

风湿身疼，水肿喘急，肺痿而咳吐脓血，痈疽不溃。

养生药膳

消暑利尿+清热解毒

绿豆薏苡牛奶饮

材料：

薏苡仁10克，绿豆10克，低脂奶粉25克

做法：

1. 将绿豆与薏苡仁洗净，用清水浸泡大约2小时。
2. 砂锅洗净，将绿豆与薏苡仁加入水中滚煮，水煮开后转小火，将绿豆煮至熟透，且汤汁呈黏稠状。
3. 滤出绿豆、薏苡仁渣，加入低脂奶粉搅拌均匀即可。

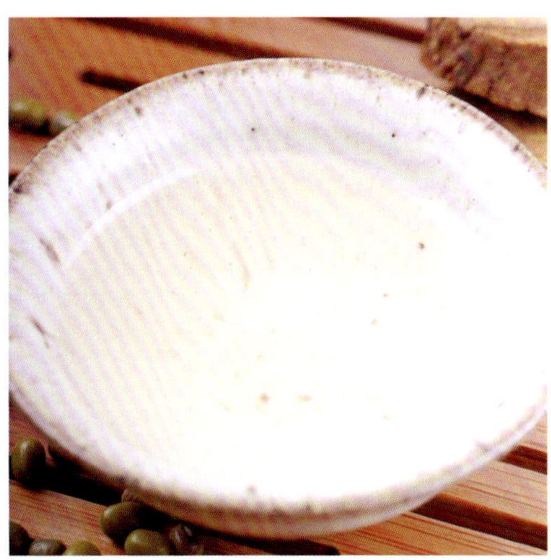

释名： 俗称：菽。角名：荚。叶名：藿。茎名：萁

大豆

dà dòu

健脾宽中 · 润燥消水

大豆有黑、白、黄、褐、青、斑等颜色。黑豆可入药及当粮食；黄豆可用来做豆腐，榨油，制酱油；其他的只能用来做豆腐或炒着吃。

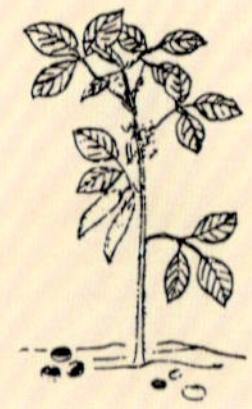

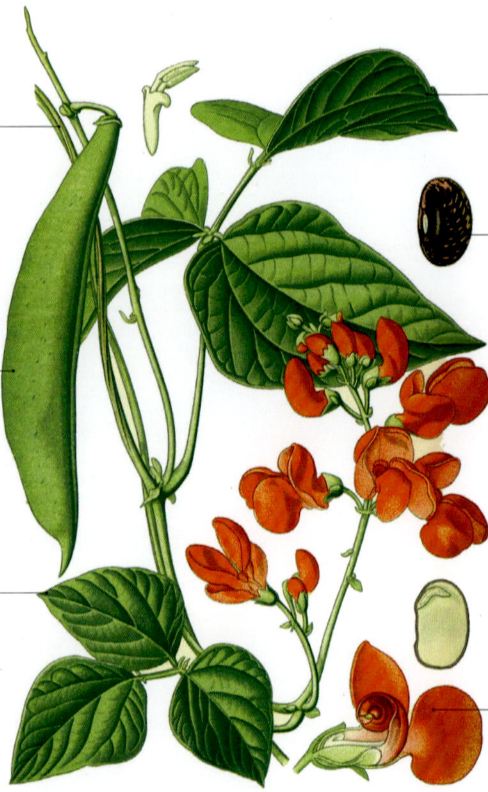

性味
味甘，性平，无毒。

功效
健脾宽中，润燥消水，清热解毒，益气。

有效成分
蛋白质、异黄酮、皂苷、大豆磷脂等。

叶
利尿通淋，凉血解毒。

皮
疗痘疮目翳。

花
主治目盲、翳膜。

附方

［主治］	［材料］	［用法用量］
热毒攻眼所致红痛、眼睑浮肿	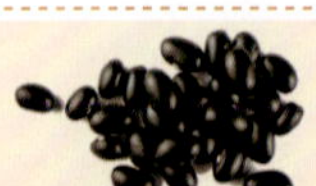 黑豆	用黑豆一升，分成十袋，放沸水上蒸过，交替熨患处。三遍就见效。
身面浮肿	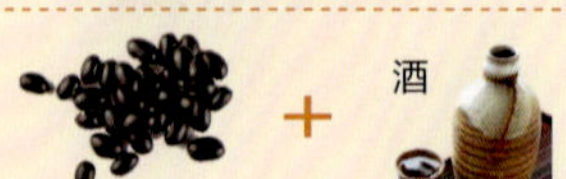 黑豆 + 酒	黑豆一升，加水五升，煮成三升，再加酒五升，煮成三升，分三次温服。不愈再服。
痘后生痈	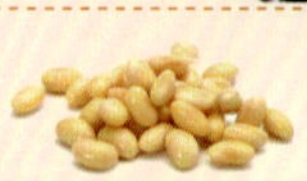 黄豆	黄豆研末，加开水调和，涂于痘后生痈处。

医家评说

《神农本草经》生研，可用来涂治痈肿。煮汁饮，能解毒止痛。

《名医别录》能消水肿，除胃中热毒，治伤中淋露，能祛瘀血，散五脏内寒，解乌头毒。将它炒成粉末服用，能清胃中热、解除酸痛、消肿，止腹胀，助消化。

唐代医学家孟诜 主中风脚弱，产后诸疾。和甘草煮汤饮，能去一切热毒气，治风毒脚气。煮食，治心痛痉挛、膝痛胀满。同桑柴灰汁煮来食用，下水鼓腹胀。与饭捣烂，外涂治一切毒肿。

形态特征

苗高三四尺，叶呈圆形，但有大豆皮尖，秋天开小白花，成丛，结的豆荚长一寸多。

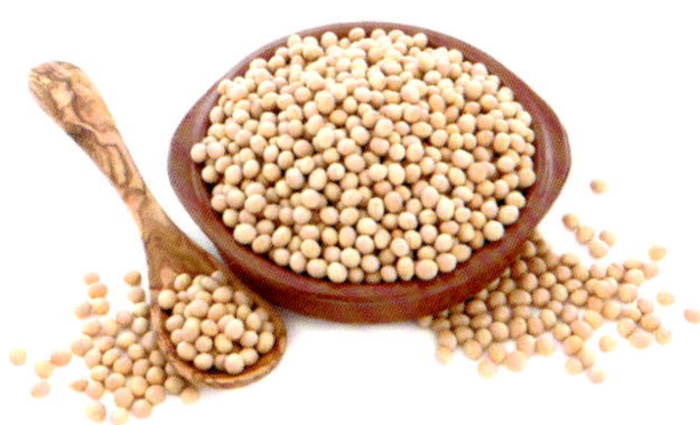

药理延伸

- 古代药方中称黑豆能解百药之毒，而李时珍每次试验却并非如此。但加上甘草后，就非常有效。
- 生用大豆皮，可治疗痘疮、目翳。
- 大豆叶捣烂敷在伤处，可治蛇咬伤，常更换，就可痊愈。
- 大豆花主治目盲、翳膜。
- 将其煮汁服，可以解矾石、砒石、甘遂、天雄、附子、巴豆、芫菁、斑蝥等各种药毒及蛊毒。入药用，治下痢脐痛。冲酒服，治风痉及阴毒腹痛。将它放在牛胆中贮存，可止消渴。
- 调中下气，通关脉，制金石药毒，治牛马温毒。
- 治肾病，利水下气，制诸风热，活血，解诸毒。

成品选鉴

大豆呈卵圆形或近球形，种皮黄色、绿色或黑色等。质量好的大豆子粒均匀、饱满、坚硬，杂质极少；子粒大小不匀，软湿，杂质较多的为次品。

临床应用

热毒攻眼所致红痛、眼睑浮肿、身体浮肿，解巴豆毒，治下痢不止。

养生药膳

健脾补虚+润燥消肿

黄豆排骨汤

材料：

排骨块60克，黄花菜、黄豆各30克，盐适量

做法：

1. 将黄豆洗净，用水泡软，黄花菜去根部，洗净备用。
2. 将排骨块放入热水中汆烫，去除血水后捞出备用。
3. 锅内放入所有材料，加水淹过排骨块后焖煮至熟，起锅前加盐调味即可。

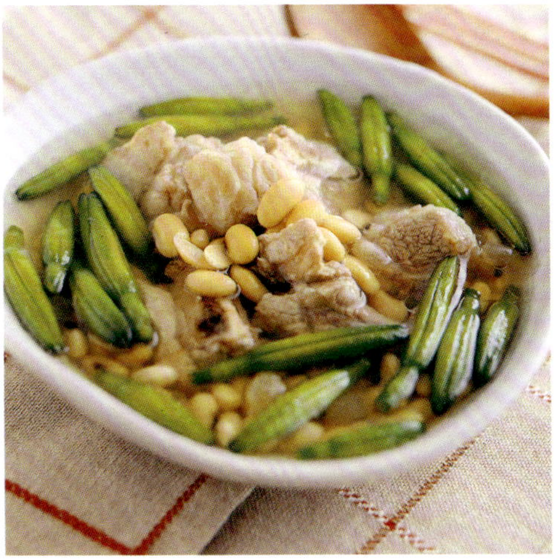

调养五脏

释名： 芤、菜伯、和事草、鹿胎

葱

cōng

发汗解表 · 散寒通阳

葱从囱，外直中空，有囱通之象。芤为草中有孔，所以字从孔。葱刚长出来叫葱针，叶叫葱青，衣叫葱袍，茎叫葱白，叶中黏液叫葱苒。它和诸物皆宜，所以叫菜伯、和事草。

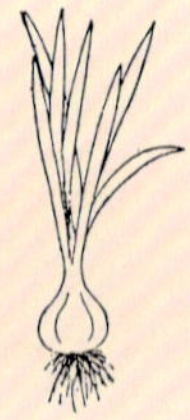

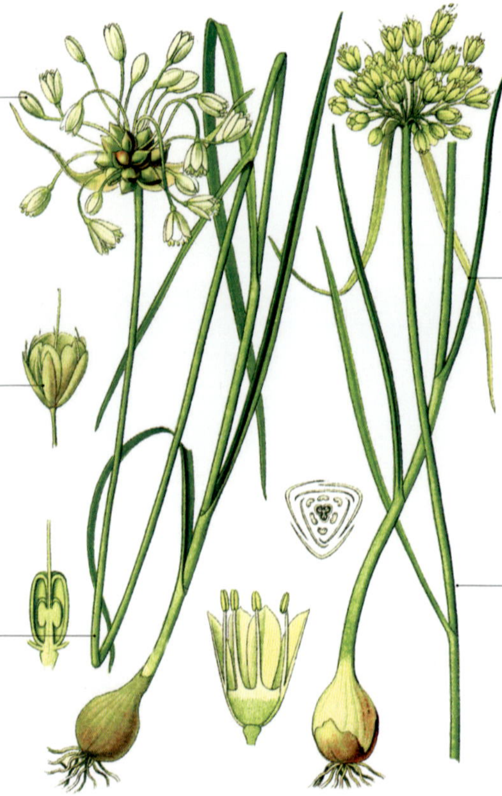

实

外感风寒，阴寒腹痛，痢疾，疮痈肿痛。

功效

发汗解表，散寒通阳。

性味

茎：味辛，性平，无毒。
叶：味辛，性温，无毒。
实：味辛，性温，无毒。

茎

肾虚阳毒，目眩，视物昏暗，疮痛。

有效成分

挥发油、维生素B_1、维生素B_2、维生素C等。

附方

[主治]	[材料]		[用法用量]
伤寒所致头痛欲裂	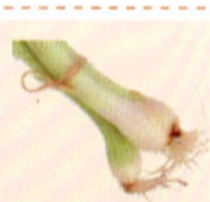 葱白	+ 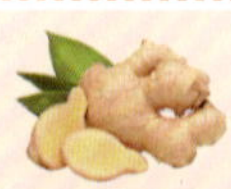 生姜	用连须葱白半斤、生姜二两，水煮温服。
霍乱烦躁，坐卧不安	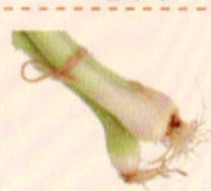 葱白	+ 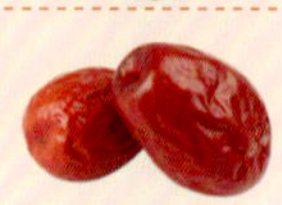 大枣	用葱白二十根、大枣二十枚，加水三升煎成二升，分次服用。
小便溺血	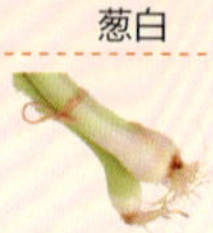 葱白	+ 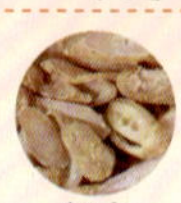 郁金	葱白一把、郁金一两，加水一升煎至二合，温服，每日三次。

医家评说

《神农本草经》 葱茎白煮汤，治伤寒寒热，中风面目浮肿，能发汗。

《名医别录》 葱茎白治伤寒所致骨肉疼痛、喉咙痛，能安胎，益眼睛，除肝中邪气，调中焦，利五脏，解各种药毒。根可治伤寒头痛。

明朝医学家李时珍 葱白除风湿，治全身疼痛麻痹，治胆道蛔虫，能止大人阳脱、阴毒腹痛，及小儿肠绞痛、妇人妊娠尿血，通乳汁，散乳痈，治耳鸣。局部外敷，可治狂犬咬伤。

形态特征

叶片为管状，中空，绿色，先端尖，叶鞘呈圆筒状，色白，通称葱白。茎短缩为盘状，茎盘周围密生弦线状根。其花为白色。

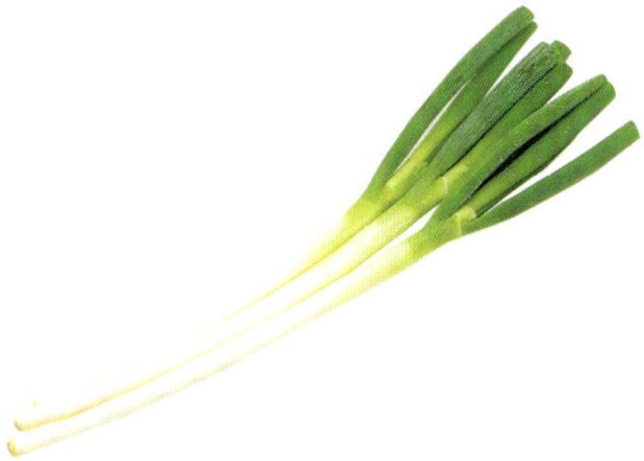

药理延伸

- 葱白，味辛而性温，气厚味薄，主升，属阳。葱专主发散，以通上下阳气。
- 生时辛散，熟后甘温，外实中空，是养肺之菜，适合有肺病的人吃。肺主气，外应皮毛，其合阳明，所以葱所治的症多属足太阳、足阳明经，都是取其发散通气的作用，通气，故能解毒。
- 生葱同蜂蜜一起吃，致人泄泻。烧葱同蜂蜜食用，壅气杀人。
- 葱白可通关节，止鼻出血，利大小便。
- 葱叶煨后研碎，敷外伤化脓处。将叶加盐研，用来敷在被毒蛇、毒虫咬伤的部位。

成品选鉴

葱叶颜色以青绿色为好；葱头要粗壮，肉质要厚，外面附微红色薄衣者为佳。也可用手捏一捏，如果很紧实，感觉水分较足的则为好葱。

临床应用

外感感冒，伤寒头痛，霍乱烦躁、坐卧不安，小便闭胀，阴囊肿痛，小便溺血，肠痔有血。

养生药膳

健脾养胃+补肾助阳+润肠通便

肉苁蓉羊肉粥

材料：

羊肉100克，肉苁蓉10克，大米100克，葱白2根，生姜3片，盐适量

做法：

1. 将肉苁蓉洗净，放入锅中，加入适量水，煎煮成汤汁，去渣备用。
2. 羊肉洗净氽烫一下，去除血水，切小粒，备用；大米淘洗干净，备用。
3. 在肉苁蓉汁中加入备好的羊肉粒、大米同煮，煮沸后加入葱白、生姜片、盐调味。

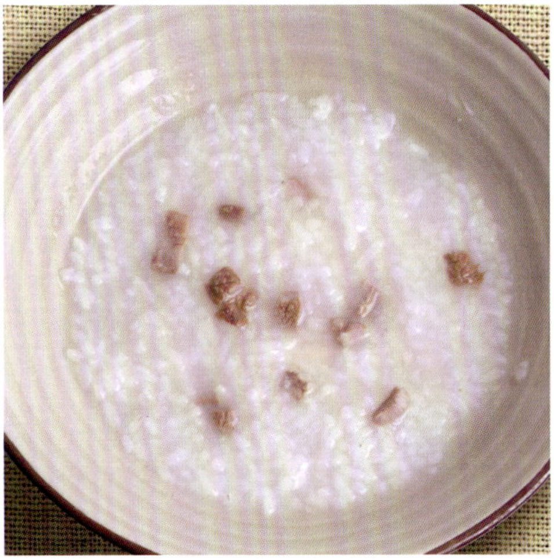

释名： 葫蒜、荤菜

大蒜

dà suàn

温中健脾 · 解毒杀虫

据《唐韵》所载，张骞出使西域，才将大蒜、胡荽带入中原。小蒜是中原本地所产，而大蒜来自胡地，故名葫蒜。

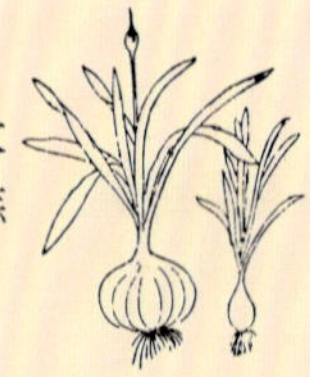

叶

主散痈肿毒疮。

有效成分

挥发油、大蒜素、苷类、多糖等。

根

除风邪，杀毒气，可降气。

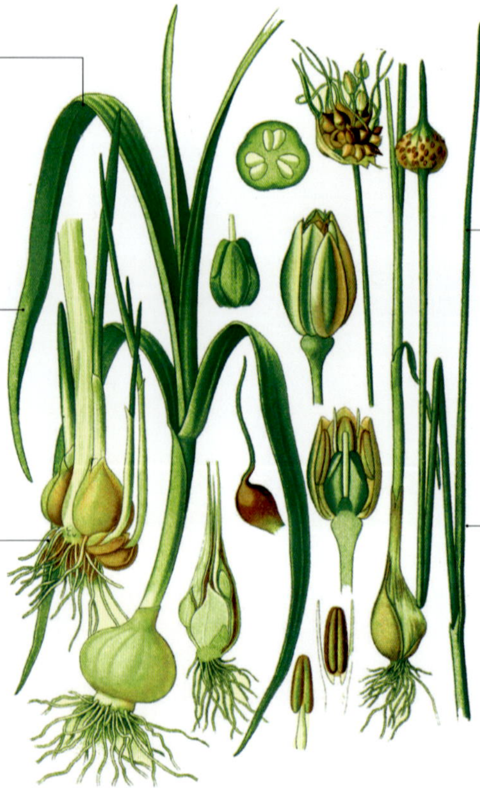

功效

解毒杀虫，消肿，止痢。

性味

味辛，性温，无毒。

附方

[主治]	[材料]	[用法用量]
水气肿满	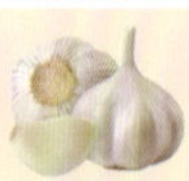 大蒜 + 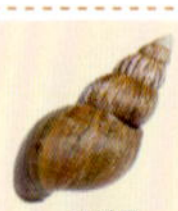 田螺 + 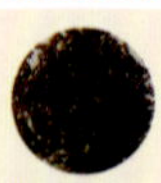 车前子	大蒜、田螺、车前子各等份，捣碎后熬成膏，摊贴脐中，水从小便排出，数日即愈。
肠毒下血	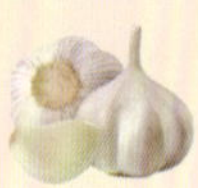 大蒜 + 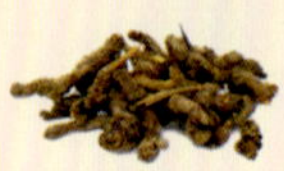 黄连	取独蒜煨过，捣烂，与黄连末制成丸子，每日用米汤送服。
小腿痉挛	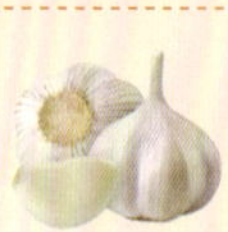 大蒜	用大蒜擦足心，使发热，同时用冷水送食蒜瓣。

医家评说

明朝医学家李时珍 久食伤肝损眼。

《名医别录》 主散痈肿毒疮，除风邪，杀毒气。

《日华子诸家本草》 强健脾胃，治肾气，止霍乱吐泻引起的小腿痉挛及腹痛，祛除邪气和瘟疫，去蛊毒，疗劳疟冷风，外敷治伤风冷痛。有毒疮，或被蛇虫、沙虱咬伤，都可捣蒜外贴。用熟醋浸泡多年的大蒜效果更好。

形态特征

蒜株高60厘米以上，茎为叶鞘组成的假茎。鳞茎（蒜头）生长在地下，由多数小鳞茎（蒜瓣）合生于短缩茎盘上而成。圆柱状花葶（蒜薹），顶端着生伞形花序，位于总苞内。花呈淡红色。

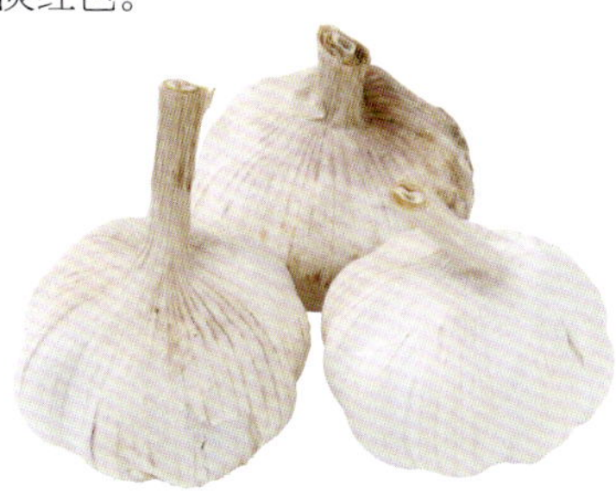

药理延伸

- 按李迅《论蒜钱灸法》中所说，对于治疗红肿毒疮，用蒜灸胜过用药。因热毒中隔，上下不通，必须使毒气发泄出去，疮肿才会消散。在毒疮初发一天之内，用大蒜切成钱币厚薄的片，贴在疮上用香艾灸，灸三壮换一片蒜，大概以一百壮为一疗程。此法一使疮不增大，二使里面的肉不坏，三使疮口容易复原，一举三得。但头及颈部以上的疮，不可以用这种方法治疗，恐会引毒气上升，使症状更加严重。
- 大蒜捣汁饮用，可以治疗吐血、心痛；与鲫鱼一起做成丸子，可以治疗胸闷胀满；捣成膏敷在肚脐上，能通达下焦，消水，利大小便。

成品选鉴

优质大蒜的皮一般呈白色，蒜瓣饱满而硬实，大小均匀，水分足，有沉甸甸的重量。摸上去硬实，且用手捏似乎有大蒜汁溢出者为佳。

临床应用

水气肿满，突然泻痢，肠毒下血，妇人阴肿作痒。

养生药膳

益气补肾+增强免疫力

海马虾仁童子鸡

材料：

虾仁15克，童子鸡1只，海马10克，米酒、葱段、大蒜、味精、盐、生姜、水淀粉、清汤各适量

做法：

1. 将童子鸡处理干净，洗去血水，然后放入沸水中氽烫，剁成小块备用；将海马、虾仁用温水洗净，泡10分钟后取出放在鸡肉上。
2. 加入葱段、生姜、大蒜及清汤适量，上笼蒸烂后倒入锅中，加入味精、盐调味后煮沸，最后淋上水淀粉勾芡即可。

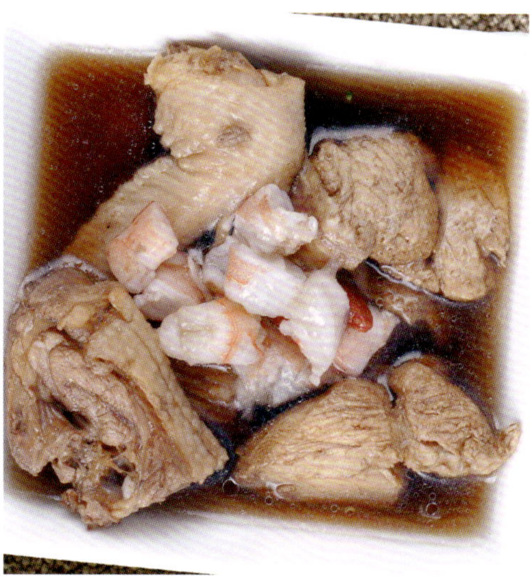

调养五脏

释名：胡瓜、青瓜

黄瓜

huáng guā

清热利水 · 生津止渴

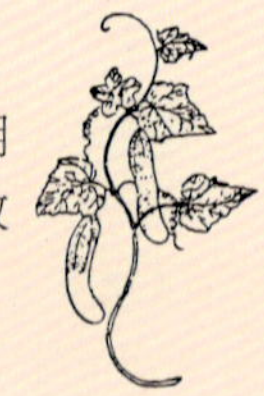

此瓜种子是张骞出使西域带回的，故名胡瓜。按杜宝《拾遗录》所说，隋大业四年避讳，改胡瓜为黄瓜。

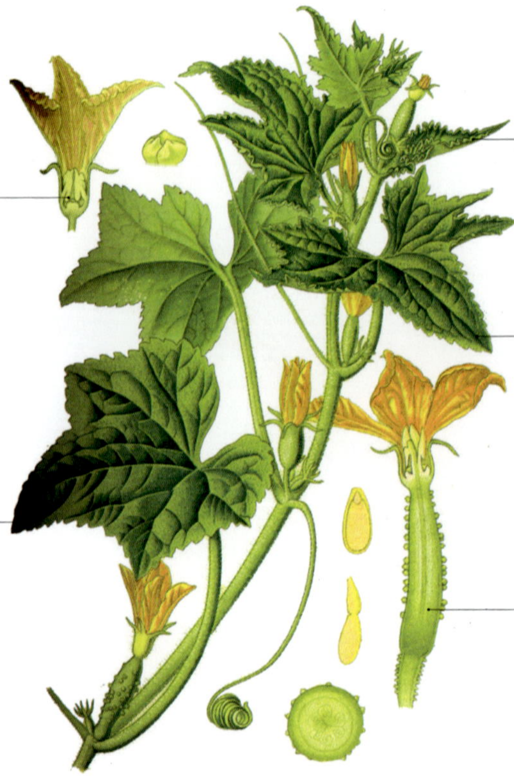

性味
味甘，性寒，无毒。

叶
利水道。

功效
清热利水，解毒消肿，生津止渴。

有效成分
钙、磷、维生素A、维生素C等。

果实
清热解渴。

附方

[主治]	[材料]	[用法用量]
小儿夏季热	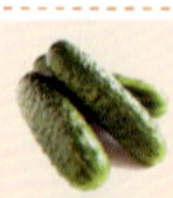 黄瓜 + 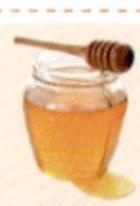 蜂蜜	黄瓜数根，切片，水煎取汁，加蜂蜜适量，饮汤食瓜。
黄疸型急性肝炎	 黄瓜藤 + 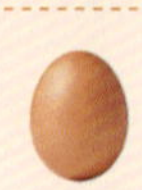 鸡蛋	黄瓜藤一条，鸡蛋一个，水中放黄瓜藤，两碗煮成一碗，去渣，将鸡蛋打入搅匀，煮熟吃。
火眼赤痛	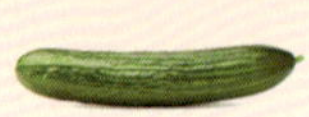 黄瓜 +  芒硝	黄瓜一根，上开小孔，去瓤，入芒硝令满，悬阴处，待硝透出刮下，点眼甚效。

医家评说

唐代医学家孟诜 不能多吃，否则动寒热，多疟疾，积瘀热，令人虚热上逆、少气，损阴血，发疥疮、脚气及虚肿百病。患瘟疫的人，也不能食用。

明代药学家宁源 清热解渴，利水道。

《日用本草》 除胸中热，解烦渴，利水道。

形态特征

叶呈掌状，大而薄，叶缘有细锯齿。花通常为单性，雌雄同株。嫩果颜色由乳白色至深绿色。果面光滑或具白、褐或黑色的瘤刺。

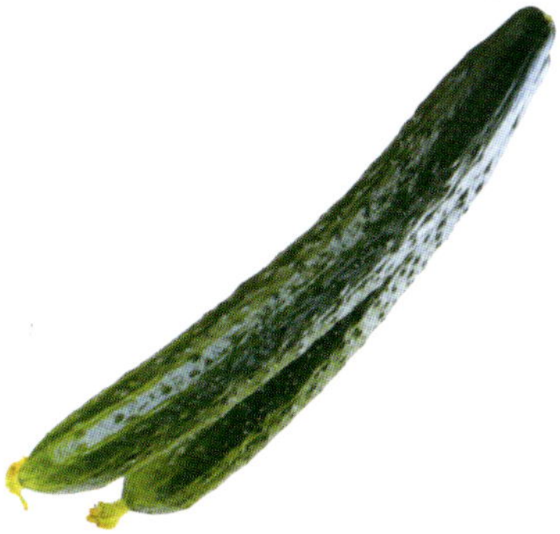

药理延伸

- 治泄泻、痢疾，清热，祛痰，镇静。
- 清热利尿，治烦渴、小便淋痛、咽喉肿痛。
- 解痉癖热毒，消烦渴。
- 味甘、性寒，能清热利水。
- 治热病身热，口渴，烫伤。
- 黄瓜主治小儿闪癖，每年用一张叶，生搓后揉汁服，呕吐即可。
- 黄瓜根捣碎后，外敷，治肿毒。
- 不可和酪食之，必再发。

成品选鉴

黄瓜应选择瓜身挺直硬实的，新鲜的黄瓜有疣状凸起，用手去搓会有刺痛感。以皮鲜、刺尖、色正、粗细均匀及顶花未干者为佳。轻压有花蒂的尾端部位，摸起来松软的即为老黄瓜。

临床应用

热病烦渴，咽喉肿痛，眼睛红肿，水火烫伤。

养生药膳

安神益气+清热解毒

黄瓜百合

材料：

黄瓜1～2根，鲜百合50克，鸡汤、盐、白糖、水淀粉各少许

做法：

1. 鲜百合洗净后入水汆烫；黄瓜洗净切条，以热水汆烫捞起。
2. 在加热的鸡汤中放入鲜百合、盐、白糖等调味料，最后以水淀粉勾芡。
3. 将黄瓜条摆放至盘中，淋上百合勾芡的酱料即可。

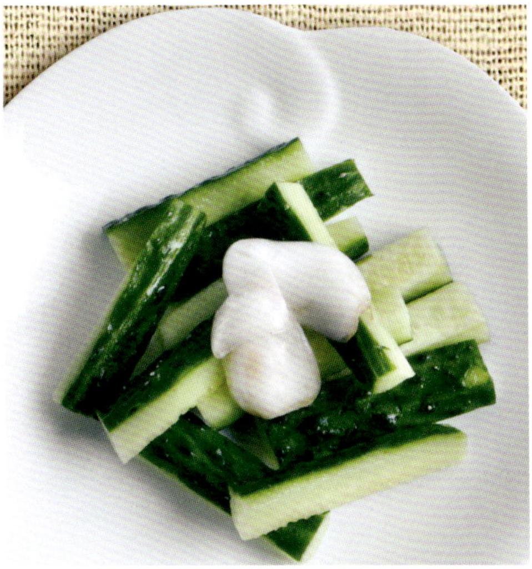

释名：栗

板栗

bǎn lì

健脾补肾 · 强筋健骨

板栗、锥栗两树都大。茅栗像板栗而细如橡子，其树虽小，叶也没有不同，只是春天生长，夏天开花，秋天结实，冬天枯萎。

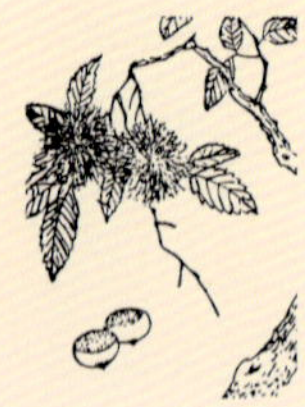

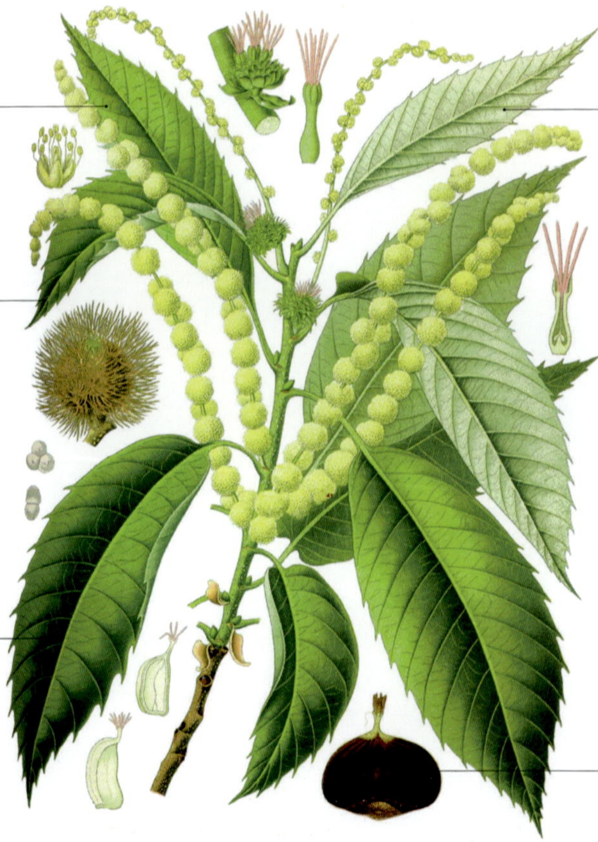

性味

叶：味甘，性温，无毒。
子：味甘、微咸，性平，无毒。

功效

健脾补肾，强筋健骨

有效成分

淀粉、蛋白质、脂肪、B族维生素。

叶

清肺止咳，解毒消肿。

子

益气，厚肠胃，补肾气，令人耐饥。

附方

[主治]	[材料]	[用法用量]
衄血不止	板栗 + 麝香	板栗七枚刺破，连皮烧存性，出火毒，入麝香少许研匀。每服二钱，温水送下。
小儿口疮	板栗	板栗煮熟，日日食之，甚效。

医家评说

宋代药物学家寇宗奭 小儿不宜多吃，生栗难消化，熟栗则滞气。

《日华子诸家本草》 粟生食，破冷痃癖，日生吃七个。生嚼罯可出箭头，亦罯恶刺，并敷瘰疬肿毒。树皮煎汁治沙虱、溪毒。壳煮水饮治泻血。

隋唐医学家孙思邈 生吃，治腰脚不遂。

形态特征

高二三丈，苞上多刺，像猬毛，每枝至少长四五个苞。苞的颜色有青、黄、红三色。苞中的籽或单或双。子壳初生时呈黄色，熟时变紫，壳内有层膜包裹住仁。栗的花呈条状，大小如筷子头，长四五寸。

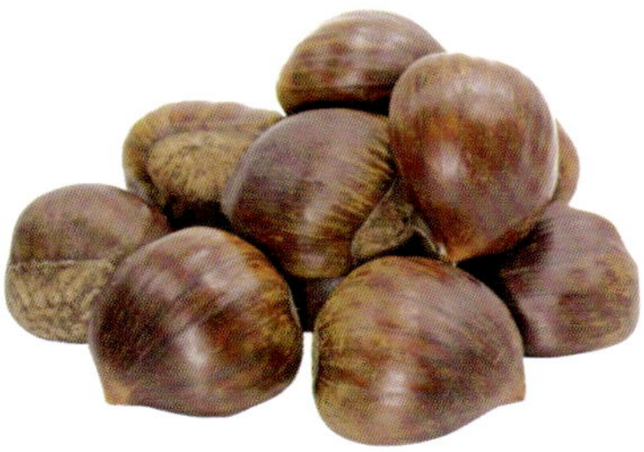

药理延伸

- 栗为益肾的果实，适合肾病患者吃。
- 栗子生食不易消化，熟食又会滞气，一次不可食用太多。
- 栗叶祛风化痰，散热消肿，镇痛破积，治咳嗽、百日咳。
- 生嚼栗涂患处，疗筋骨断碎、肿痛瘀血。
- 肾气虚弱者，取生栗子风干，每日细嚼三五个。
- 栗根，治偏坠肾气，酒煎服之。

成品选鉴

板栗应选果壳老结，无黑斑，无虫眼，无瘪印者；较为干燥，果实饱满，颗粒均匀，用手捏果实感到坚实、沉甸甸，咬开肉质嫩黄者较佳；外表颜色无论是赭色、紫色，还是褐色，都应色泽鲜明，带有光泽。

临床应用

脾胃虚弱、反胃，消瘦乏力，泄泻，肾虚。

养生药膳

补肾益气+强筋健骨

板栗香菇焖鸡翅

材料：

板栗300克，香菇6朵，鸡翅50克，生姜4片，西蓝花适量，料酒、水淀粉各2小匙，蚝油1大匙，盐、食用油各少许

做法：

1. 板栗用水烫过冲凉，剥壳备用；西蓝花切小朵，加盐焯水；香菇去蒂后，泡水；将鸡翅划两刀，然后加入水淀粉、蚝油、盐、生姜片腌渍25分钟左右。
2. 热油锅，加入备好的板栗肉翻炒，然后加入备好的香菇、鸡翅一起炒熟。
3. 加入适量开水、蚝油、盐，焖10分钟后起锅，放上西蓝花装饰即可。

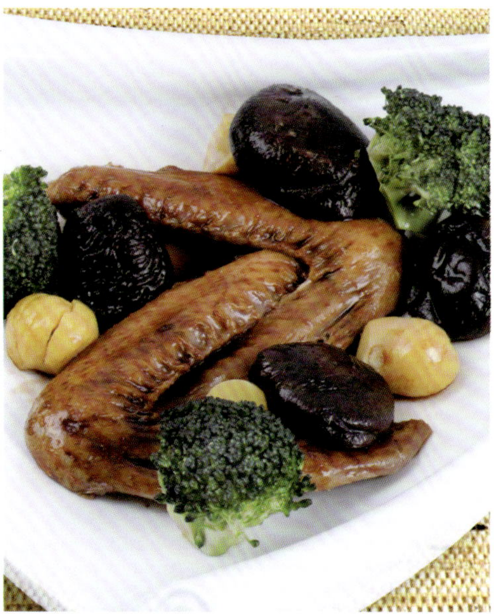

调养五脏

释名： 快果、果宗、玉乳、蜜父

梨
lí

化痰止咳 · 润肺清心

处处都有，但种类差别大。宣城出产的叫乳梨，皮厚而肉实，味道十分好。有一种叫鹅梨的，南北各地都有，皮薄而浆多，味稍次却很香。

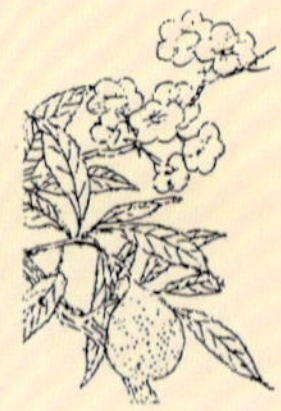

叶

煮汁服，治霍乱、吐痢不止。

有效成分

蛋白质、维生素A、维生素B_1、维生素 B_2、维生素C，钠、钾、镁、铁。

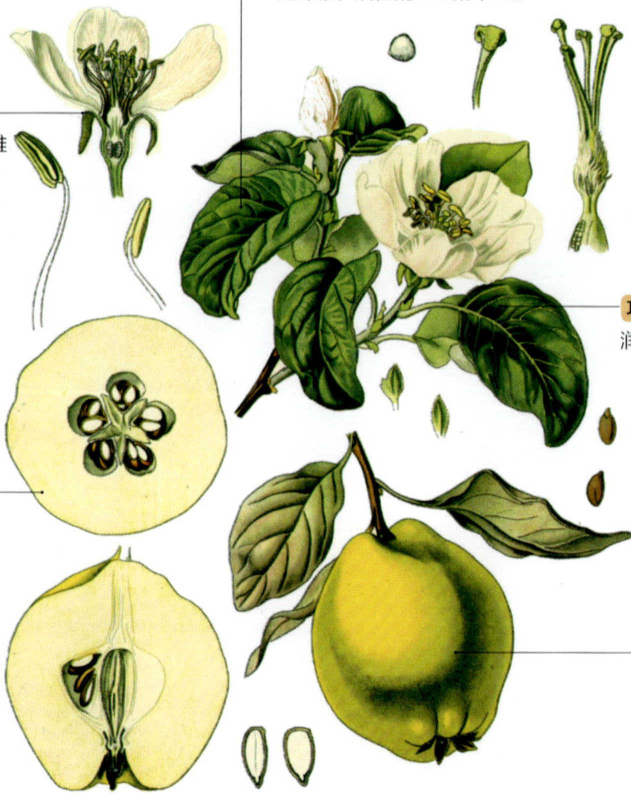

功效

润肺清心，消痰止咳。

性味

味甘、微酸，性寒，无毒。

实

治热咳，止渴。

附方

[主治]	[材料]	[用法用量]
咳嗽	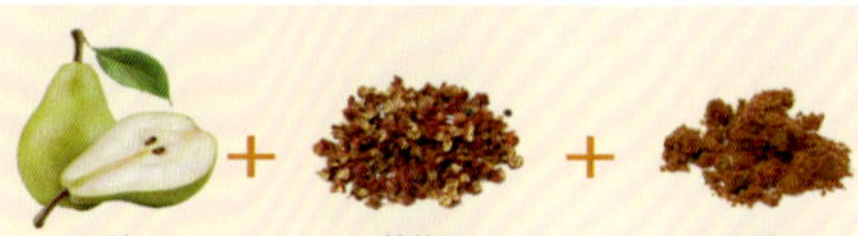 梨 + 花椒 + 黑饧	梨去核，捣汁一碗，放入花椒四十粒，煎沸后去渣，加黑饧一两，待化匀后，细细含咽。
伤风失音	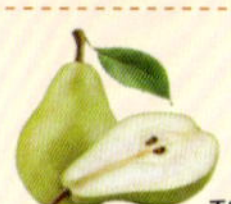 梨	取梨，去核，捣汁一盏饮下，每日两次。

医家评说

唐朝医学家苏恭 治热咳、止渴。切成片外贴，治烫伤，可止痛不烂。

《开宝本草》 治客热、中风不语、伤寒发热，解丹石热气，疗惊邪，利大小便。

《日华子诸家本草》 除贼风（气候异常形成的邪气），止心烦、气喘、热狂。将梨捣碎，取汁饮用，可吐风痰。

唐代医学家孟诜 治急性伤风失音，用生梨捣成汁频服。胸中痞塞热结者，宜多吃。

形态特征

梨树高二三丈，叶尖光腻有细齿，二月开像雪的白花，花为六瓣。梨有青、黄、红、紫四种颜色。

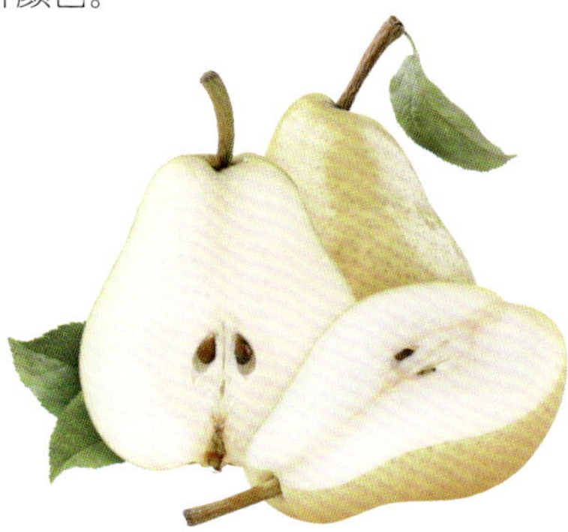

药理延伸

- 多吃梨实会让人寒中萎困。有金疮者、哺乳的母亲、血虚者，不可食用。
- 《别录》谈梨，只说坏处，不说好处。陶弘景说梨不入药用。大概是因为古人说到病大多与风寒有关，用药都是桂、附之类，所以不知道梨有治风热、润肺清心、消痰降火、解毒的作用。梨有很多益处，但也不宜过多食用。
- 梨叶煮汁服，治霍乱所致吐痢不止。煎服，治风。
- 梨实可润肺凉心，消痰降火，解疮毒、酒毒。

成品选鉴

梨分公母，在选购时，要挑选母梨。所谓母梨，就是顶上的窝是双数的，肚脐较深，肚脐周围比较圆，且柄的根部比较粗的梨。母梨一般细腻多汁且比较香甜。另外，要挑选那些果实坚实但又不太硬的梨。那些果皮上有斑点或皮皱皱的梨，一般都太熟，口感不佳。

临床应用

咳嗽，伤风失音，口渴。

养生药膳

强心安神+润肺止咳

人参梨乌鸡汤

材料：

梨1个，人参20克，黑枣5颗，乌鸡300克，盐5克，味精5克，食用油少许

做法：

1. 梨洗净，去核切块；乌鸡洗净，剁成小块；黑枣洗净；人参洗净。
2. 锅中加水煮沸，放入乌鸡块，汆烫去除血水后捞出。
3. 锅中加油烧热，放入乌鸡块，爆炒后加适量清水，再加梨块、黑枣、人参，一起以大火炖30分钟，加盐、味精调味即可。

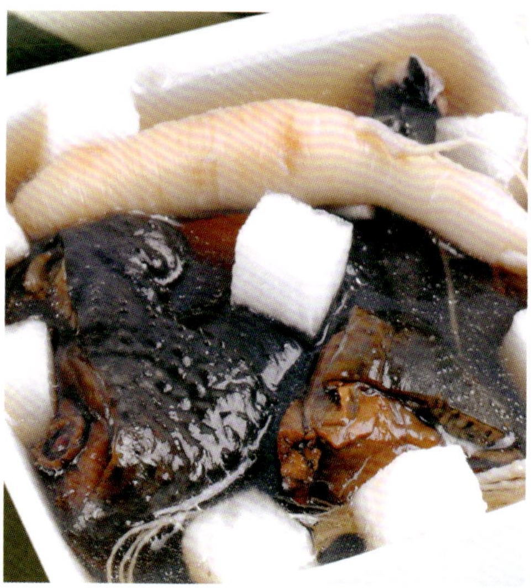

调养五脏

释名：青果、忠果、谏果

橄榄

gǎn lǎn

利咽消肿 · 清肺解毒

橄榄树高，在果子将熟时用木钉钉树，或放少许盐在树皮内，果实一夜之间自落。橄榄果生食很好，蜜渍、盐藏后可贩运到远方。

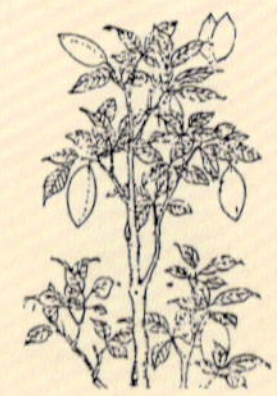

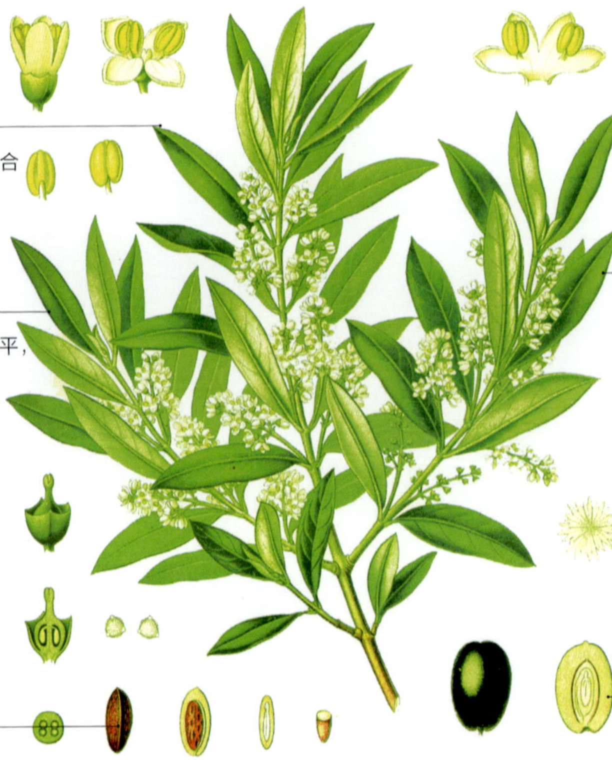

有效成分
蛋白质、脂肪、碳水化合物、钙、磷、铁等。
性味
实：味酸、甘、涩，性平，无毒。
仁：味甘，性平，无毒。
仁
润燥，醒酒，解毒。
功效
利咽消肿，清热解毒。
实
生食、煮饮，都可消酒毒，解河豚毒。

附方

［主治］	［材料］	［用法用量］
唇裂生疮	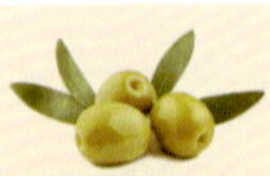 橄榄 + 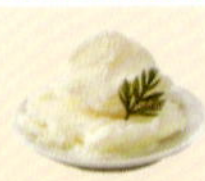 猪油	橄榄炒后研细，用猪油调涂患处。
便血	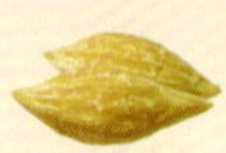 橄榄核 + 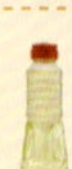 米酒	橄榄核研磨成细末，每日空腹服6克，用陈米酒送服。
失音，咽喉炎，扁桃体炎	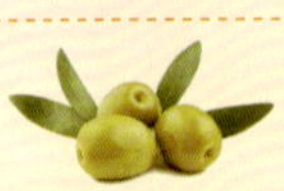 橄榄 + 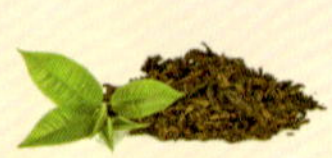 绿茶	鲜橄榄3个，绿茶适量。将橄榄洗净，稍捣碎，加水200毫升，煎5~10分钟，取其汁泡茶，慢慢饮用。

医家评说

金元四大家之一朱震亨 橄榄味涩而甘，醉酒、饮食后宜食。多吃会致上腹胀满。

《日华子诸家本草》 开胃下气，止泻。

明朝医学家李时珍 生津液，止烦渴，治咽喉痛。咀嚼咽汁，能解一切鱼、鳖毒。橄榄经盐渍后就会变得不苦涩，与栗子同食，味道更香。

形态特征

树高丈余，叶像榉柳。形如长枣，两头尖，为青色。核也是两头尖而有棱，核内有三个洞，洞中有仁，可以食用。

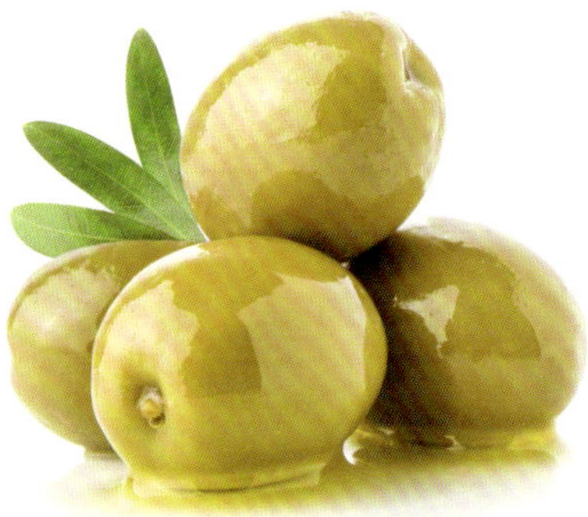

药理延伸

- 健胃止泻，解毒解酒，又利关节。
- 可以清肺、消痰、利咽喉。
- 生食、煮饮，都可消酒毒，解河豚毒。
- 橄榄核磨汁服，治诸鱼骨鲠及食成积，又治小儿痘疮倒靥。烧研服之，治下血。
- 橄榄营养丰富。冬春季节，每日嚼两三枚鲜橄榄，可预防上呼吸道感染，故民间有“冬春橄榄赛人参”的说法。
- 唇边燥痛，取橄榄仁研烂，敷于患处。

成品选鉴

能够直接食用的橄榄都是经过加工的，一般选择色泽金黄、果实饱满、果形端正、果皮表面没有斑点者。选购橄榄核以淡黄色、果核坚硬为佳。色泽特别青绿的橄榄，如果没有一点黄色，则表明是被矾水浸泡过的，这样的橄榄最好不要购买。

临床应用

唇裂生疮，咽喉肿痛。

养生药膳

滋养美容+生津清热

橄榄油黄瓜沙拉

材料：

小黄瓜100克，鲜百合20克，黄豆20克，葡萄柚汁30毫升，蜂蜜适量，红椒半个，金银花10克，连翘10克，橄榄油2大匙

做法：

1. 金银花、连翘放入纱布袋，置入锅中以小火煮沸，约1分钟后关火，取药汁备用。
2. 黄瓜洗净，切小块；红椒洗净，切片；百合、黄豆用水煮熟，加橄榄油拌匀。
3. 将药汁与葡萄柚汁均匀地淋在主料上，拌匀即可。

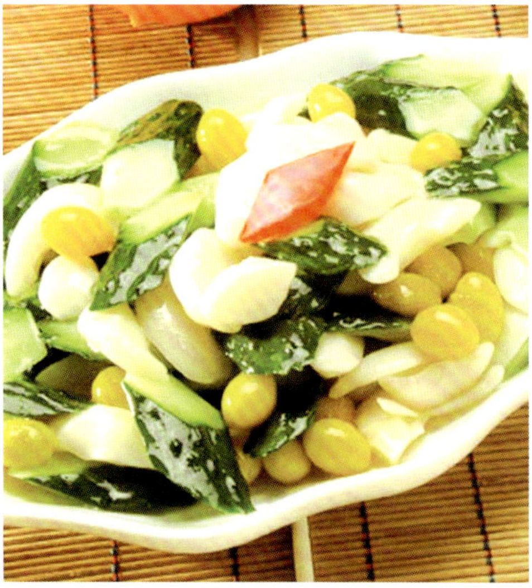

释名：宾门、仁频、洗瘴丹

槟榔
bīng láng

杀虫破积 · 行气利水

槟榔树初生时像笋竿，引茎直上。果实五月成熟，剥去外皮，煮其肉然后晒干。槟榔树不耐霜，不能在北方种植，只能生长在南方。

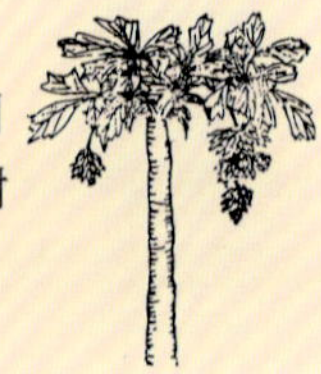

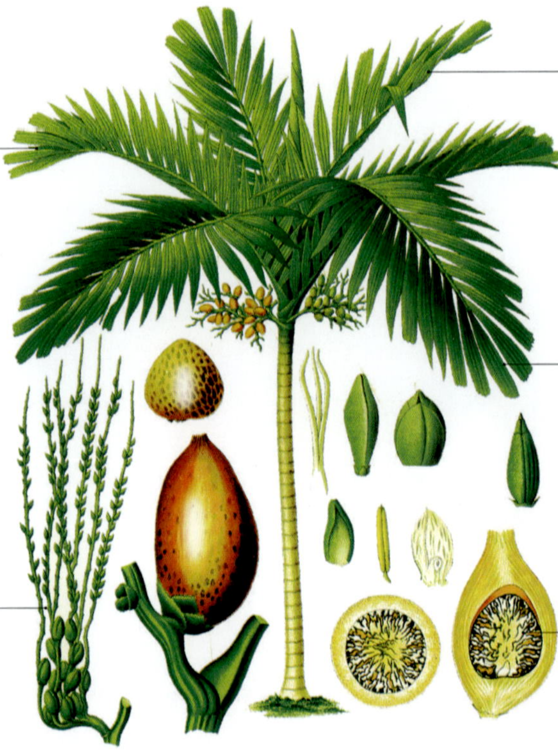

叶
治冲脉为病，气逆里急。

性味
味苦、辛、涩，性温，无毒。

功效
驱虫，消积，下气，行水，截疟。

有效成分
生物碱、脂肪油、槟榔红色素等。

子
助消化，消水肿，除痰澼，杀肠道寄生虫。

附方

［主治］	［材料］	［用法用量］
反胃吐水	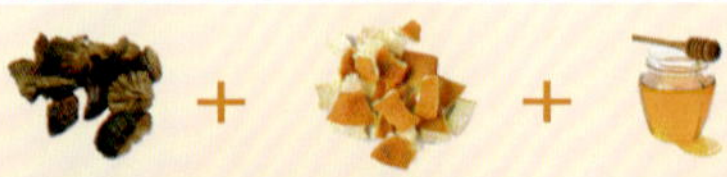 槟榔 + 陈皮 + 蜂蜜	槟榔四两、陈皮一两，共研为末，每空腹服一匙，用生蜜汤调下。
寸白虫	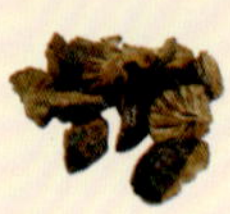 槟榔	槟榔十多枚，共研为末，先用水二升半煮槟榔皮，取一升，空腹调服药末一匙。过一天，有虫排出，如未排尽，可再次服药。
口舌生疮	 槟榔 轻粉	槟榔烧后研末，加轻粉敷搽局部。

医家评说

金元四大家之一朱震亨 主消谷逐水，除痰澼，杀肠道寄生虫。

《日华子诸家本草》 除一切风，下一切气，通关节，利九窍，补五劳七伤，健脾调中，除烦，破症结。

隋唐名医甄权 能宣利五脏六腑之壅滞，破胸中气，下水肿，治心痛积聚。

形态特征

其叶片不分枝，叶脱落后形成明显的环纹。小叶片呈披针状线或线形，基部较狭，顶端小叶有不规则分裂。花序着生于最下一叶的基部，呈倒卵形，光滑，花序多分支。

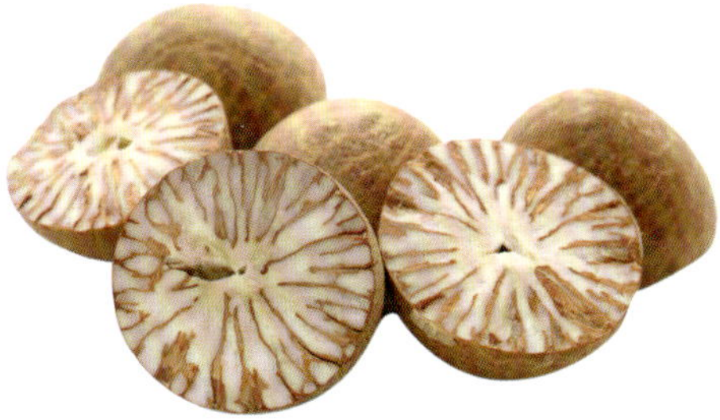

药理延伸

- 甘槟榔代茶饮，可用来抵御瘴疠，其功能有四：一能让人兴奋，有如酒醉，食后不久则两颊发红，似饮酒状，即苏东坡所谓“红潮登颊醉槟榔”；二能使醉酒的人清醒，大概因槟榔能宽痰下气，所以醉意可消；三能使饥饿的人感觉饱足；四能使饱食的人觉得饥饿。因空腹食用，会感到气盛如饱；饱后吃，则能使食物很快消化。
- 治泻痢后重、心腹诸痛、大小便气秘、痰气喘急，疗各种疟疾，御瘴疠。
- 治腹胀，将其生捣末服，能利水道。用来敷疮，能生肉止痛。烧成灰，可用来敷治口舌生疮。

成品选鉴

槟榔表面呈淡棕色或黄棕色，粗糙，有明显的凹陷沟纹。质坚硬，不易破碎，断面可见棕色种皮与白色胚乳相间排列的大理石样花纹。气微，味苦、辛、涩。以个大、体重、坚实、无空泡、无枯烂者为佳。

临床应用

反胃吐水，口舌生疮，肠道产生虫病。

养生药膳

滋阴美容+生津润肺

槟榔炖豆腐

材料：

嫩豆腐500克，槟榔3克，贝母3克，葱、大蒜、酱油、盐、味精、料酒、鲜汤、猪油、花椒油各少许

做法：

1. 将豆腐切成小方块，在开水锅内浸透，捞出备用。
2. 另起锅，放入猪油烧热，将豆腐块下锅，加入槟榔、贝母、葱、大蒜、酱油、盐、味精、料酒和鲜汤炖熟，勾芡，淋上花椒油即可。

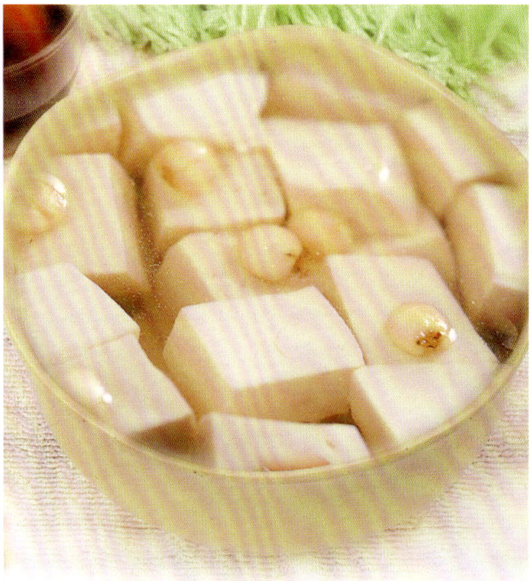

释名： 越王头、胥余

椰子

yē zi

补脾益肾 · 消暑解渴

椰子树大者高五六丈，木像桃榔、槟榔，通身无枝。其叶生在树顶，长四五尺，直耸指天，状如棕榈，势如凤尾。

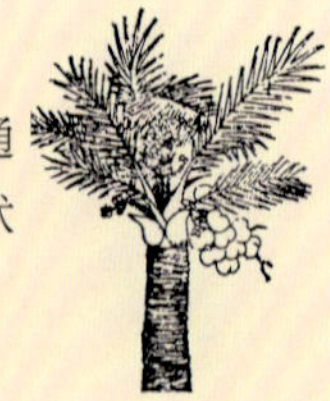

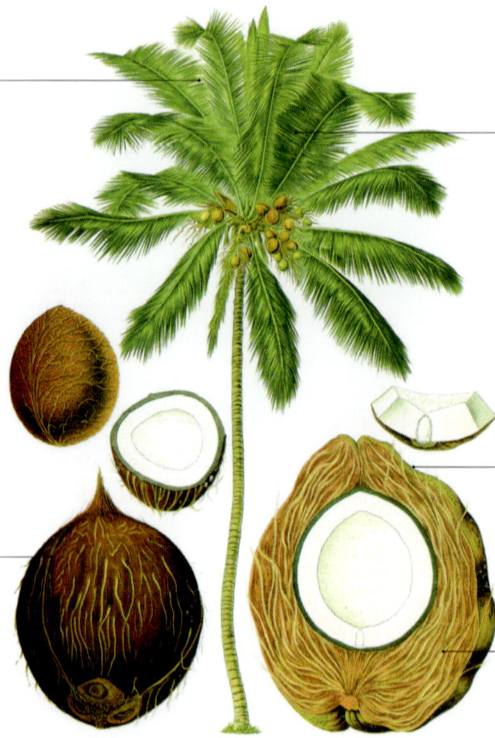

性味
味甘，性温，无毒。
叶
主益气。
功效
补脾益肾。
有效成分
蔗糖、果糖、葡萄糖、蛋白质等。
汁
主消渴，去风热。

附方

［主治］	［材料］	［用法用量］
热病口干，中暑发热	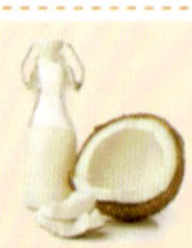 椰汁	取椰汁喝，早晚各一次。
中暑所致恶心、呕吐、头晕	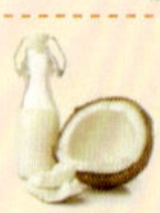 椰汁 + 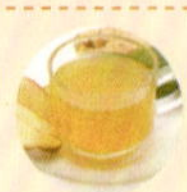 生姜汁	椰汁十分之一升，兑少许生姜汁服，每日两次。
梅毒，筋骨痛	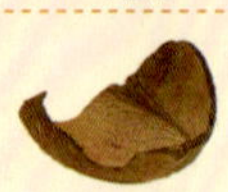 椰子壳 + 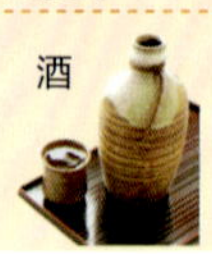 酒	椰子壳烧存性为末，临时炒热，以滚酒泡服二三钱，暖覆取汗，其痛即止。

医家评说

明代药学家汪颖 椰子瓤治风。

明代医学家李时珍 椰子瓤可用来充饥，也可令人面容光泽。

《开宝本草》 椰汁主消渴。用来涂头发，能让头发更黑。

形态特征

二月开花成穗，出于叶间，长二三尺。上连果实，一穗有数枚，小的如栝楼，大的如寒瓜，长七八寸，直径四五寸，悬在树端。椰子在六、七月成熟，外有粗皮包着。皮内有核，圆而黑润，非常坚硬。壳内有白肉瓤，如凝雪一般，味道甘美像牛乳。椰壳磨光，可作容器。

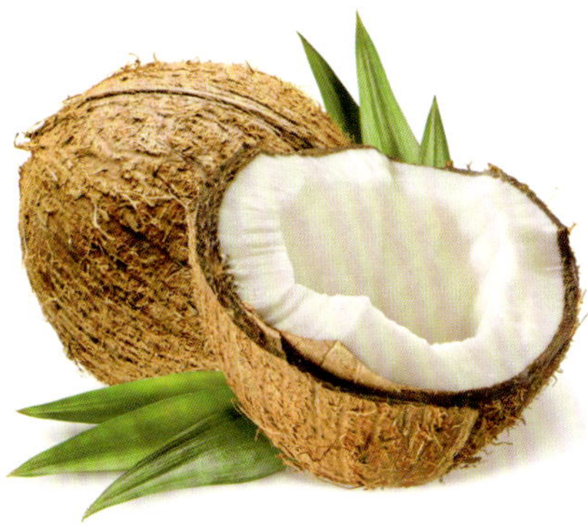

药理延伸

- 椰汁治吐血水肿，祛风热。
- 解渴，又可以消肿止血。
- 椰子油可杀虫止痒、敛疮，主治疥癣、湿疹、冻疮。
- 椰子壳可祛风、利湿、止痒，主治杨梅疮、体癣、脚癣。
- 椰子根可止血、止痛，主治鼻衄、胃痛、吐泻。
- 椰子汁可治疗鼻出血、吐逆、霍乱。壳里的肉可以益气祛风。喝了不仅消渴，涂在头上也可以让头发变黑。
- 益中气，且可预防瘫痪、偏风。

成品选鉴

选购椰子时，应挑选皮色呈黑褐色或黄褐色、外形饱满、呈圆形或长圆形的。还要双手捧起椰子，靠摇晃听其声音，如果水声清晰，则品质较好。若喜欢吃椰子肉，则应选择摇起来声音较低沉的。而皮色灰黑，外形呈梭形、三角形。摇动果身时，汁液撞击声小的椰子则品质较差。

临床应用

中暑，头发斑白，口干渴。

调养五脏

养生药膳

美白肌肤+减肥塑形

柳橙菠萝椰奶

材料：

柳橙50克，柠檬30克，菠萝60克，椰奶35毫升，碎冰少许

做法：

1. 柳橙、柠檬洗净，对切后将汁挤入杯内；菠萝去皮，切块。
2. 将菠萝块放入果汁机，高速搅打30秒，倒入杯内，然后兑入柳橙柠檬汁和椰奶，加入碎冰即可。

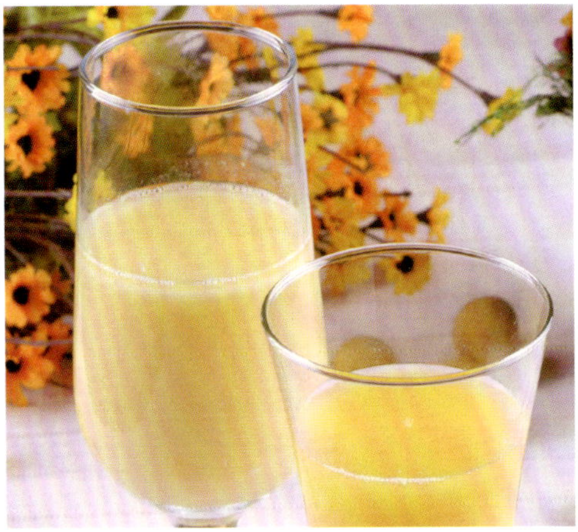

释名：味履支、浮椒、玉椒

胡椒

hú jiāo

温中散寒 · 开胃消食

胡椒原产于西戎，形状像鼠李子，用作调料，味道很辛辣。现在越南北部，以及我国滇南、海南等地都有种植。

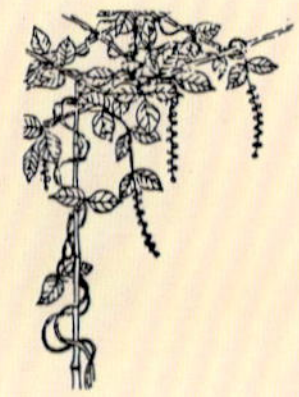

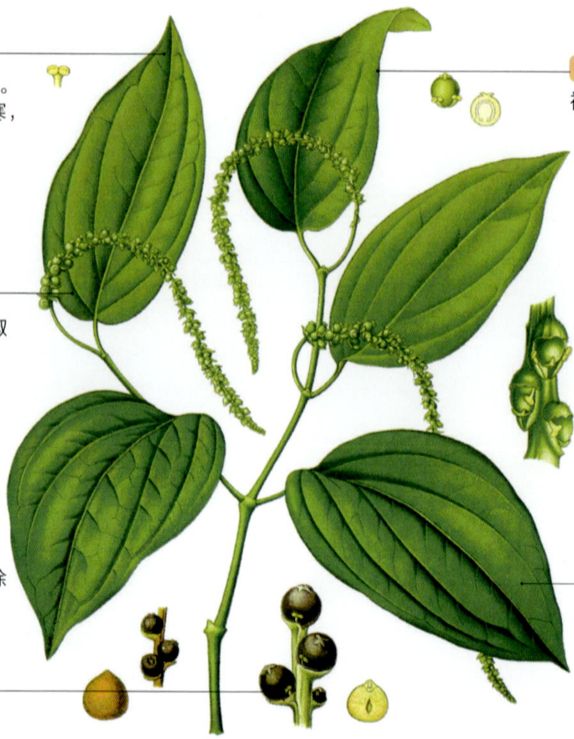

性味

实：味辛，性热，无毒。
叶：味苦、辛，性微寒，无毒。

叶

祛胃寒吐水、大肠寒滑。

有效成分

挥发油、胡椒碱、胡椒油碱、胡椒林碱等。

实

主下气，温中祛痰，除脏腑中冷气。

功效

温中散寒，下气消痰。

附方

[主治]	[材料]	[用法用量]
心腹冷痛	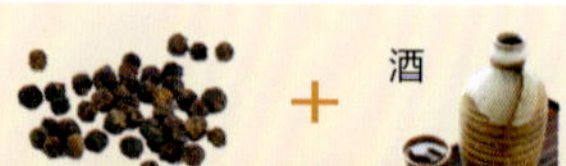 胡椒 + 酒	胡椒二十粒，淡酒送服。
伤寒咳逆，日夜不止	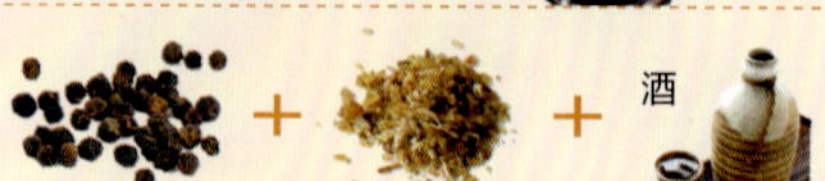 胡椒粒 + 麝香 + 酒	胡椒三十粒（打碎）、麝香半钱，加酒一盏，煎成半盏，热服。
砂石淋痛	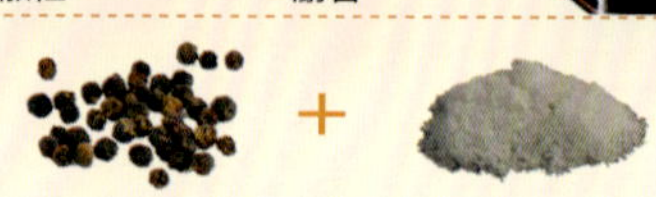 胡椒 + 朴硝	胡椒、朴硝各等份， 研为末。每次用开水服二钱，每日两次。

医家评说

隋唐药学家李珣 去胃虚冷气，积食不消，霍乱气逆，心腹疼痛，冷气上冲。

《新修本草》 主下气，温中祛痰，除脏腑中冷气。

《日华子诸家本草》 调五脏，壮肾气，治冷痢，杀一切鱼、肉、鳖、蕈毒。

宋代药学家寇宗奭 祛胃寒吐水、大肠寒滑。

形态特征

攀缘状藤本，节显著膨大，常生须根。叶片呈阔卵形或卵状长圆形，先端短尖，基部圆，常稍偏斜。花通常为单性，雌雄同株，少有杂性。

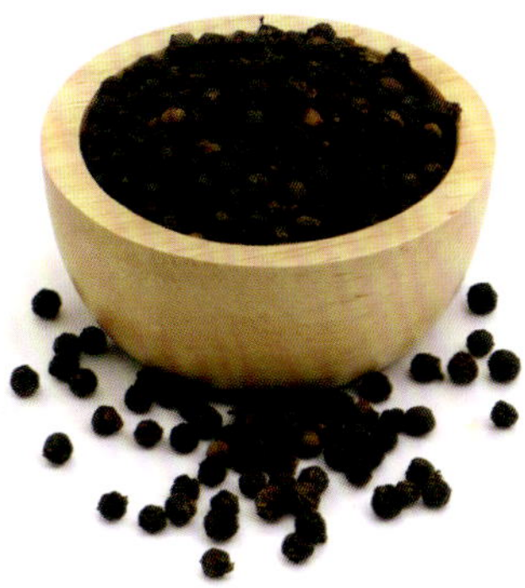

药理延伸

- 胡椒味辛、性热，是纯阳之物，适合肠胃寒湿的人吃。有热病的人吃了，动火伤气，深受其害。
- 多食损肺，令人吐血。
- 辛热纯阳，走气助火，易使人昏目发疮。暖肠胃，除寒湿，治反胃虚胀、冷积阴毒、牙齿浮热疼痛。
- 杀一切鱼、肉、菰、蕈之毒，调和一般饮食之需。下气祛风痰，温中止霍乱。可预防肠胃冷痢，祛除心腹冷痛。治疗产后血崩，要在胡椒尚青时摘取。此外，向阳生者为胡椒，向阴生者为澄茄。化谷食，理逆气多有效；亦可消痰癖，止呕。伤寒咳嗽者，也可以用。

成品选鉴

选购黑胡椒时，以黑褐色、大小均匀、颗粒饱满有光泽、闻味道时辣味强烈、用手捻一下能轻易捻碎却不会让手指染色者为佳。如果手指被染色，说明是被染色的黑胡椒，不宜选购。

临床应用

心腹冷痛，伤寒咳逆，砂石淋痛。

养生药膳

健胃+润肺+养颜

豆腐鱼头汤

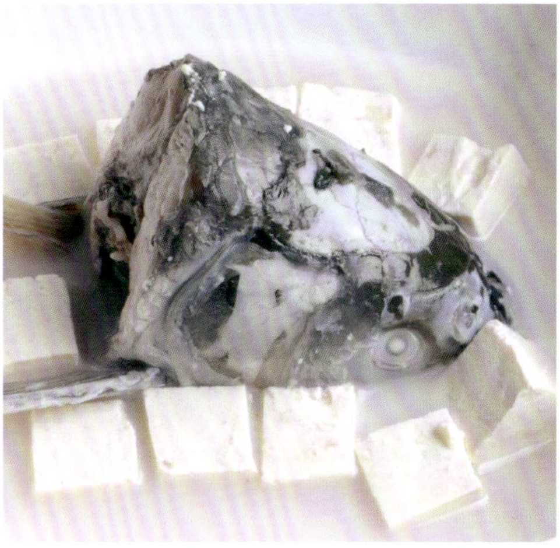

材料：

鱼头1个（约500克），桂圆肉25克，豆腐250克，米酒15毫升，生姜10克，葱15克，胡椒粉3克，鸡油3毫升，味精3克

做法：

1. 将桂圆肉、鱼头洗净；豆腐切块；姜洗净，切片，葱洗净，切末。
2. 将鱼头、桂圆肉、核桃仁、生姜片、葱末、豆腐块、米酒同放入炖锅中，炖煮30分钟，加入盐、味精、鸡油、胡椒粉调味即可。

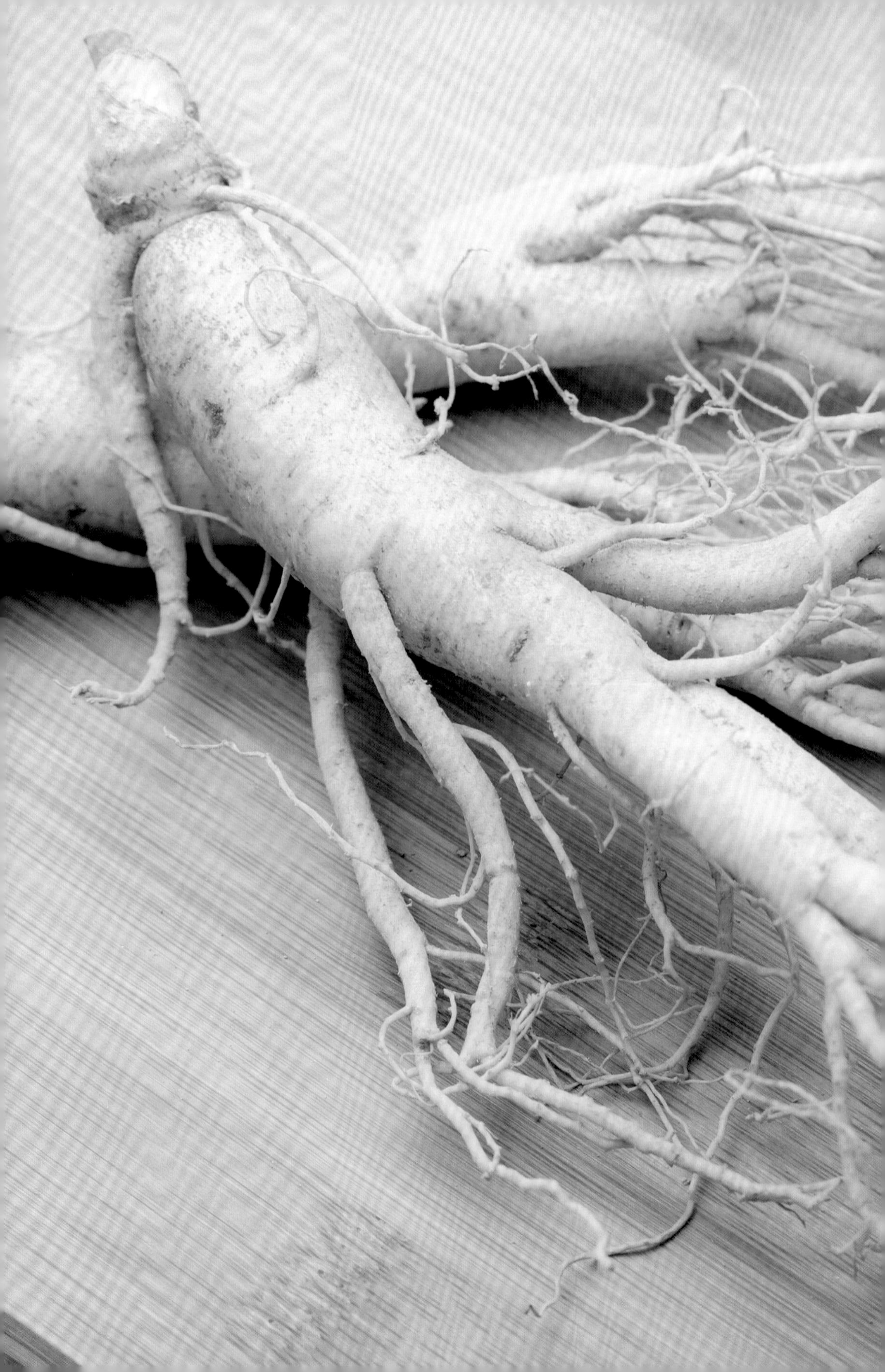

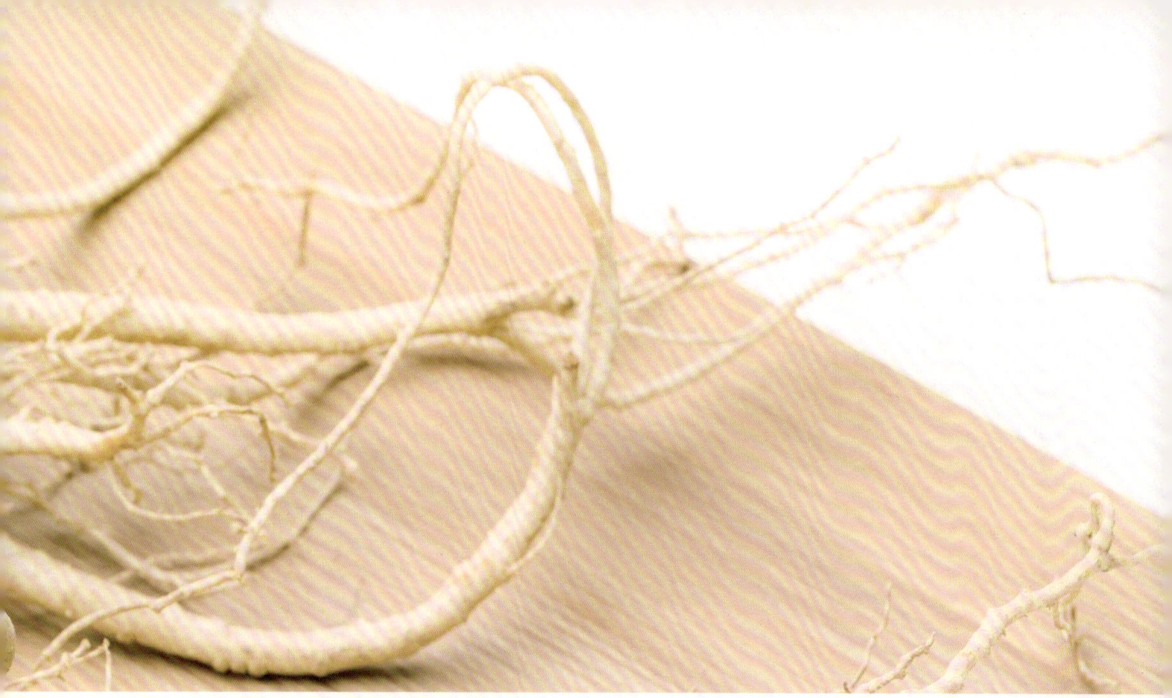

第三章
调养五官

中医诊病，一向讲究“望、闻、问、切”4个方法。“望”就是观察患者的身体状况，包括脸色红润或暗沉、眼睛是否有神。通过五官所传递的信息，就可以知道你的身体是否健康，由此可见五官保养的重要性。

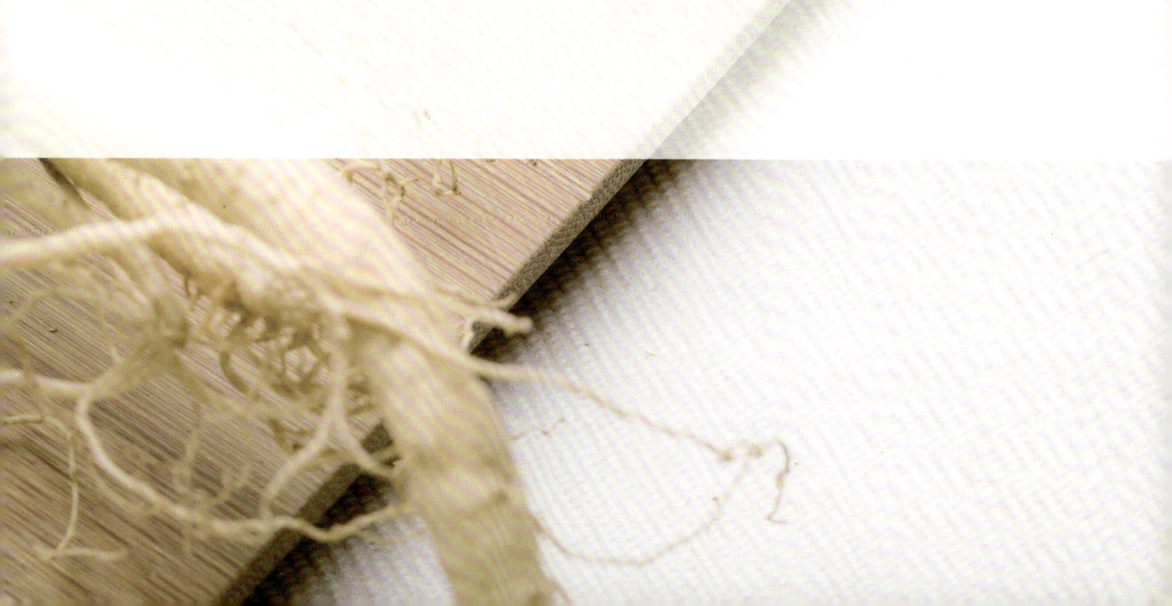

释名： 决明、马蹄决明、草决明、野青豆

决明子

jué míng zǐ

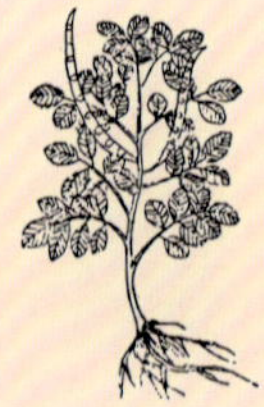

润肠通便 · 清肝明目

决明子也叫马蹄决明、草决明等，以明目的功效著称。

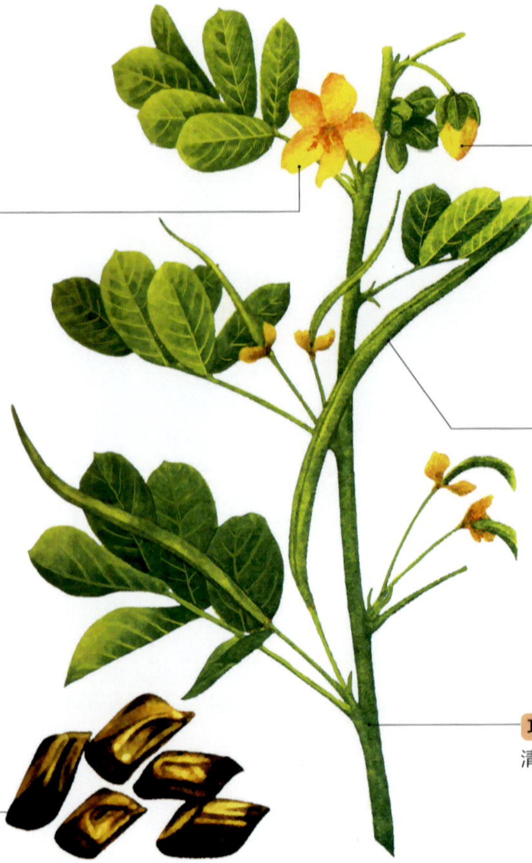

性味
味苦、咸，性平，无毒。

花
治结膜炎、白内障。

有效成分
蛋白质、蒽醌类物质、脂肪酸等。

子
治视物不清、眼睛混浊。

功效
清肝明目，降压，润肠。

附方

[主治]	[材料]	[用法用量]
青盲，雀目	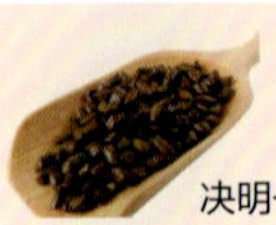 决明子 + 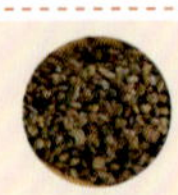 地肤子	决明子一升、地肤子五两，同研末，加米汤做成梧桐子大的丸子，每次用米汤送服二三十丸。
目赤肿痛，头风热痛	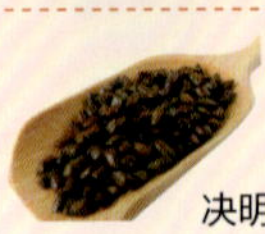 决明子 + 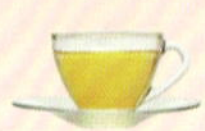 茶	决明子炒后研细，用茶调匀敷两侧太阳穴，药干即换，一夜肿消。

医家评说

《神农本草经》 治视物不清，眼睛混浊，眼睛发红、疼痛、流泪，久服令人眼明亮，轻身。

《名医别录》 治唇口青。

《日华子诸家本草》 助肝气，益精。用水调末外涂，消肿毒。熏太阳穴，可治头痛。贴印堂，止流鼻血。做成枕头，可治头风，且有明目的作用，效果比黑豆好。

形态特征

羽状复叶有小叶六片，叶柄无腺体，在叶轴的二小叶之间有一腺体；总花梗极短；荚果为线形，种子多数为菱形，淡褐色，有光泽。

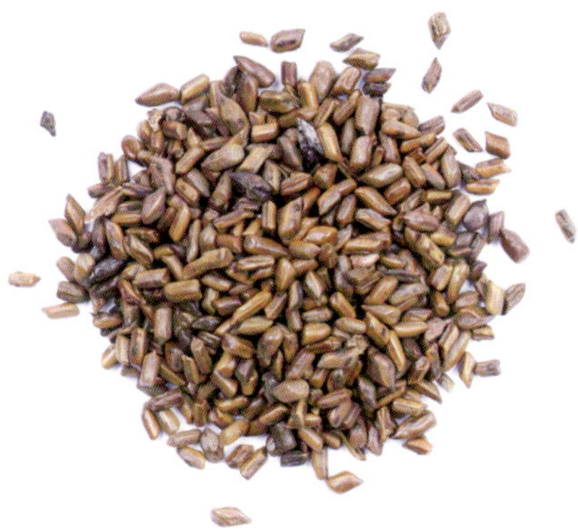

药理延伸

- 《物类相感志》载，在园中种决明，蛇不敢入。《丹溪心法》说决明解蛇毒，即源于此。
- 治肝热、风眼、赤泪。
- 益肾、解蛇毒。
- 叶当蔬菜食用，利五脏，明目，效果好。
- 久服益精光，不仅能治目邪，而且能补目之精也，皆咸降清火之功。轻身，火清则体健也。
- 决明子润肠，气虚便清者不宜用。用于肠燥便秘，不宜久煎。
- 决明子长于疏散风热，清泄肝胆之火。兼益肝肾之阴，潜镇补阴，故为治头风目疾、肝阳上亢之要药。

成品选鉴

决明子两端平行倾斜，形似马蹄。表面绿棕色或暗棕色，平滑有光泽，背腹两侧各有一条突起的线性凹纹。质坚硬，味苦、咸。小决明子为短圆柱形，两端平行倾斜。

临床应用

青盲（外观正常，但不见物），雀目（夜盲之意），目赤肿痛、头风热痛。

调养五官

养生药膳

养肝明目+通便+祛风

菊花决明子茶

材料：

决明子15克，黑糖10克，菊花10克

做法：

1. 决明子、菊花分别洗净，沥干水，备用。
2. 决明子与菊花先加水800毫升，以大火煮开后，转小火再煮15分钟。
3. 待菊花泡开、决明子熬出药味后，用滤网滤净残渣，加入黑糖，搅拌均匀即可。

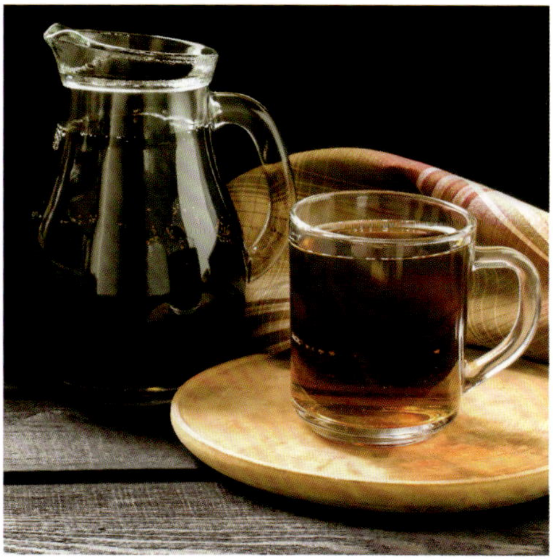

释名：冰台、医草、黄草、艾蒿

艾

ài

温中祛湿·止血安胎

凡用艾叶，必须用陈久的，通过修治使它变细软，称作熟艾。如果用生艾灸火，则容易伤人肌脉。

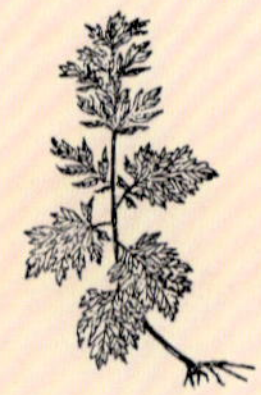

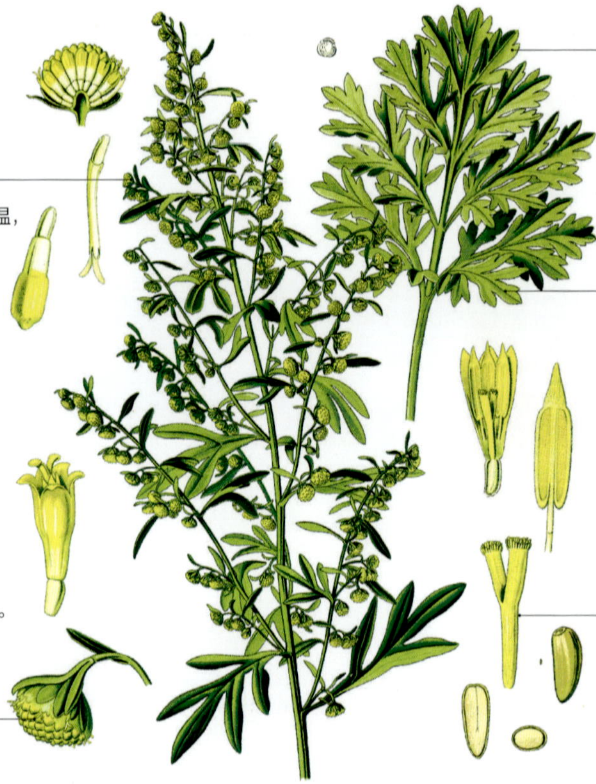

叶

治百病。

性味

味微苦、辛，性微温，无毒。

有效成分

挥发油、黄酮类化合物等。

实

明目，疗一切鬼气。

功效

回阳，理气血，逐湿寒，止血安胎。

附方

[主治]	[材料]	[用法用量]
流行伤寒，温病头痛	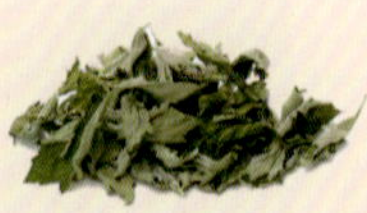 艾叶	用艾叶三升，加水一斗，煮取一升，一次服完取汗。
久痢	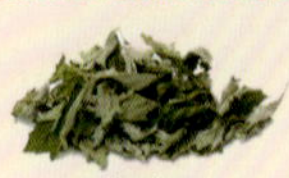 艾叶 + 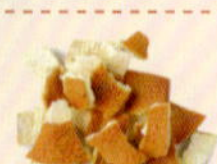 陈皮	艾叶、陈皮各等份，水煎服。
盗汗不止	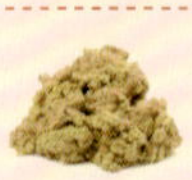 熟艾 + 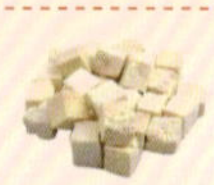 白茯神 + 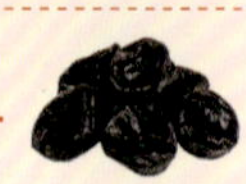 乌梅	熟艾二钱、白茯神三钱、乌梅三个，加水一盅，煎至八分，临睡前温服。

医家评说

明朝医学家李时珍 艾叶味苦而辛，生艾性温，熟艾性热，可升可降，属阳。入足太阴、厥阴、少阴经。与苦酒、香附相使。

《名医别录》 艾叶灸治百病。也可煎服，止吐血、下痢，阴部生疮，妇女阴道出血。能利阴气，生肌肉，辟风寒，使人有子。

《日华子诸家本草》 艾实壮阳，助肾强腰膝，暖子宫。

形态特征

多年生草本，地下根茎分支多。外被灰白色软毛，叶片呈卵状椭圆形，边缘具粗锯齿，正面深绿色，有稀疏的白色软毛；背面灰绿色，有灰色绒毛。

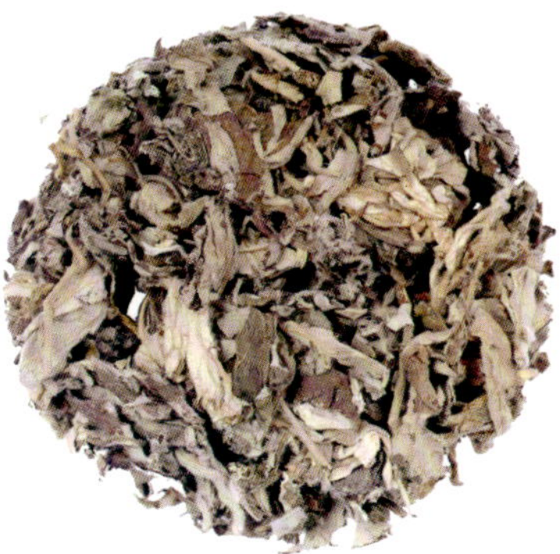

药理延伸

- 通十二经，尤为肝脾肾之药。善于温中、逐冷、除湿，行血中之气、气中之滞，凡妇人血气寒滞者，最宜用之，故能安胎。
- 艾叶主鼻血、下血，脓血痢，水煮或制成丸、散皆可。
- 艾叶治带脉病，腹胀腰疼，腰溶溶如坐水中。
- 艾叶捣汁服，止损伤出血，杀蛔虫。
- 艾叶止崩血、肠痔血，治金疮，止腹痛，安胎。用苦艾酒作煎剂，治癣极为有效。捣汁饮，治心腹一切冷气。艾实明目，疗一切鬼气。

成品选鉴

此草多生长在山上及平原。二月生苗，呈丛状。其主要药用部分为艾叶，干燥的叶片多皱缩破碎，上面灰绿色，下面密生灰白色茸毛。质柔软，气清香，味微苦、辛。以下面灰白色、茸毛多、香气浓郁者为佳。

临床应用

流行伤寒，温病头痛，壮热脉盛，中风口歪、口噤，脾胃冷痛，蛔虫心痛如刺、口吐清水，久痢，盗汗不止。

养生药膳

调理气血+增强记忆力

艾叶煮鸡蛋

材料：

艾叶10克，鸡蛋2个

做法：

1. 将艾叶加水熬煮至出色。
2. 加入鸡蛋一起炖煮。
3. 待鸡蛋壳变色即可。

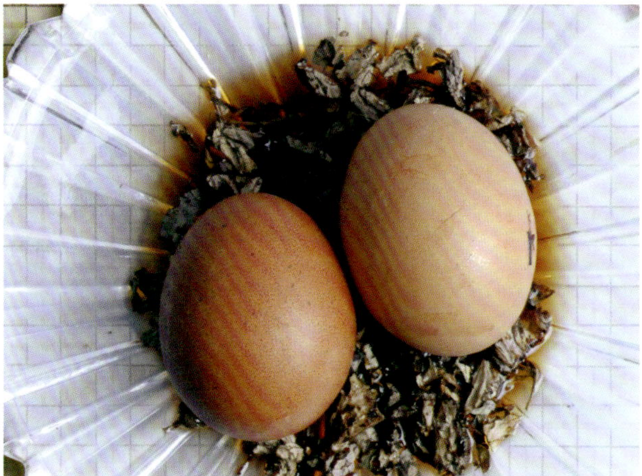

释名：黄参、血参、人衔、鬼盖、神草、土精、地精

人参

rén shēn

安定精神 · 宁身益智

人参生长时间长了，根会逐渐长成人形，有神，故称为人蓡、神草。蓡是“浸”字，有逐渐之意，后世因字繁，简便起见，便用“参”“星”等字代替。

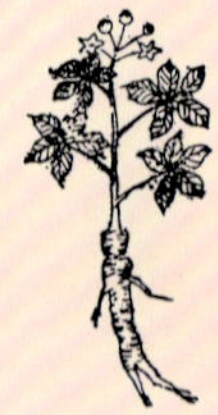

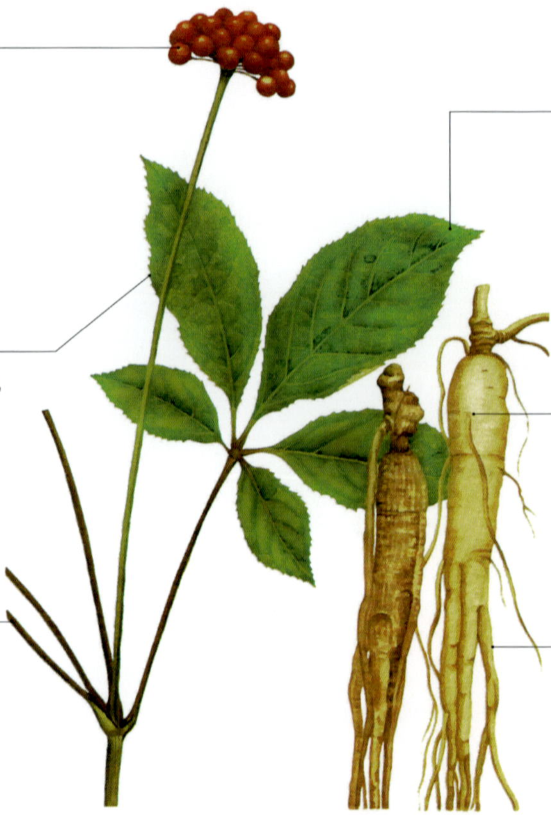

子
定魂魄，止惊悸。
叶
除邪气，明目益智。
性味
味甘、微苦，性微温，无毒。
有效成分
人参皂苷、挥发油、氨基酸、维生素等。
功效
大补元气，宁神益智，益气生津，补虚扶正，延年益寿。
根
除邪气，明目益智。久服可轻身延年。

附方

[主治]	[材料]	[用法用量]
霍乱吐泻，烦躁不止	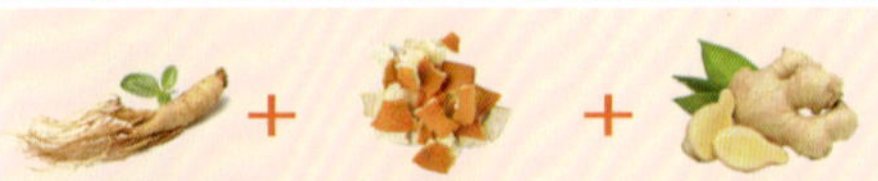 人参 + 陈皮 + 生姜	人参二两，陈皮二两，生姜一两，加水六升，煮取三升，分三次服用。
鼻血不止	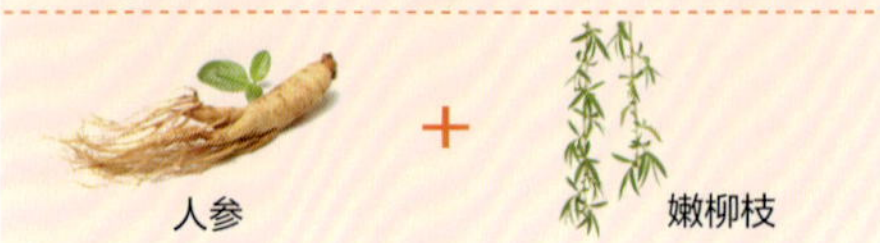 人参 + 嫩柳枝	用人参、嫩柳枝，等份为末。每次用水送服一钱，一日三次。没有柳枝可用莲子心代替。
阳虚气喘，自汗盗汗，气短头晕	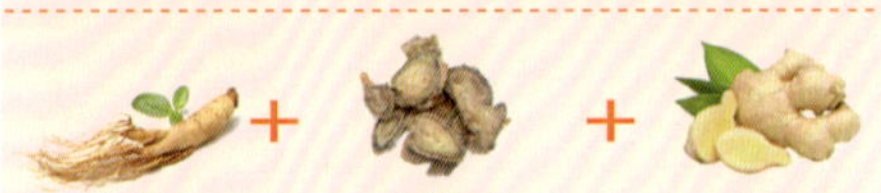 人参 + 熟附子 + 生姜	用人参五钱、熟附子一两，分为四剂，每剂用生姜十片，加水两碗，煎成一碗，饭前温服。

医家评说

《名医别录》 治胃肠虚冷，心腹胀痛，胸胁逆满，霍乱吐逆。能调中，止消渴，通血脉，破坚积（即在胃、肝脏及子宫中所形成的硬块），增强记忆力。

隋唐名医甄权 主五劳七伤，虚损痰弱，止呕哕，补五脏六腑，保中守神。消胸中痰，治肺萎及痫疾、冷气逆上、伤寒不下食，凡体虚、梦多而杂乱者宜加用人参。

《日华子诸家本草》 消食开胃，调中治气，杀金石药毒。

形态特征

主根粗壮，呈肉质，圆柱形，多斜生，下部有分枝，外皮淡黄色；须根长。茎直立，单一，不分枝。掌状复叶，轮生茎端，伞形花序顶生，花小，多数。核果浆果状，扁肾形，熟时鲜红色，少数呈黄色或橙黄色。

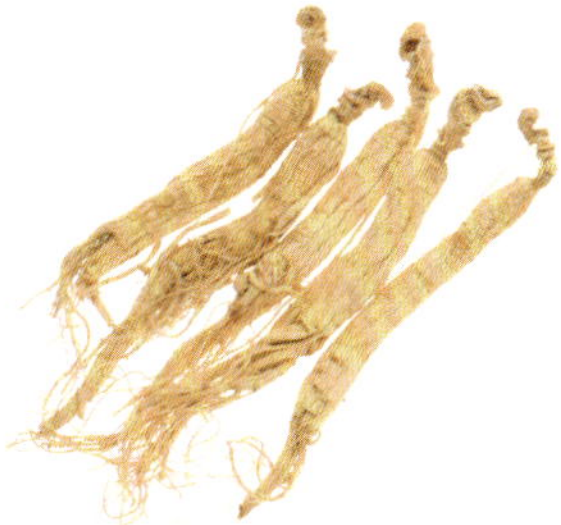

药理延伸

- 人参能补肺中元气，肺气旺则四脏之气皆旺，精自生而形体自盛，这是肺主气的缘故。
- 张仲景说："病人汗后身热、亡血、脉沉迟者，或下痢身凉、脉微血虚者，并加人参。"人参得黄芪、甘草，乃甘温除大热，泻阴火，补元气，又为疮家圣药。此外，还有除烦之功。
- 用沙参代替人参，是取沙参的甘味。但人参补五脏之阳，沙参补五脏之阴，其实是有差别的。虽说都是补五脏，但也须各用本脏药相佐。

调养五官

成品选鉴

人参体实有心，味甘、微带苦味，余味无穷。呈圆柱形或纺锤形，长15～25厘米，表皮为黄白色。以根粗，体丰，纹细，芦头长，坚韧不断，气香，味甘、微苦者为佳。

临床应用

胸闷心痛，脾胃气虚，不能消化，易饥不能食、胃虚恶心或呕吐有痰，胃寒呕吐或食入即吐，霍乱吐泻，烦躁不止，产后便秘，肺虚久咳，小儿惊痫，瞳斜，男女一切虚证，发热自汗，眩晕头痛，疟疾。

养生药膳

健脾益肾+强身健体

人参鹌鹑蛋

材料：

人参20克，黄精10克，鹌鹑蛋12个，盐、白糖、麻油、味精、淀粉、高汤、酱油等各适量

做法：

1. 将人参炖煮后取滤液，再将黄精水煎后取滤液，与人参液调匀。鹌鹑蛋煮熟去壳，取一半与黄精、盐、淀粉、味精一起腌渍15分钟。
2. 另起锅，将另一半鹌鹑蛋和调好的汁一起下锅翻炒，放入高汤、白糖、酱油，再加入腌渍好的鹌鹑蛋，人参和黄精，淋上麻油即可。

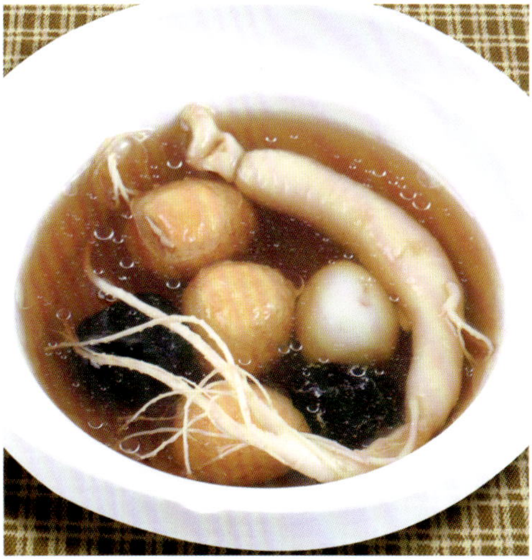

释名： 茺蔚、益明、贞蔚、野天麻、猪麻、郁臭草、苦低草、益母、土质汗

益母草

yì mǔ cǎo

活血调经 · 清肝明目

此草及子都充盛密蔚，故又名茺蔚。它不仅对妇人有益，还能明目益精，所以有益明的别称。其子叫茺蔚子。

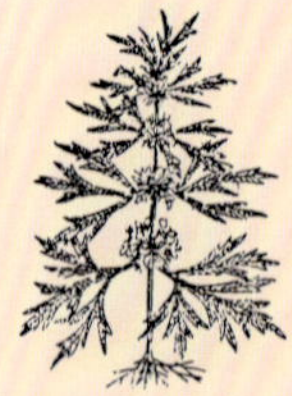

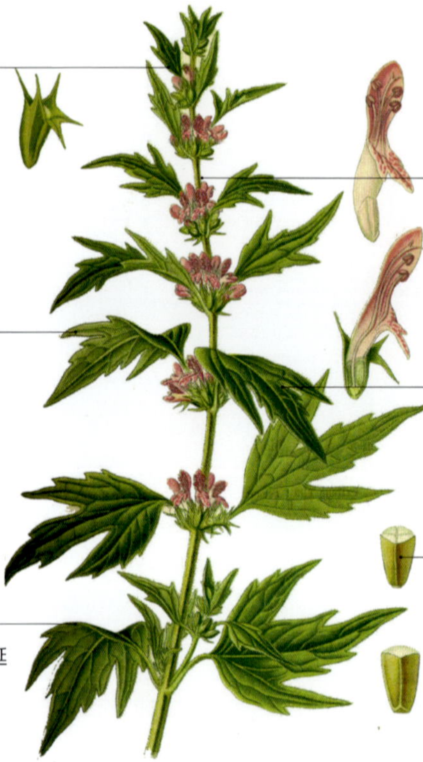

叶

治中风出热汗。

茎

治荨麻疹，可作汤洗浴。

性味

叶、茎：味辛、微苦，性寒。
子：味辛、甘，性微温，无毒。

功效

活血调经，清肝明目。

子

主明目益精，除水气，久服轻身。

有效成分

益母草碱、水苏碱、芸香苷、延胡索酸等。

附方

[主治]	[材料]	[用法用量]
赤白带下	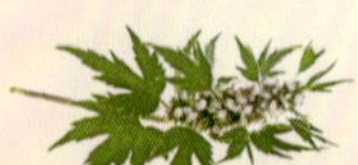 益母草	益母草开花时采，将其捣为末，每次服二钱，用温汤送下。
痔疮便血	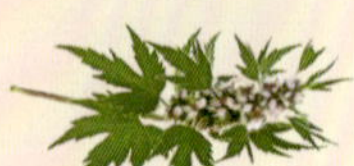 益母草	取益母草叶捣汁服。
赤白杂痢	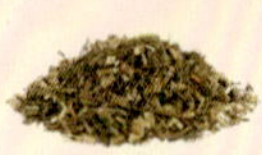 干益母草 + 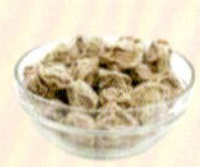 陈盐梅	干益母草、陈盐梅（烧存性） 各等份，研为末，每次服三钱。白痢用干姜汤送服，赤痢用甘草汤送服。

医家评说

《神农本草经》 主明目益精，除水气，久服轻身。

唐代医学家陈藏器 用来作驻颜的药，令人容颜光泽，可除粉刺。

明朝医学家李时珍 活血破血，调经解毒。治流产及难产，胎盘不下，产后大出血、血分湿热，非经期大出血或出血不断，尿血、泄血，下痢、痔疾，跌打后内伤瘀血，大小便不通。

形态特征

益母呈三棱形。表面呈灰棕色至灰褐色，有深色斑点，一端稍宽，呈平截状，另一端渐窄而钝尖。果皮薄，子叶类呈白色，富油性。无臭，味辛、苦。

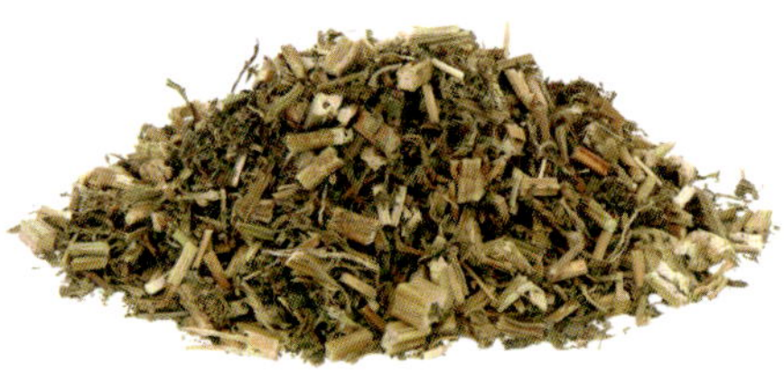

药理延伸

- 茺蔚子味甘、辛，性微温，益母草开白花者入气分，开紫花者入血分。能治疗妇女经脉不调及胎产一切血气诸病，是一种非常好的药物。
- 益母草的根、茎、花、叶、子，都可以入药，可同用。如治手、足厥阴血分风热，明目益精，调女人经脉，则单用茺蔚子为佳。如果治肿毒疮疡，消水行血，妇人胎产诸病，则适宜一同使用。其根、茎、花、叶专于行，而子则是行中有补的作用。

成品选鉴

干益母的茎表面为灰绿色或黄绿色；体轻，质韧，断面中部有髓。叶片为灰绿色，多皱缩、破碎，易脱落。轮伞花序腋生，小花淡紫色。药材以茎细、质嫩、叶多、色灰绿者为佳。

临床应用

治产妇诸疾及内伤瘀血，带下赤白，赤白杂痢，预防小儿疥疮。

养生药膳

温肾固精+清热利湿

五子下水汤

材料：

茺蔚子、蒺藜子、覆盆子、车前子、菟丝子各10克，鸡内脏（含鸡肺、鸡心、鸡肝）、生姜丝、葱丝、西蓝花、盐各适量

做法：

1. 将所有鸡内脏洗净，切片备用；西蓝花洗净，切小朵。
2. 将药材放入纱布包，扎紧，放入锅中；锅中加适量水，以淹没所有材料为宜，用大火煮沸，再转小火继续炖煮约20分钟。
3. 转中火，放入鸡内脏片、西蓝花、生姜丝、葱丝等，待汤沸后，加盐调味即可。

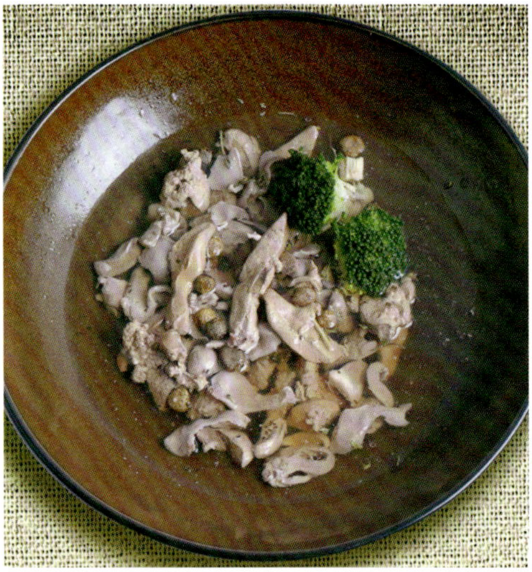

调养五官

释名：黄芝、戊己芝、菟竹、鹿竹、仙人余粮、救穷草、米铺、野生姜、重楼、鸡格、龙衔、垂珠

黄精

huáng jīng

补肾益精 · 强筋健骨

黄精为服食要药，仙家认为它属于芝草一类，因吸取了坤土的精粹，故叫它黄精。

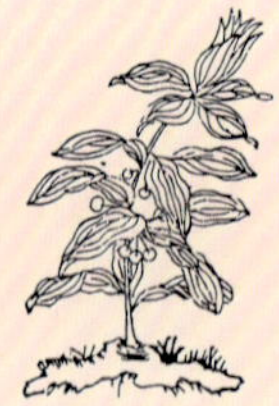

花

补各种虚损，除寒热，耐寒暑，润心肺。

叶

补五劳七伤，强筋骨，填精髓，杀虫。

有效成分

黄精多糖、低聚糖、氨基酸等。

性味

味甘，性平，无毒。

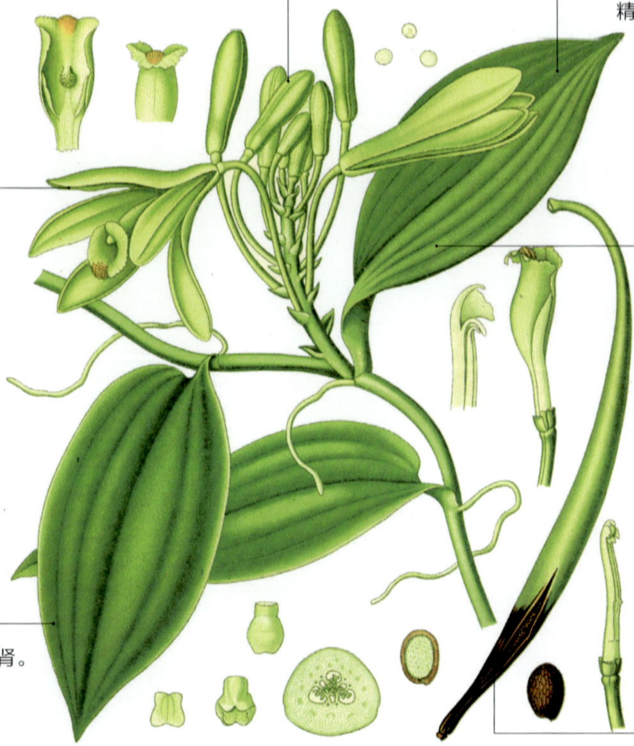

功效

补气养阴，健脾益肾。

根

补中益气，除风湿，安五脏。久服可轻身长寿，耐饥饿。

附方

[主治]	[材料]	[用法用量]
眼昏暗不明	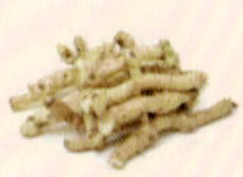 黄精 + 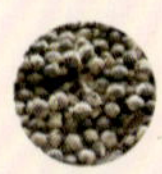 蔓荆子	黄精二斤、蔓荆子一斤，淘洗后一同九蒸九晒，共研为细末。每次用米汤送服二钱，空腹服，每日两次。常服有延年益寿的作用。
肝肾不足，精血虚少所致阳痿、遗精、腰脊酸痛	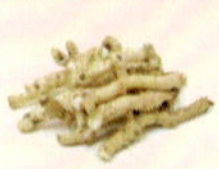 黄精 + 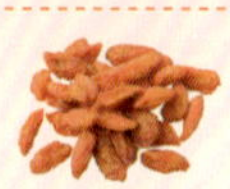 枸杞子 + 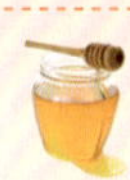 蜂蜜	用黄精、枸杞子各等份，捣碎做饼，晒干研细，炼蜜调药成丸，如梧桐子大。每次用米汤送服五十丸。

医家评说

《名医别录》补中益气，除风湿，安五脏。久服可轻身长寿，耐饥饿。

《本经逢原》宽中益气，使五脏调和、肌肉充盛、骨髓坚强，皆是补阴之功。

《食医心境》利肺气，和中，明目，止痛。

《日华子诸家本草》补五劳七伤，强筋骨，耐寒暑，益脾胃，润心肺。

形态特征

黄精叶形似竹叶但不尖，有两叶、三叶、四叶、五叶，皆是对节生长。其根横着长，状似葳蕤。一般多采摘其苗，煮熟后淘去苦味食用，称笔管菜。

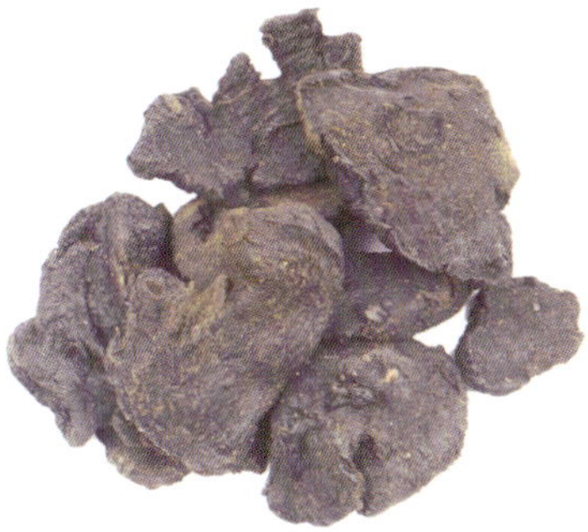

药理延伸

- 黄精是补黄宫的上品。土为万物之母，母体得到补养，则水火相济，木金交合，自然可祛除各种邪气，百病不生。
- 灾荒年月，黄精可当作粮食食用，故称米铺。
- 在肥沃土地中生长的黄精，如拳头般大；在贫瘠土地中生长的黄精，如拇指般大小。葳蕤的肥根很像小的黄精，两者的肌理、形色非常相像。但现在常将黄连与黄精相比较，其实它们并不相同，黄精叶像柳，黄连叶像柿叶。

成品选鉴

黄精在山中野生，也可将根劈成二寸长，稀疏地种植在土里，一年后便可生长得极为茂密。其根呈结节状，一端粗，类圆盘状，一端渐细，圆柱状，常有短分枝，表面呈黄棕色，有的半透明，具皱纹。质硬脆或稍柔韧，易折断，断面为黄白色，颗粒状。气微，味甘。

临床应用

慢性久病及病后体弱，脾脏气阴两虚之面色萎黄、困倦乏力、口干食少、大便干燥。

养生药膳

健脾胃+润心肺+强筋骨+补肾气

黄精炖土鸡

材料：

黄精、党参、山药各30克，土鸡1只（重约1000克），生姜片、川椒、葱段、盐、味精各适量

做法：

1. 将土鸡洗净，剁成小块，放入沸水中汆烫3分钟。
2. 将土鸡块装入汽锅，加入葱段、生姜片、盐、川椒、味精，再加入黄精、党参、山药，盖上汽锅盖，放入蒸锅蒸3小时即可。

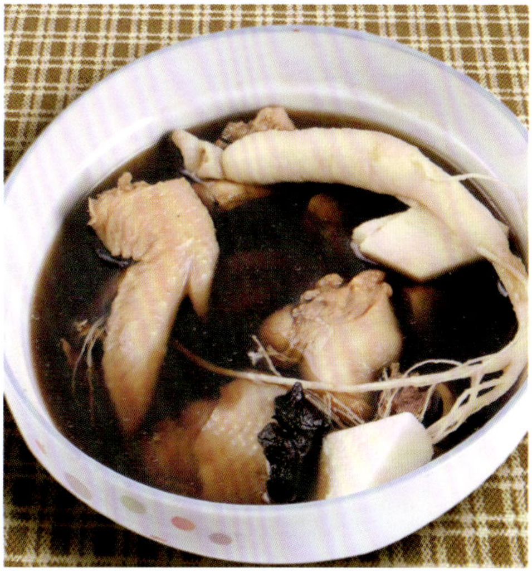

释名：鼠粘、恶实、大力子、蒡翁菜、便牵牛、蝙蝠刺

牛蒡

niú bàng

疏风散热 · 宣肺祛痰

古人种牛蒡，用肥沃的土壤栽培。剪嫩苗淘洗干净当蔬菜吃，挖根煮后晒干做成果脯，对人大有好处，现代人也开始吃了。

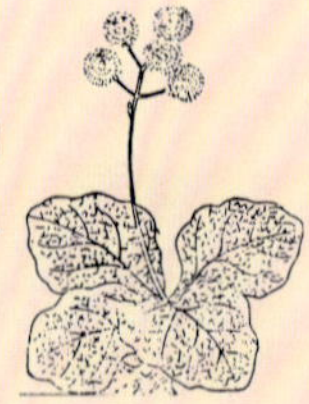

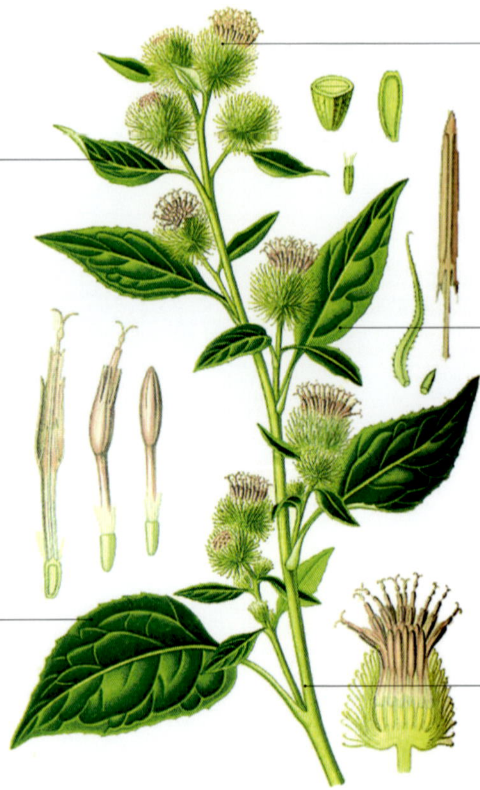

子

疏风散热，透疹解毒，利咽消肿。

有效成分

牛蒡子苷、脂肪油、维生素A、维生素B_1、生物碱等。

性味

子：味辛、苦，性寒，无毒。
根茎：味微苦，性寒，无毒。

功效

疏散风热，宣肺祛痰，利咽透疹，解毒消肿。

根茎

主伤寒，寒热出汗，中风面肿，口渴，尿多。

附方

［主治］	［材料］	［用法用量］
风热浮肿，咽喉闭塞	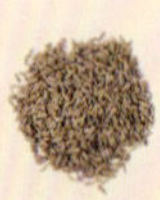 牛蒡子	牛蒡子一合，炒至半生半熟，研为末，每次用热酒送服一寸匕。
痰厥头痛	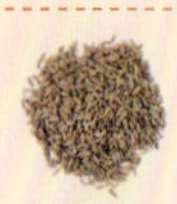 牛蒡子 + 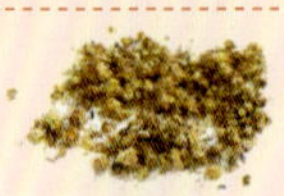 旋覆花	牛蒡子（炒）、旋覆花各等份，共研为末，用清茶送服一钱，每日两次。
风热瘾疹	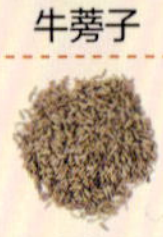 牛蒡子 + 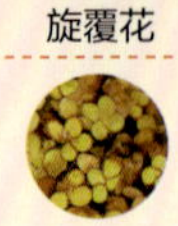 浮萍	牛蒡子(炒)、浮萍各等份，共研为末。每次用薄荷汤送服二钱，每日两次。

医家评说

《名医别录》 牛蒡子可明目补中，除风伤。

唐代医学家陈藏器 牛蒡子治疗风毒肿。

《名医别录》 根茎主伤寒，寒热出汗，中风面肿，口渴，尿多。久服会轻身耐老。

隋唐名医甄权 根茎主面目烦闷，四肢不健，能通十二经脉，洗五脏恶气。

形态特征

主茎高的有三四尺。花成丛状，呈淡紫色，果实像枫，但较小一些；其根粗如手臂，长者近一尺，呈浅青灰色。

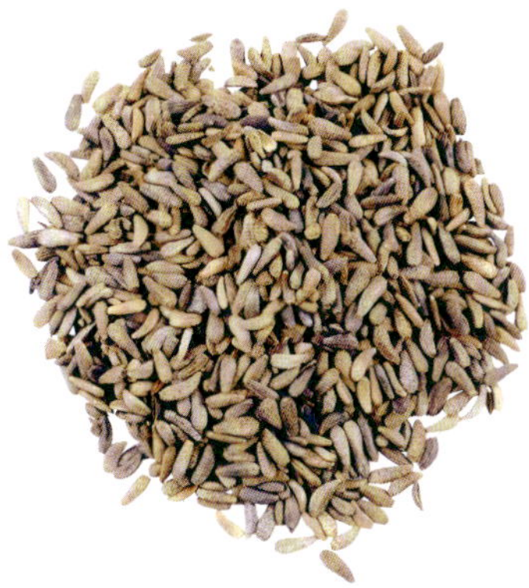

药理延伸

- 牛蒡子功用有四：治风湿，祛咽喉风热，散诸肿疮疡之毒，利凝滞腰膝之气。
- 根须蒸熟曝干，否则会使人想吐。
- 根做成果脯食用，对身体有益。茎叶宜煮汁酿酒服。冬天可采根，蒸晒后入药。
- 吞一枚，出痈疽根。
- 炒研煎饮，通利小便。
- 润肺散气，利咽膈，通十二经络。
- 消斑疹毒。

成品选鉴

牛蒡三月长苗，在七月采子，十月采根。根呈纺锤状，皮部黑褐色，有皱纹，肉质而直，内呈黄白色，味微苦而性黏。牛蒡子呈倒卵形，略扁，微弯曲，表皮呈褐色。

临床应用

牛蒡子：风热浮肿，咽喉闭塞，痰厥头痛，悬痈喉痛（生于上颚部的痈疡）。

牛蒡根、茎：流行性热病不退、烦躁发渴、四肢无力、不思饮食，喉中热肿，诸疮肿毒，月经不通、腹肋胀痛。

养生药膳

健脾化痰+增强脑力

补脑益智家常面

材料：

牛蒡、胡萝卜、小白菜各100克，香菇、芹菜各75克，茯苓10克，栀子5克，家常面90克，猪里脊薄片60克，盐适量

做法：

1. 将牛蒡、胡萝卜、香菇洗净，切块；芹菜、小白菜洗净，切段；茯苓、栀子洗净，备用。
2. 将胡萝卜块、香菇块、芹菜段、茯苓、栀子、牛蒡块等放入锅中，加入适量水，以大火煮沸，再转小火续煮30分钟，即成药膳高汤。
3. 高汤入锅，加入小白菜段和猪里脊薄片，烧开后放入家常面煮熟，加盐调味即可。

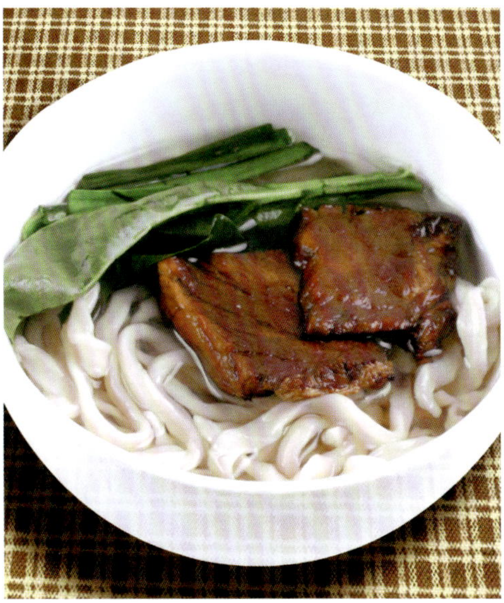

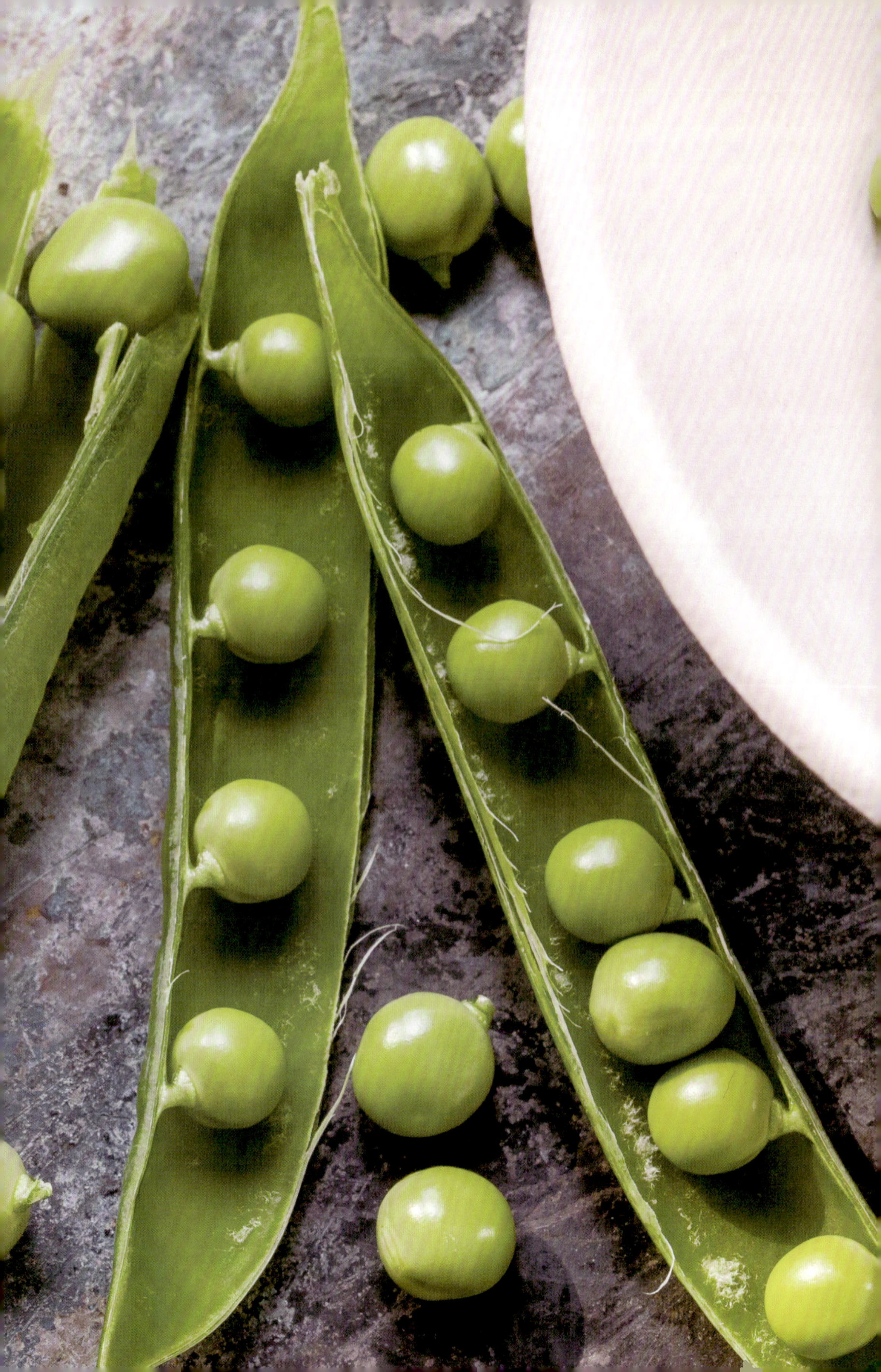

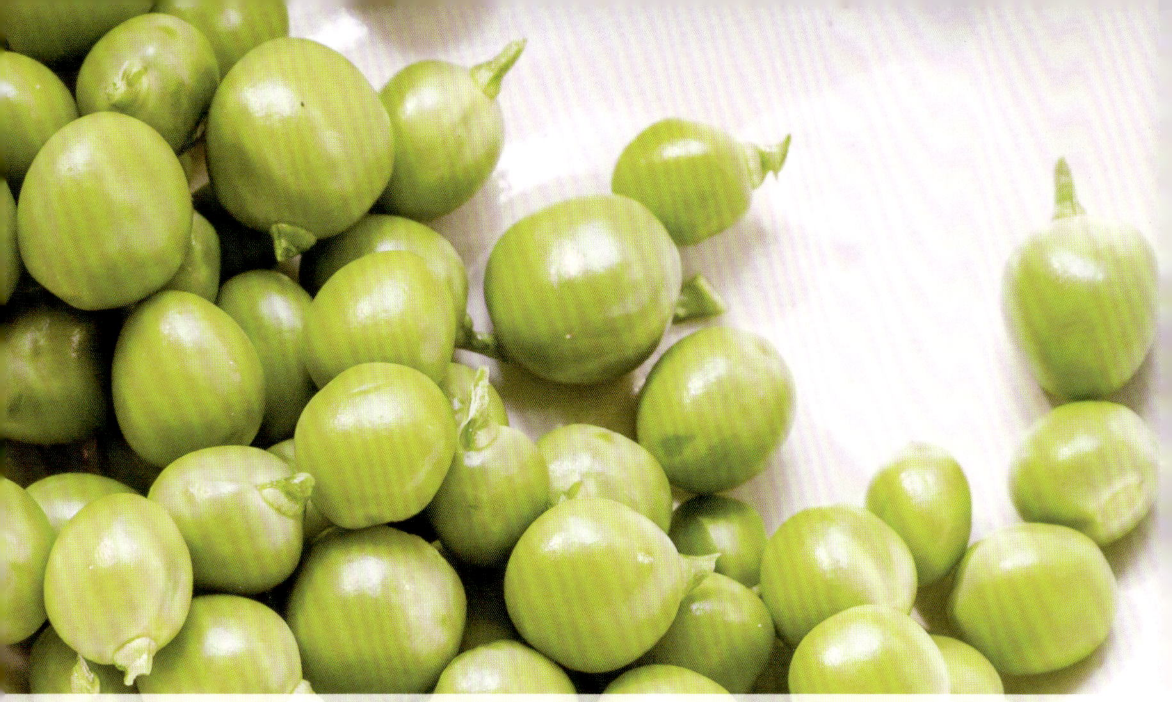

第四章

润肠利尿

润肠、利尿，是中医常用的排毒方法，排出毒素自然对身体健康有利，这是众人所熟知的道理。利尿排毒也是解毒的重要步骤。肠道方面的疾病是许多“吃得太好”的现代人所需要注意的。对于那些常常便秘、腹泻的患者，更需要改善肠道内环境，排出体内毒素。

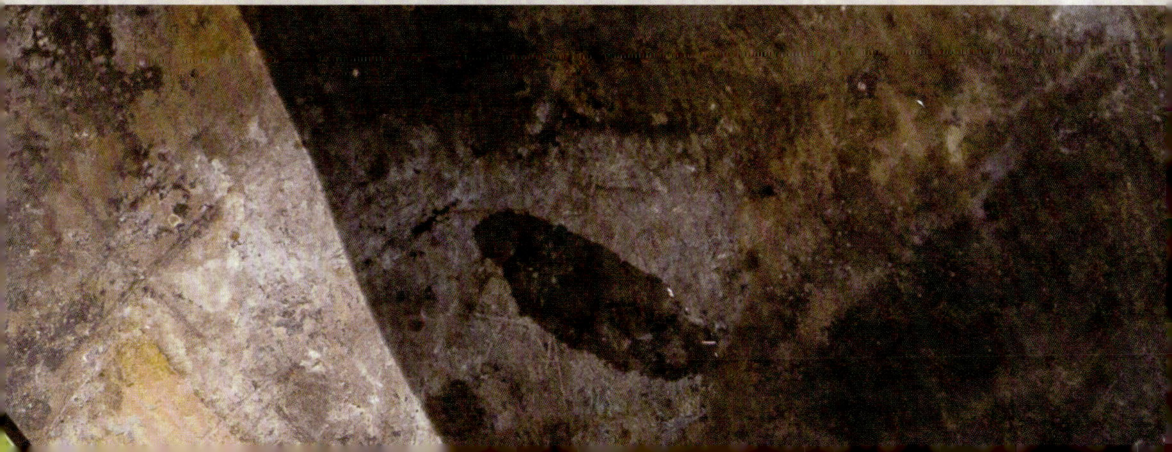

释名：仙灵脾、放杖草、弃杖草、千两金、干鸡筋、黄连祖、三枝九叶草、刚前

淫羊藿

yín yáng huò

温肾壮阳 · 补益精气

西川北部有淫羊这种动物，一日交合百遍，因食此草所致，所以称此草为淫羊藿。

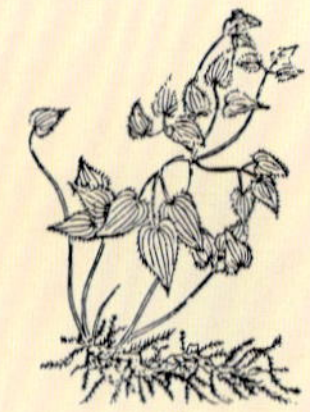

功效

补肾壮阳，祛风除湿。

有效成分

黄酮类化合物、木脂素、生物碱、挥发油等。

淫羊藿根

治男子亡阳不育，女子亡阴不孕。

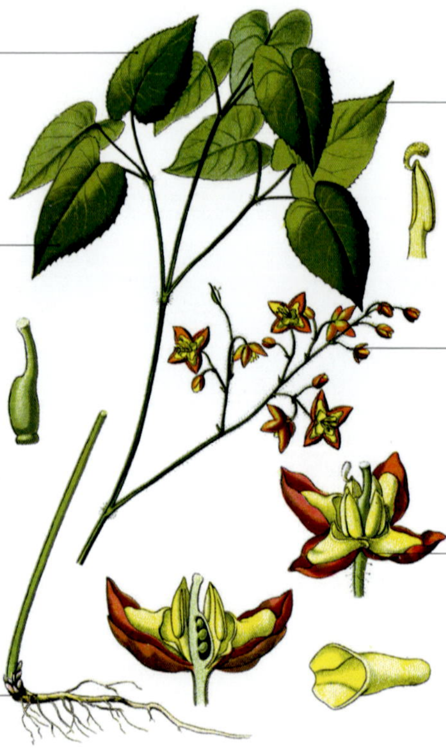

叶

治阴萎绝伤，阴茎疼痛。

性味

味辛、甘，性温，无毒。

花

能利小便，益气力，强志。

附方

［主治］	［材料］	［用法用量］
阳痿，腰膝冷，半身不遂	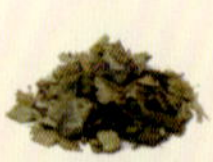 淫羊藿 + 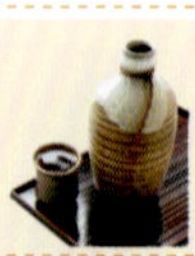 酒	淫羊藿一斤，用酒一斗浸泡，春夏季泡三天，秋冬季则泡五天，每日饮用，但不能大醉。
三焦咳嗽，腹满不思饮食，气不顺	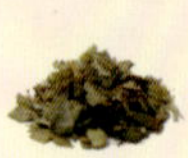 淫羊藿 + 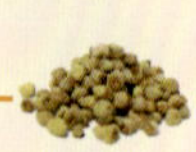 覆盆子 + 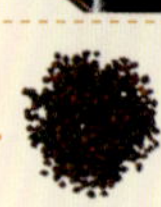 五味子 + 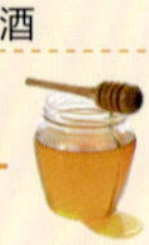 蜂蜜	用淫羊藿、覆盆子、五味子（炒）各一两，共研为末，加熟蜂蜜调和成如梧桐子大的药丸。每次服二十丸，用姜茶送服。
病后青盲，病程短	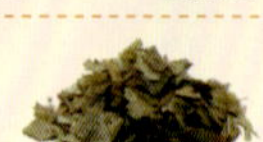 淫羊藿 + 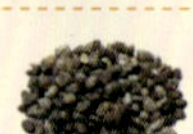 香豉	用淫羊藿一两、香豉一百粒，加水一碗半，煎至一碗，一次服完。

医家评说

《神农本草经》 治阴萎绝伤，阴茎疼痛。能利小便，益气力，强志。

《名医别录》 坚筋骨。消瘰疬赤痈（颈部、腋下的皮肤肿块及赤色化脓的肿块）；外洗杀虫、疗阴部溃烂。男子久服，有子。

《本草分经》 补命门，益精气，强筋骨，治男子绝阳不兴、女子绝阴不产。

形态特征

淫羊藿一根多茎，茎像粟秆且有三个分支，一个分支上有三片叶，叶长二三寸，像杏叶和豆藿，表面光滑，背面色淡，其根为紫色、有须。四月开白花，但也有开紫花的，五月便可采叶晒干，其根、叶皆可使用。

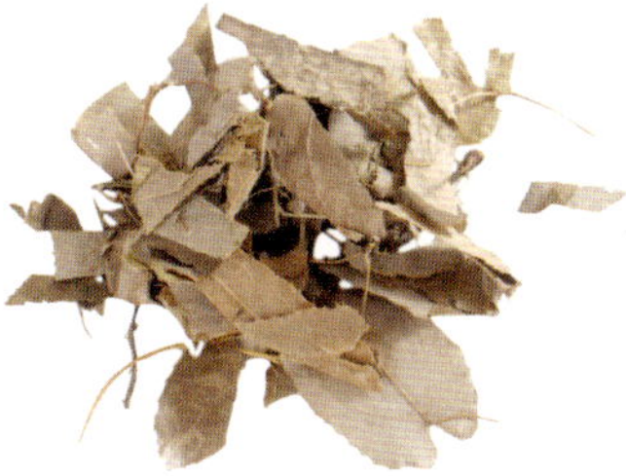

药理延伸

- 与山药、紫芝相使，放酒炒用，效果更佳。
- 淫羊藿能益精气，肾阳不足的人尤为适宜。
- 淫羊藿有补肾壮阳、益精起痿之力，对男子阳痿早泄、妇人宫冷不孕有效。辛能走窜，有通经络、祛风湿、通百脉、强筋骨、温中散寒之效。
- 治男子亡阳不育，女子亡阴不孕，老人昏昧不明，中年健忘，一切冷风劳气，筋骨挛急，四肢麻木。能补腰膝，强心力。
- 淫羊藿为手阳明、足阳明、三焦、命门之药。

成品选鉴

以梗少、叶多、色黄绿、叶子的边缘有刺，而且有一股羊膻味，不破碎者为佳；相反，碎叶多，而且有异味者则不宜购买。

临床应用

治疗阳痿、腰膝冷痛及半身不遂，三焦咳嗽引起的腹满，小儿夜盲。

养生药膳

补肾阳+强筋骨+祛风湿

淫羊藿炖土鸡

材料：

土鸡300克，淫羊藿20克，生姜10克，干黑木耳2克，大枣5颗，枸杞子2克，葱适量，料酒5毫升

做法：

1. 土鸡切块，以沸水氽烫，洗去血水；生姜切片；黑木耳泡发；枸杞子和大枣洗净；葱切段。
2. 锅中放入生姜片、葱段、料酒，加入土鸡块煸炒，然后加入适量水，以及淫羊藿、黑木耳、枸杞子和大枣，炖至熟烂即可。

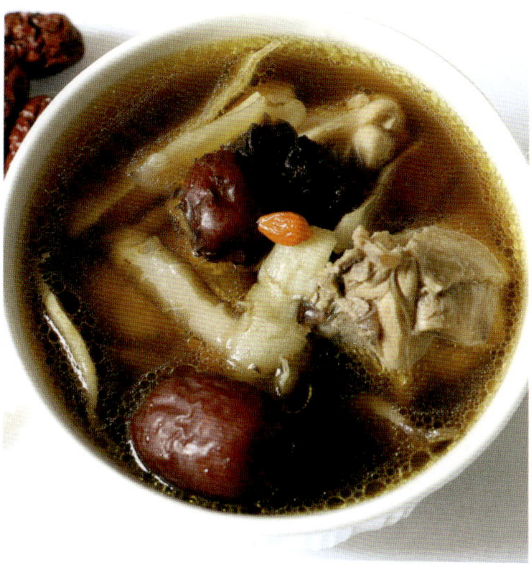

润肠利尿

释名：肉松容、黑司命

肉苁蓉

ròu cōng róng

润肠通便 · 延年益寿

此物补而不峻猛，所以有“从容”之号。“从容”，即缓和的样子。

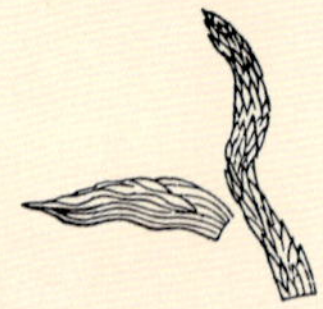

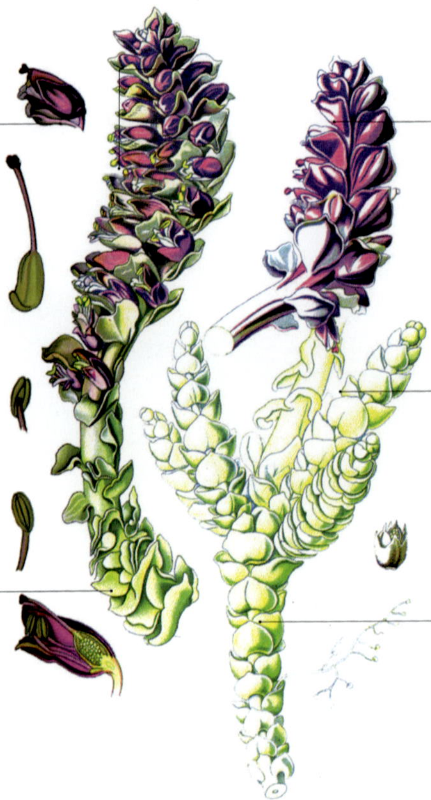

有效成分

生物碱、氨基酸等。

花

治妇女腹中积块，久服则轻身益髓。

功效

补肾阳，益精血，润肠道。

茎

主五劳七伤，补脾胃，除阴茎寒热痛。

性味

味甘，性微温，无毒。

附方

[主治]	[材料]	[用法用量]
劳伤，精败面黑	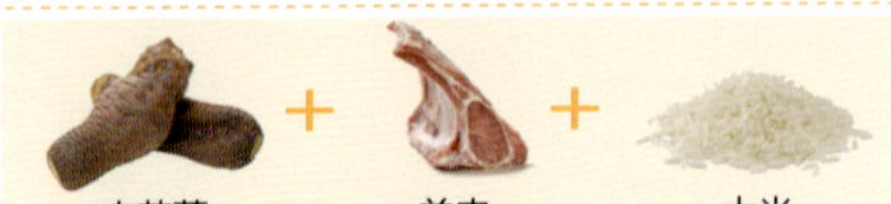 肉苁蓉 + 羊肉 + 大米	用肉苁蓉四两，加水煮烂后，切薄片，放入羊肉与大米，煮成粥空腹食用。
肾虚所致小便混浊	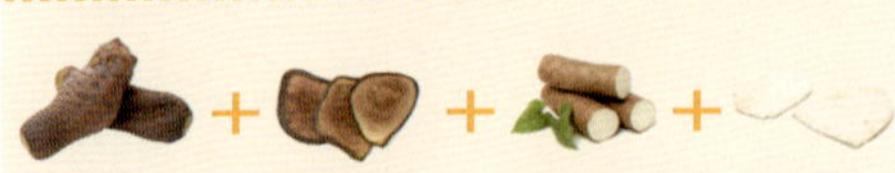 肉苁蓉 + 鹿茸 + 山药 + 茯苓	肉苁蓉、鹿茸、山药、茯苓各等份，共研为末，加米糊调和成梧桐子大的丸子，每次用大枣汤送服三十丸。
消渴善饥	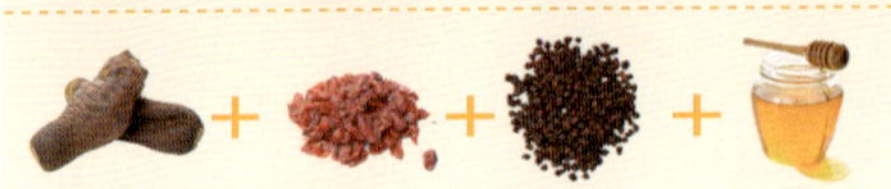 肉苁蓉 + 山茱萸 + 五味子 + 蜂蜜	肉苁蓉、山茱萸、五味子各等份，共研为末，加蜜调和成如梧桐子大的丸子，每次用盐酒汤送服二十丸。

医家评说

《神农本草经》 肉苁蓉主五劳七伤，补脾胃，可去除阴茎寒热痛；亦可养五脏，益精气，提升生育能力。

《名医别录》 除膀胱邪气及腰痛，止痢。

《日华子诸家本草》 治男子阳衰不育，女子阴衰不孕。能滋五脏，生肌肉，暖腰膝。治疗男子遗精、遗尿，女子带下阴痛。

形态特征

肉苁蓉生于河西山阴地，呈丛生状，时值二至八月可采挖。生时像肉，羊肉羹中加入肉苁蓉，对补虚乏较佳。穗状花序，线状披针形或卵状披针形。蒴果卵形，种子多数，微小，椭圆状卵形。

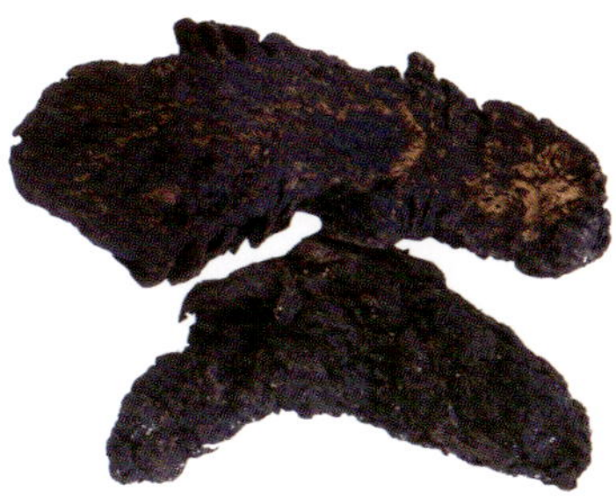

药理延伸

- 肾中命门相火不足者，可用肉苁蓉补之。因其是肾经血分药，凡服用肉苁蓉来治肾，必放心。
- 在我国西部地区，人们多将肉苁蓉当作食物，只刮去鳞甲，用酒浸洗去黑汁，切成薄片，和山芋、羊肉一起做成羹汤，味道极佳且对人体有益，胜过服用补药。
- 洗去肉苁蓉的黑汁，可去除气味。只有鲜嫩者才可以用来做成羹，太老则味苦，不宜用。
- 能益髓，使面色红润，延年益寿。大补，有壮阳之功，并可疗女子血崩。

成品选鉴

扁圆柱形，稍弯曲。表面呈棕褐色或灰棕色，密覆瓦状排列的肉质鳞片。以条粗壮、密被鳞叶、色棕褐、质柔润者为佳。

临床应用

劳伤，肾虚致使小便混浊，汗多所致肠燥便秘，消渴善饥。

养生药膳

补气养血+润肠通便+补肾益精

黑豆苁蓉汤

材料：

肉苁蓉10克，黑豆250克，贻贝200克，生姜少许，盐适量

做法：

1. 铁锅不加油，将黑豆炒至裂开，用清水洗去浮渣，晾干。
2. 用清水洗净肉苁蓉、贻贝，生姜切片备用。
3. 在煲锅内放入适量清水，将生姜片投入其中，开大火煮沸；放入黑豆、肉苁蓉、贻贝，用中火煲煮3小时，起锅前加适量盐调味即可。

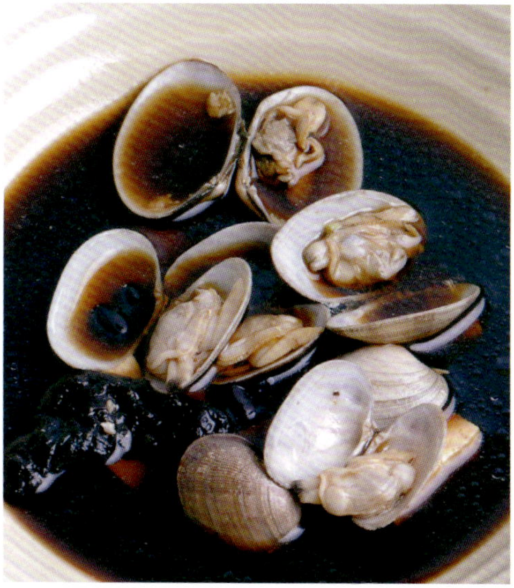

释名：赤苏、桂荏

紫苏

zǐ sū

润肺宽肠 · 利大小便

苏，从“稣”，“舒畅”的意思。苏性舒畅，能行气活血，所以称为苏。称紫苏，是为了与白苏相区别。

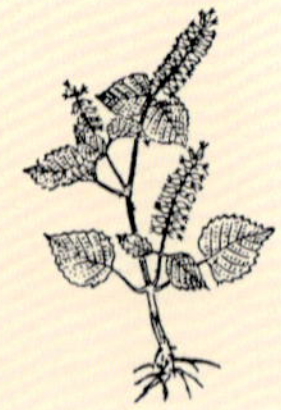

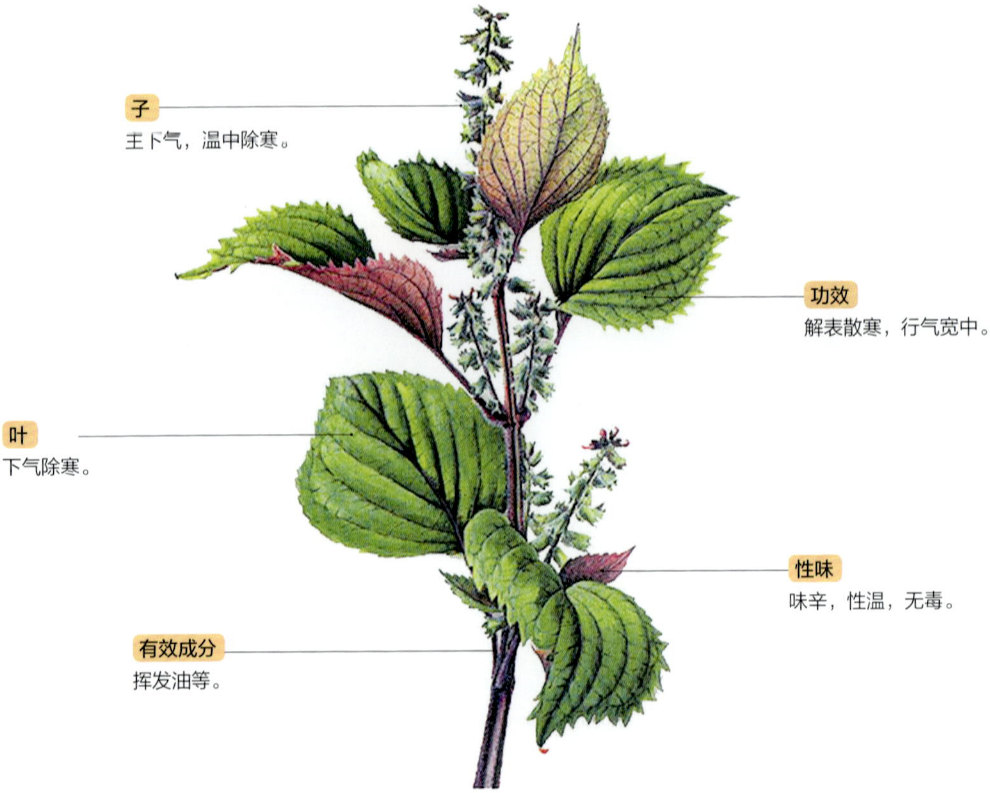

附方

［主治］	［材料］	［用法用量］
感寒上气	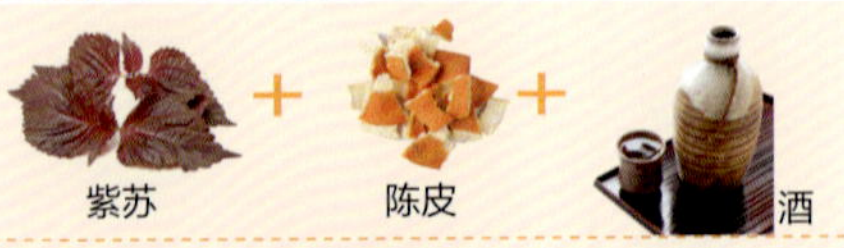 紫苏 + 陈皮 + 酒	紫苏叶三两、陈皮四两，加酒四升，煮取一升半，分两次服。
伤寒所致气喘不止	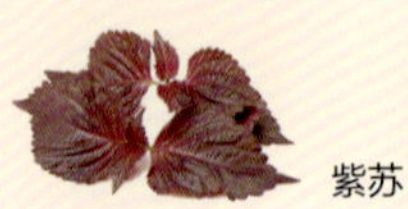 紫苏	用紫苏一把，加水三升， 煮取一升，缓慢饮服。
刀疮所致出血不止	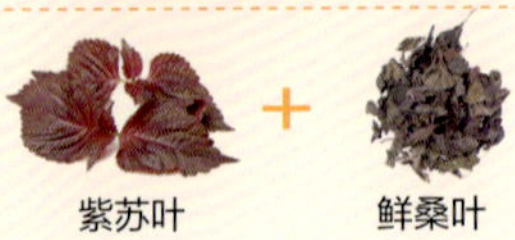 紫苏叶 + 鲜桑叶	取嫩紫苏叶、桑叶同捣烂，外敷伤口。

医家评说

《名医别录》 下气除寒，其子功效更好。

明朝医学家李时珍 解肌发表，散风寒，行气宽中，消痰利肺，可和血、温中止痛，定喘安胎，解鱼、蟹毒，治蛇犬咬伤。此外，可顺气、治风邪（中医对外界环境致病因素的称呼），利膈宽肠。

《日华子诸家本草》 紫苏子调中，益五脏，止霍乱所致呕吐反胃，补虚劳，健身体，利大小便，破症结，消五膈，消痰止咳，润心肺。

形态特征

紫苏为一年生草本植物，具有特异芳香，茎直立，断面四棱，其株多分枝，密生细柔毛，呈绿色或紫色。此外，叶两面有时全绿或全紫，而叶面绿色、叶背紫色者亦有。

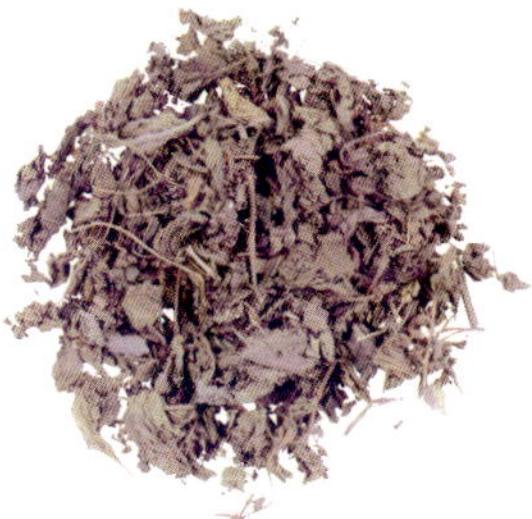

药理延伸

- 紫苏味辛，入气分；其色紫，入血分。与陈皮、砂仁同用，则行气安胎；与藿香、乌药同用，则温中止痛；与香附、麻黄同用，则发汗解肌；与川芎、当归同用，则和血散血；与木瓜、厚朴同用，则散湿解暑，治霍乱、脚气；与桔梗、枳壳同用，则利膈宽肠；与杏仁、萝卜籽同用，则消痰定喘。
- 紫苏子治上气咳逆、冷气及腰腿部风湿。研汁煮粥长期吃，能使人身体强壮。

成品选鉴

紫苏子呈卵圆形，表面灰褐色，果皮脆薄，种子富油性，压碎后有浓郁的香气。尝起来满口酥香之后有微微的苦味。挑选紫苏时，以色紫、叶大不碎、没有枝梗、香气浓郁者为佳。

临床应用

伤寒所致气喘不停，突然呃逆不止，刀创出血，鱼蟹中毒。

润肠利尿

养生药膳

瘦身美容+清热生津

纤瘦蔬菜汤

材料：

紫苏10克，苍术10克，豌豆100克，胡萝卜、白萝卜各50克，四季豆20克，葱2克，欧芹叶、盐各适量

做法：

1. 将紫苏、苍术与适量清水放入锅中，以小火煮沸，滤取药汁备用。
2. 白萝卜去皮洗净，切块；胡萝卜洗净，切片；四季豆洗净，切段；葱洗净，切末；豌豆洗净备用。
3. 药汁倒入锅中，加入做法2的所有材料煮沸，加盐调味即可食用，盛出后可放上欧芹叶作为装饰。

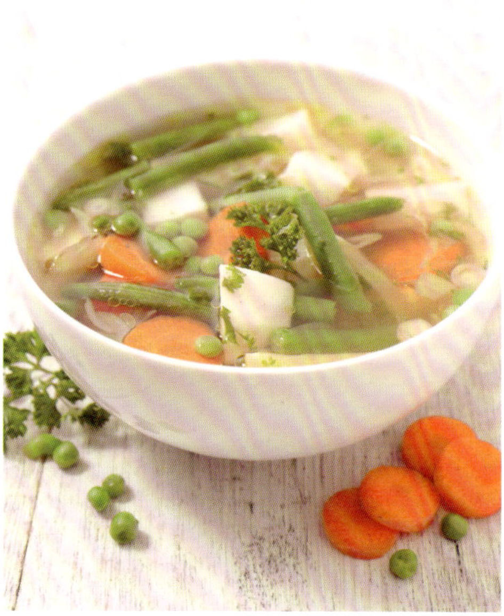

释名：当道、牛遗、牛舌草、车轮菜、地衣、蛤蟆衣、马舄

车前草

chē qián cǎo

清热利尿·凉血解毒

陆玑《诗义疏》中说，此草爱长在路旁及牛马足迹中，所以有车前、当道、马舄、牛遗等别名。

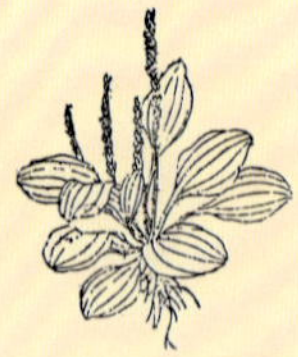

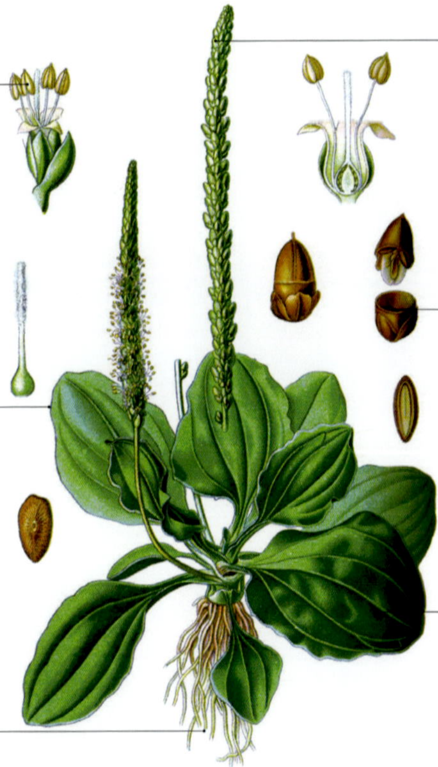

性味 味甘，性寒，无毒。

子 能利小便、除湿痹。

功效 利水通淋，明目祛痰。

有效成分 车前子碱、胆碱、腺嘌呤等。

根 能止烦下气。

叶 主金疮出血，鼻出血，瘀血。

附方

[主治]	[材料]	[用法用量]
小便不通	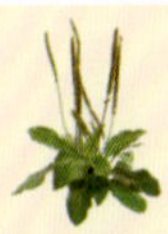 车前草	车前草一斤，加水三升，煎取一升半，分三次服。
小便尿血	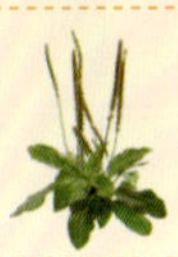 车前草	鲜车前草捣汁五合，空腹服。
热痢不止	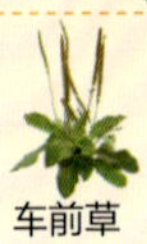 车前草 + 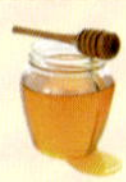 蜂蜜	鲜车前草捣汁一盏，加蜂蜜一合同煎，温服。

医家评说

《神农本草经》 车前子主下腹至阴囊胀痛、小便不畅或尿后疼痛，能利小便、除湿痹。

《日华子诸家本草》 通小便淋涩。治脱精、心烦，下气。

《医学启源》 主小便不通，导小肠中热。

《滇南本草》 消上焦火热，止水泻。

《名医别录》 车前子主男子伤中、女子小便淋漓不尽、食欲不振，能养肺，强阴益精，明目，疗目赤肿痛。

形态特征

车前草在初春时长出幼苗，叶子满地像匙面，连年生长者约长一尺多。从中抽出数茎，其结长之穗像鼠尾。穗上的花很细密，色青微红，而果实呈红黑色。

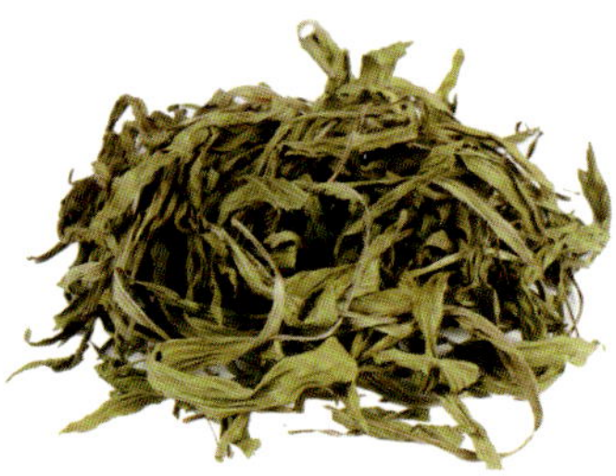

药理延伸

- 使用前须以水淘去泥沙，晒干。要炒过才能入汤液；入丸散，则应以酒浸泡一夜，蒸熟研烂，做成饼晒干，再焙后研末。
- 车前子能利小便而不走气，与茯苓作用相同。
- 车前草及根主金疮出血、鼻出血、瘀血、血块、便血、小便红赤，能止烦下气、除小虫。
- 车前子去风毒，主肝中风热，毒风冲眼，赤痛障翳，头痛，流泪。能压丹石毒，除心胸烦热。
- 车前子清小肠热，止暑湿伤脾所致的痢疾。
- 车前叶主泄精，治尿血，能明目，利小便，通五淋。

成品选鉴

车前叶呈灰绿色而卷曲，展平成椭圆形，花茎顶部有留存尚未开放的花。气微，味甘而带黏液性。车前子以粒大、色黑、白点明显、洁净者为佳。

临床应用

因血淋或石淋引起的小便疼痛，小便不通或有血尿，金疮出血，肠胃湿热所致的痢疾不止。

润肠利尿

养生药膳

健脾胃+清热利尿

车前草猪肚汤

材料：

鲜车前草50克，薏苡仁30克，杏仁10克，大枣3颗，猪肚半副，猪瘦肉100克，盐5克，食用油、淀粉各适量

做法：

1. 猪肚用食用油、淀粉反复搓揉，除去黏液和异味，洗净，稍汆烫后取出切块。
2. 鲜车前草、薏苡仁、大枣等分别洗净。
3. 将适量清水放入瓦煲内，煮沸后加入所有材料，大火烧开后转小火煲熟即可。

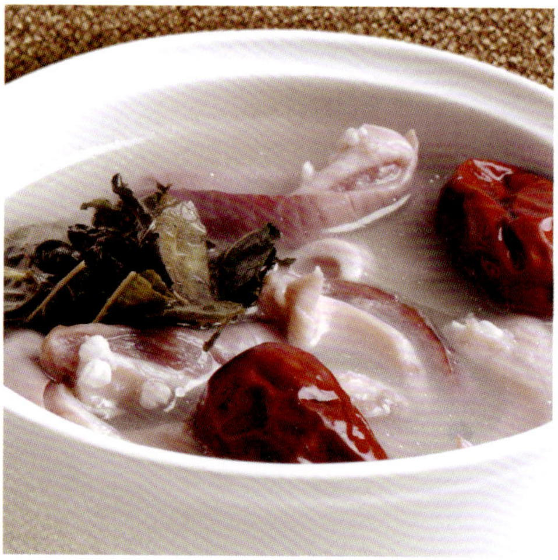

释名：水泻、鹄泻、及泻、芒芋、禹孙、水泽、如意花、车苦菜、天鹅蛋、天秃、一枝花

泽泻

zé xiè

消肿除湿 · 通利小便

除去水患叫泻，如泽水之泻。因禹能治水，所以称泽泻为禹孙。

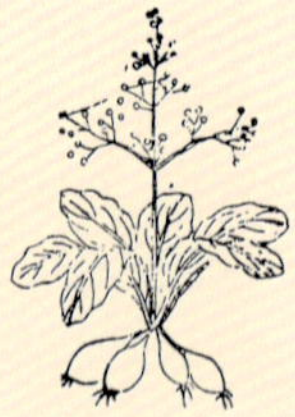

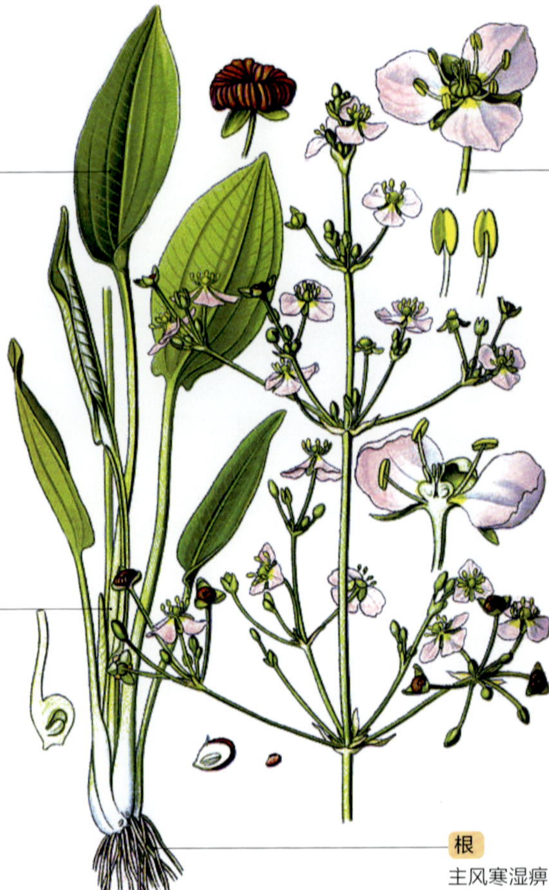

性味

味甘，性寒，无毒。

有效成分

挥发油、生物碱、天门冬素、树脂等。

功效

利水渗湿，泄热。

根

主风寒湿痹，乳汁不通，能养五脏，益气力。

附方

［主治］	［材料］	［用法用量］
水湿肿胀	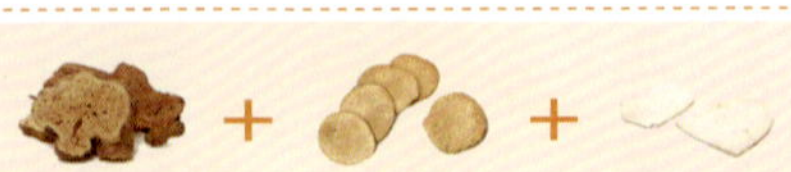 白术 + 泽泻 + 茯苓	白术、泽泻各一两，研为末或做成丸子，每次用茯苓汤送服三钱。
暑天吐泻，头晕，口渴，小便不利	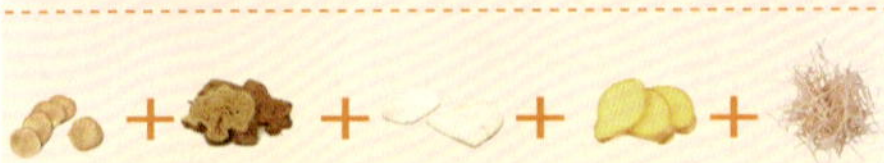 泽泻 + 白术 + 茯苓 + 生姜 + 灯芯草	用泽泻、白术、茯苓各三钱，生姜五片，灯芯草十根，加水一盏，煎至八分，温服。

医家评说

战国时代名医扁鹊 多服，伤人眼。

南北朝名医徐之才 与海蛤、文蛤相畏。

《神农本草经》 主风寒湿痹，乳汁不通、能养五脏，益气力，使人肥健，可消水。

隋唐名医甄权 主肾虚遗精、滑精，通五淋，利膀胱热，能宣通水道。

形态特征

泽泻的沉水叶为条形或披针形，而挺水叶则呈宽披针形、椭圆形或卵形。地下茎呈球形或卵圆形，密生多数须根。花丛自叶丛中生出，为大型轮生状的同锥花序，小花梗长短不一。

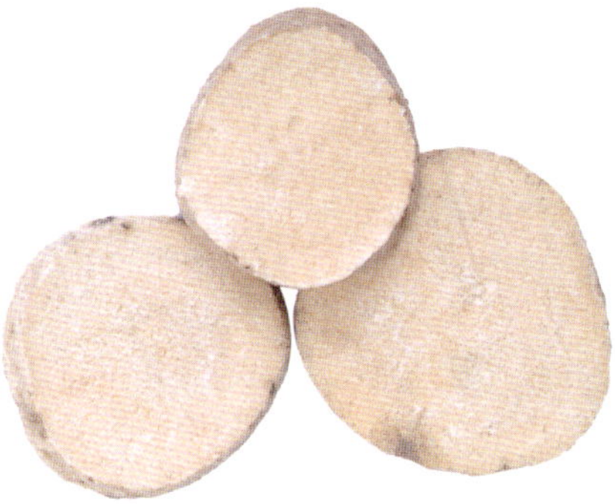

药理延伸

- 入肾经，去旧水，养新水，利小便，消肿胀，能渗泄止渴。
- 利水，治心下水痞（因水气上逆所造成的气机不顺）。
- 渗湿热，行痰饮，止呕吐、泻痢、疝痛、脚气。
- 泽泻是除湿的圣药，入肾经，可治小便淋沥，去阴部潮湿。但若无此病服用，恐会使人目盲。
- 主头晕耳虚鸣，筋骨挛缩，通小肠，止尿血。
- 补虚损五劳，除五脏气血阻塞不畅的症状，起阴气，止泄精、消渴、淋沥，逐膀胱及三焦停水。

成品选鉴

泽泻表面呈黄白色或淡黄棕色，质坚实，断面黄白色，有多数细孔。气微，味甘。以块大、黄白色、光滑、质充实、粉性足者为佳。

临床应用

水湿肿胀，暑天吐泻、头晕、口渴、小便不利，带下，痰饮停留、肾阴不足、虚火亢盛。

养生药膳

补肝肾+降血脂+强身体

六味地黄鸡汤

材料：

泽泻10克，熟地黄25克，山茱萸10克，丹皮10克，茯苓10克，大枣8颗，鸡腿2只

做法：

1. 鸡腿洗净，剁成块，放入沸水中汆烫，捞出备用；其他材料冲干洗净，备用。
2. 将鸡腿块和其他材料盛入炖锅，加适量水，以大火煮开，煮沸后转小火慢炖30分钟即可。

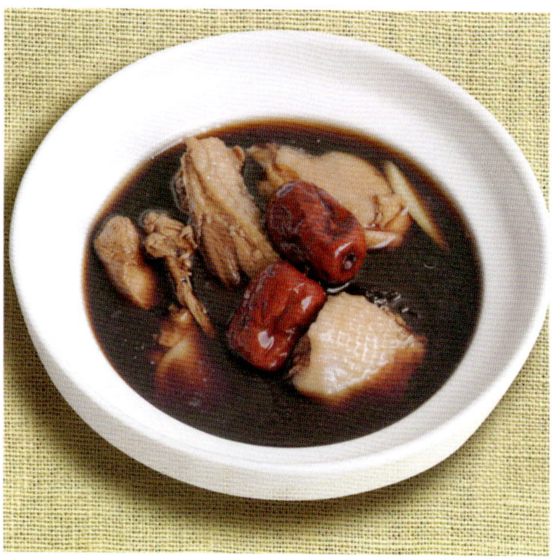

释名：胡豆、戎菽、回鹘豆、毕豆、青小豆、麻累、麻豆、戎豆、青豆、斑豆

豌豆

wān dòu

清凉解暑 · 利尿止泻

因其苗柔弱弯曲，故名豌豆。最早种于胡地，嫩时为青绿色，老时麻斑花色，因此又有胡豆、戎豆、青豆、斑豆、麻豆戎菽、回鹘豆、毕豆、青小豆、麻累等名称。

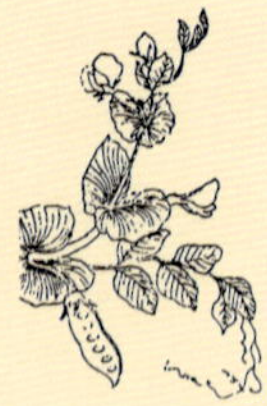

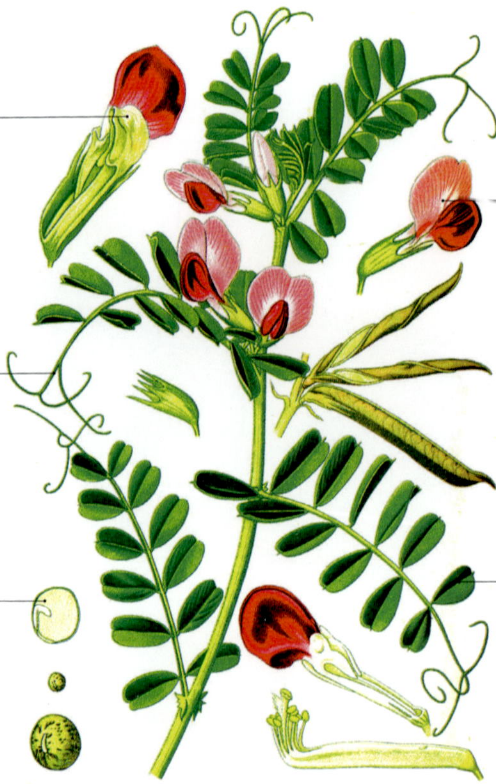

性味
实：味甘，性平，无毒。
有效成分
维生素 C、胡萝卜素、铁、钾、膳食纤维等。
实
治消渴。
功效
补中益气，利尿。
叶
利小便，除腹胀满。

附方

[主治]	[材料]	[用法用量]
中气不足	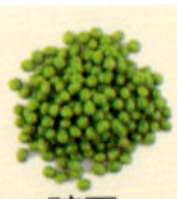 豌豆 + 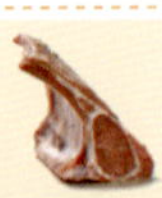 羊肉	豌豆五十克，捣去皮，同羊肉煮食。
湿浊阻滞，脾胃不和	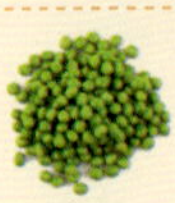 豌豆 + 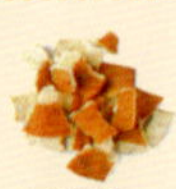 陈皮 + 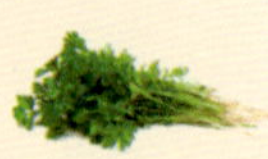 芫荽	豌豆一百二十克、陈皮十克、芫荽六十克，加水煎汤，分两三次温服。
烦热口渴，产后乳汁不下	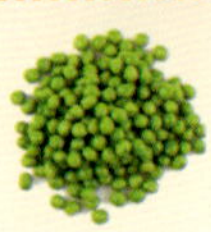 嫩豌豆	嫩豌豆二百五十克，加水适量，煮熟淡食并饮汤。

医家评说

唐代医学家陈藏器 清煮食用，治消渴。

唐代医学家孙思邈 除吐逆，止下泻痢疾，利小便，除腹胀满。

《本草从新》 理脾胃。

《医学纂要》 利小便。

形态特征

豌豆小叶呈长圆形至卵圆形，全缘。花冠为白色或紫红色；花柱扁，内侧有须毛。荚果呈长椭圆形，内有坚纸质衬皮；种子为圆形，有2~10颗，为青绿色，干后变为黄色。

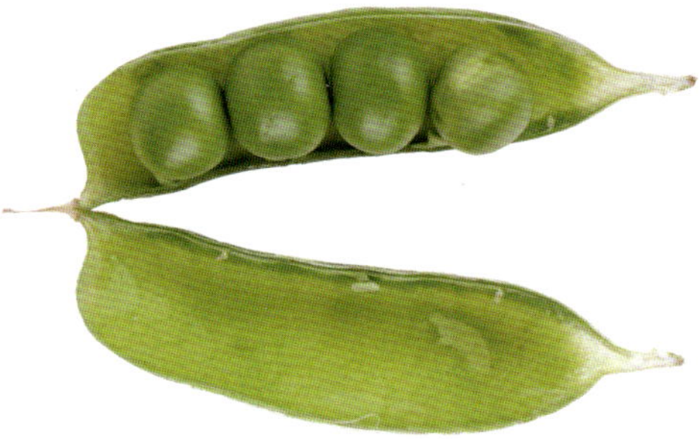

药理延伸

- 由于豌豆属土，故主治脾胃之病。
- 豌豆苗有除皱的功效。
- 煮成汤喝，能解乳石毒发。研成末，可涂痈肿痘疮。用豌豆粉洗浴，可除去污垢，使人面色光亮。
- 调营卫，益中平气。煮来食用，能下乳汁。

成品选鉴

选购豌豆荚时，抓一把豆荚，看能不能弄得豆荚声音作响，如果有响声则是较好的豌豆。选购豌豆时，以籽粒饱满、色泽鲜绿、没有虫蛀者为佳，口感佳、营养价值高。用手捏豌豆，较老的豌豆要比新鲜的豌豆更硬一些。新鲜豌豆的豆肉不会明显分开，而老豌豆的两瓣豆肉会自然分开。

临床应用

乳汁不通，脾胃不适，呃逆呕吐，心腹胀痛，口渴泻痢。

养生药膳

健脾益胃+滋肾益精

豌豆荚炒山药

材料：

豌豆荚50克，山药250克，冬笋200克，盐3克，香菇、胡萝卜、辣椒、食用油、水淀粉各适量

做法：

1. 香菇洗净，泡发切块；豌豆荚洗净；胡萝卜洗净，切片；辣椒洗净，切段；山药洗净，去皮，切薄片；冬笋洗净，去皮，切丝。
2. 烧热油锅，放入香菇块、辣椒段稍微拌炒，放入胡萝卜片、山药片等同炒，然后加少许水，收汁后放入豌豆荚，最后用水淀粉勾一层薄芡，加盐调味，出锅摆盘即可。

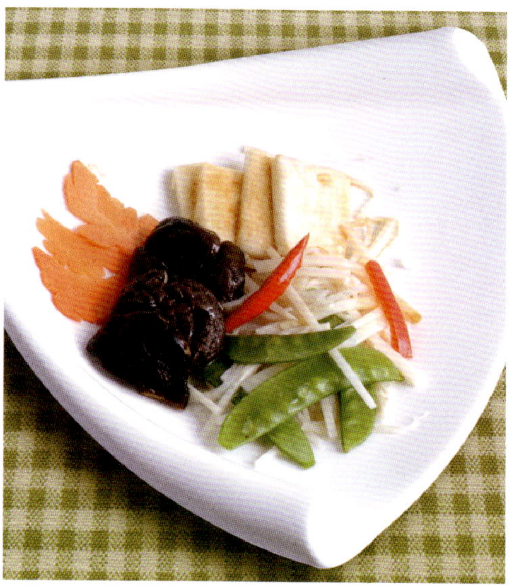

释名： 纶布、昆布

海带

hǎi dài

化痰软坚 · 利水消肿

海带产于东海水中的石头上，像海藻但要粗些，柔韧且长。中医用其利水，作用比海藻强。

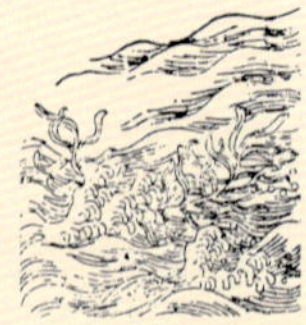

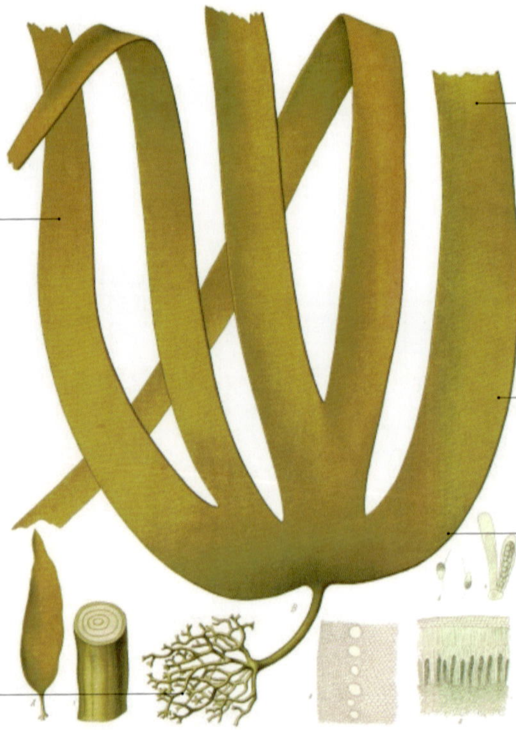

叶

治地方性甲状腺肿大。

有效成分

碘、钾、褐藻酸、甘露醇等。

功效

软坚化痰，利水消肿。

根

主催生，治妇人病，消水肿。

性味

味咸，性寒，无毒。

附方

[主治]	[材料]	[用法用量]
高脂血症	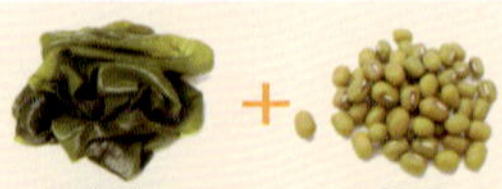 海带 + 绿豆	海带、绿豆各一百五十克。海带与绿豆共煮至豆烂，每日两次，连续服用。
淋巴结肿大	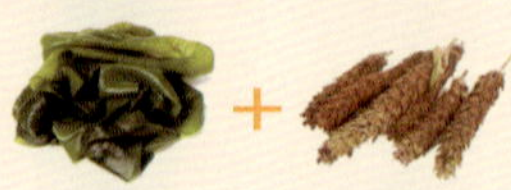 海带 + 夏枯草	海带三十克、夏枯草十五克，加水煎服。
睾丸肿痛	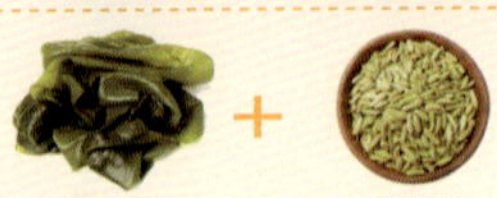 海带 + 小茴香	海带三十克、小茴香六克，水煎，食海带，饮汤。

医家评说

《嘉祐补注本草》 主催生，治妇人病，消水肿。

《名医别录》 其性寒，味咸，无毒，入脾、胃二经。能软坚散结，消痰平喘，通行利水。对瘿瘤（颈项或腋窝出现的淋巴结核）、痰热咳喘、水肿最宜。

《本草经疏》 海带咸能软坚，其性润下，寒能除热散结，故主十二种水肿、肛瘘（肛门周围的疮口反复流脓或脓血，甚至流出粪便）。

《食疗本草》 下气，久服海带令人瘦。

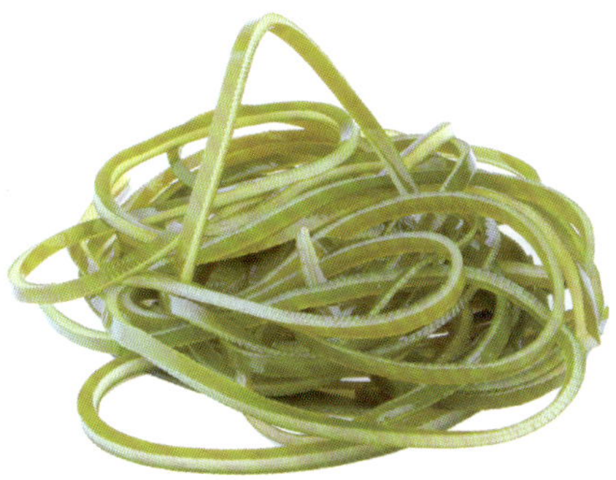

形态特征

藻体为褐色，呈长带状。藻体大致可分为固着器、柄部和叶片三大部分。固着器为假根状，柄部粗短呈圆柱形，柄上部为宽大长带状的叶片。在叶片中央有两条平行的浅沟，中间为中带部，其两缘较薄，有波状皱褶。

药理延伸

- 可治水肿脚气，但脾胃虚寒或身体消瘦的人不宜多吃。
- 可治小便不利。
- 消痰软坚、利水消肿。
- 治部分甲状腺肿大。

成品选鉴

海带生长在我国东海，色黑黄，其韧度足以制成绳索，是一种纯天然的海洋植物，因其在海底大片生长，故有“海底森林”之称。选购时，以者片大、肉厚、黑褐色、无沙泥、无杂质、干燥者为佳。

临床应用

痰饮水肿，瘿瘤，睾丸疼痛，高脂血症。

润肠利尿

养生药膳

美容排毒+消脂通便

素高汤

材料：

干海带50克，香菇50克，圆白菜300克，胡萝卜、白萝卜各300克，黄豆芽100克，玉米粒200克，醋适量

做法：

1. 将干海带洗净，用水浸泡1个小时后，切丝；香菇、黄豆芽、玉米粒洗净，沥干水分；圆白菜洗净，切丝；胡萝卜、白萝卜洗净，切块，备用。
2. 锅洗净、上火，倒入适量水，水滚后加入所有材料，用小火煮1.5小时，最后滤取汤汁饮用。

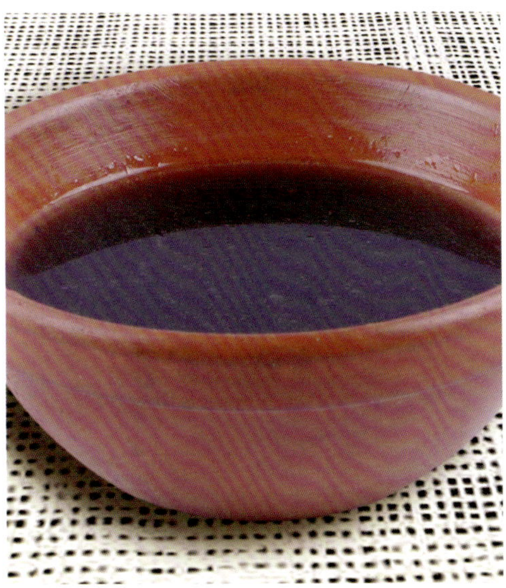

释名：胡麻、巨胜、方茎、狗虱、油麻、脂麻

芝麻

zhī ma

滋润肌肤 · 润肠解毒

按沈括的《梦溪笔谈》所说，胡麻也就是今天的芝麻。古时中国只有大麻，它的果实叫蕡。汉朝时，张骞从大宛引进油麻种植，所以又称其为胡麻。

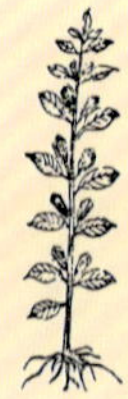

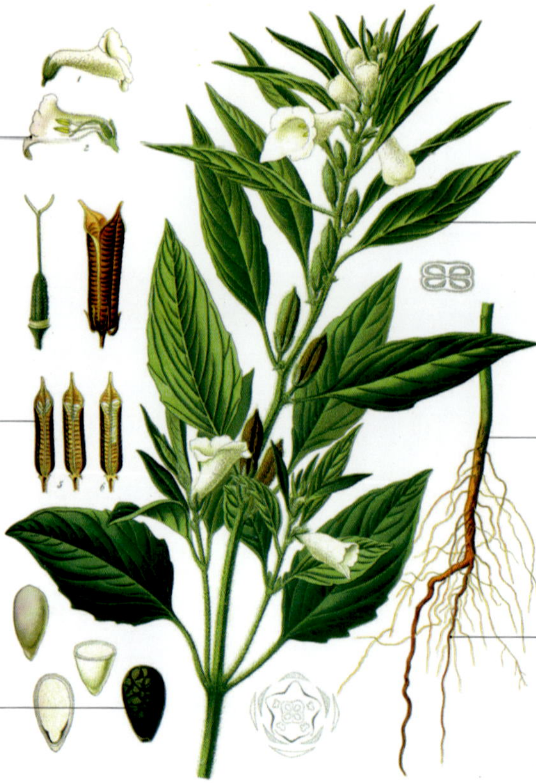

附方

［主治］	［材料］	［用法用量］
偶感风寒	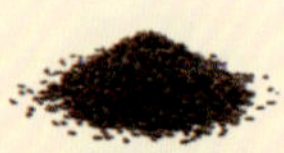 黑芝麻 + 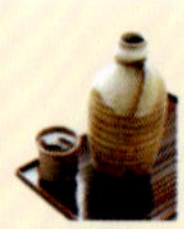 酒	将黑芝麻炒焦，趁热捣烂，泡酒饮用。饮后暖卧，以微出汗为好。
痈疽发背初起	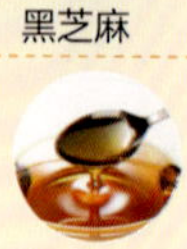 麻油 + 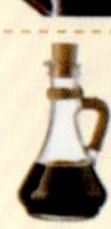 醋	麻油一斤，用银器煎二十沸，加好醋二碗。分作五次服，一日服完。
腰脚疼痛	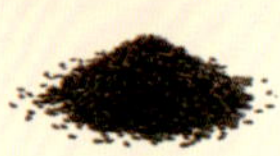 黑芝麻	黑芝麻一升，熬香后捣成末。每日服一小升，服至一斗则愈。以生姜汁或蜂蜜汤、温酒送下均可。

医家评说

《神农本草经》 主伤中虚亏，补五脏，增气力，长肌肉，填髓脑。长期服用，轻身不老。

《名医别录》 坚筋骨，明耳目，耐饥渴，延年益寿。治疗金疮、止疼痛，以及伤寒温疟呕吐后所致身体虚热且嗜睡。

明朝医学家李时珍 麻油能解热毒、食毒、虫毒，杀诸虫蝼蚁。此外，亦可祛风、润肠。

形态特征

茎直立呈方形，表面有纵沟；而叶对生，呈椭圆形或披针形；蒴果呈筒状，长2～3厘米，成熟后会裂开，弹出种子。

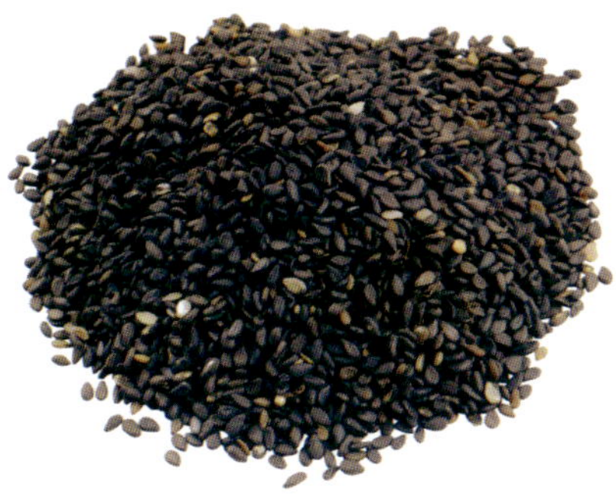

药理延伸

- 麻油为炒熟芝麻所出，味道香美。如果煎炼过后，则与火无异。
- 炒后服用，可预防中风。
- 芝麻能补中益气，润养五脏，滋补肺气，止心惊，利大小肠，耐寒暑，逐风湿气，治劳伤、产后体虚疲乏。此外，亦能催生，使胎盘尽快剥离。而将它研成细末涂抹在头发上，能促进头发生长。
- 生嚼后涂抹在小孩的头疮上，有一定疗效。煎成汤洗浴，疗恶疮和妇女的带下病。
- 胡麻叶熬汤洗头，可去头屑、润发，滋润肌肤， 益血色。
- 胡麻叶主五脏邪气、风寒湿痹。益气，补脑髓，坚筋骨。长期服用，使人耳聪目明，不饥不老，延年益寿。

成品选鉴

选购黑芝麻宜选择颜色偏深黑的，选购白芝麻宜选购颜色偏米黄色的。芝麻的颗粒越饱满，其营养价值越高，且显色鲜亮者较佳。

临床应用

精血亏虚，头晕眼花，须发早白，肠燥便秘。

养生药膳

滋阴益气+生津润肺

黑白芝麻拌蔬菜

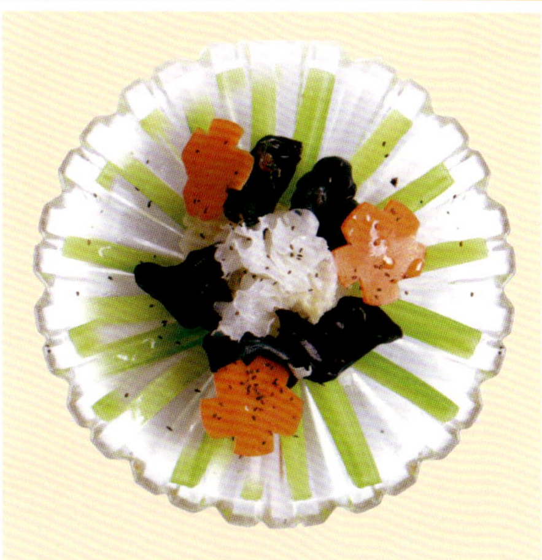

材料：

黑芝麻、白芝麻、芹菜、胡萝卜、生姜、盐、白糖、麻油、食用油各适量，干黑木耳、干银耳各15克

做法：

1. 干黑木耳、干银耳以温水泡开、洗净；芹菜洗净，切段；胡萝卜洗净，切雪花片。
2. 将上述材料以开水氽烫，捞起备用。
3. 将黑芝麻、白芝麻以食用油爆香，拌入调料外的所有食材，最后加入盐、白糖、麻油拌匀即可。

释名：木粟、光风草

苜蓿
mù xu

利尿祛湿 · 通利肠道

《西京杂记》中说，苜蓿原出自大宛，汉使张骞出使西域才将其带回中原。现在各处田野都有，陕西、甘肃一带也有栽种。

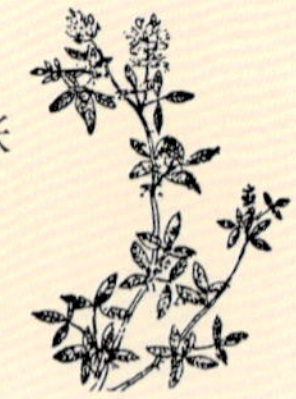

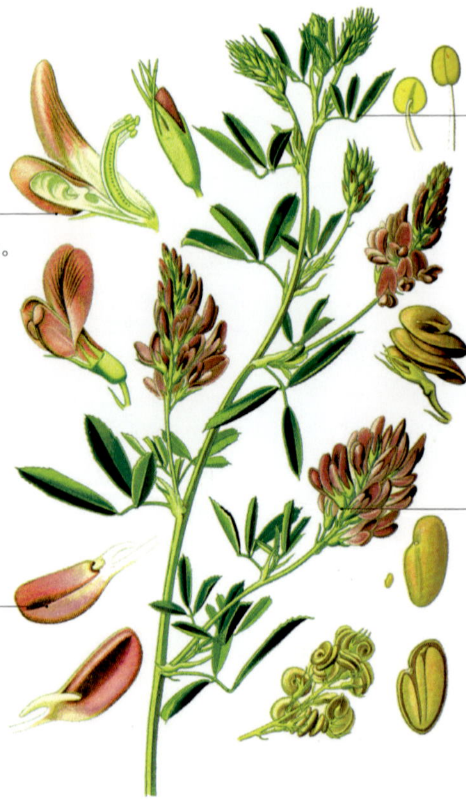

叶
安中利人，可以长期食用。

性味
叶：味苦、涩，性平，无毒。
根：味苦，性寒，无毒。

功效
清解胃热，利尿除湿。

有效成分
蛋白质、苜蓿素等。

附方

[主治]	[材料]	[用法用量]
膀胱结石	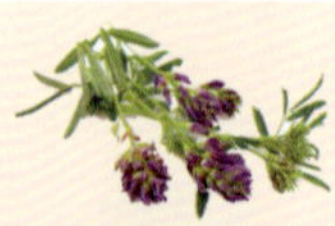 鲜苜蓿	鲜苜蓿二百克左右，捣汁服。
水肿	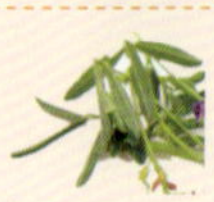 苜蓿叶 +  豆腐	苜蓿叶十五克、豆腐二百五十克，炖熟后一次服下，需连续服用。
湿热内蕴型高脂血症	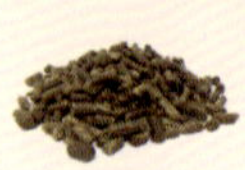 苜蓿子 + 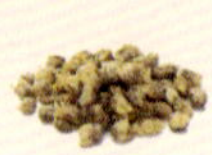 白菊花 + 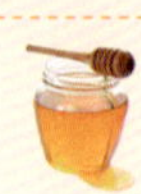 蜂蜜	将苜蓿子十克、白菊花五克入杯，冲入沸水，加盖闷十五分钟，加入蜂蜜调味即可。每日一剂，代茶饮用。

医家评说

《名医别录》 安中利人，可以长期食用。

宋代药学家寇宗奭 利大、小肠。

北宋药物学家苏颂 把苜蓿晒干食用，对人有益。

明朝医学家李时珍 苜蓿根捣汁煎服，可治疗砂石淋痛（小便刺痛）。

形态特征

苜蓿主根长，多分枝。茎通常直立，近无毛。复叶有三片小叶，小叶呈倒卵形或倒披针形，顶端圆，中肋稍凸出，上半部叶有锯齿，基部呈狭楔形；托叶则呈狭披针形，全缘。

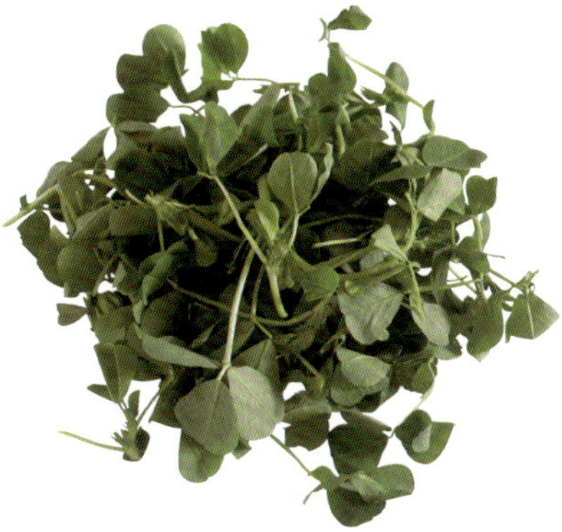

药理延伸

- 黄花苜蓿可宽中下气、健脾补虚、利尿，治胸腹胀满、消化不良、浮肿。
- 紫花苜蓿可助消化，改善贫血。
- 多吃会令冷气入筋中，使人瘦。此外，苜蓿亦利五脏，轻身健体，去脾胃间邪热，通小肠诸恶热毒，可煮熟拌酱食用，也可煮成羹汤。
- 苜蓿根可治疗热病烦闷、眼睛发黄、小便黄、酒疸。

成品选鉴

苜蓿荚为圆扁形，周围有刺，老了则变为黑色。茎光滑，多分枝，小叶片呈倒卵状长圆形，以质地酥脆、有苞、低温冷藏者为佳。避免购买有异味，甚至已产生黏液的芽菜。

临床应用

尿路结石，膀胱结石，水肿，淋证，消渴。

养生药膳

滋阴养胃+清热生津

苜蓿芽寿司

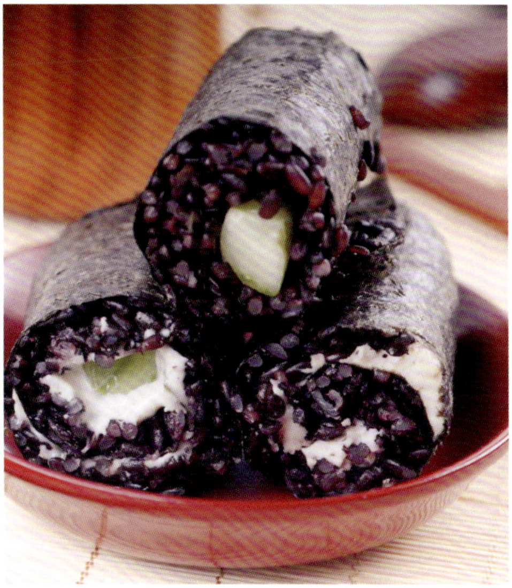

材料：

苜蓿芽35克，黑米200克，寿司海苔2片，白糖1大匙，寿司醋2大匙，盐适量，生地黄8克

做法：

1. 生地黄放入纱布袋，下锅加水以小火煮沸，约1分钟后关火，滤取药汁；黄瓜洗净，切条，备用。
2. 黑米洗净，倒入药汁和适量水，用电饭锅煮熟，趁热拌入白糖、盐、寿司醋。
3. 寿司海苔片摊平，铺适量米饭，再放上苜蓿芽和黄瓜条，卷成寿司形状即可。

释名：虎须草、赤须、碧玉草、虎酒草、秧草

灯芯草

dēng xīn cǎo

清心降火 · 利尿通淋

此草属龙须一类，但龙须紧小而瓤实，此草稍粗而瓤虚白。吴人栽种，取瓤为灯炷，以草织席及蓑衣。

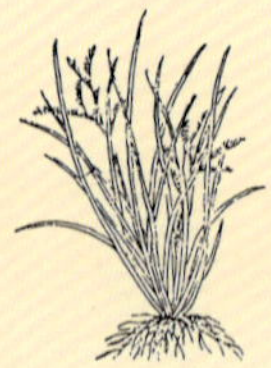

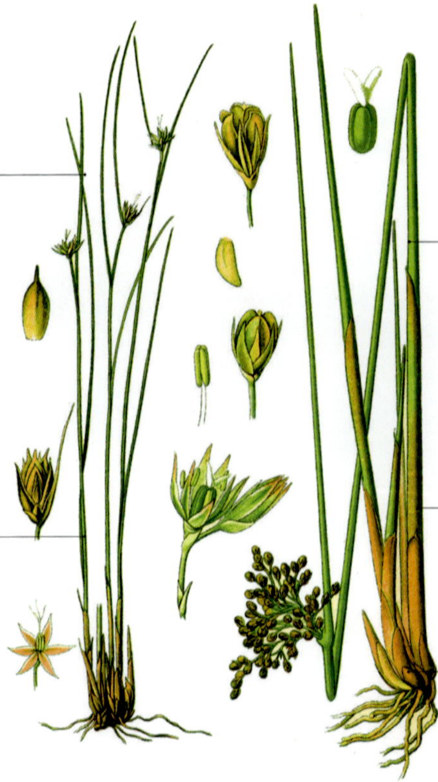

性味

味甘、淡，性微寒，无毒。

有效成分

脂肪油、蛋白质、纤维等。

功效

清心降火，利尿通淋。

茎

泻肺，治外生殖器阻塞不利。

根

主降心火，止血，通气，散肿，止渴。

附方

[主治]	[材料]	[用法用量]
鼻血不止	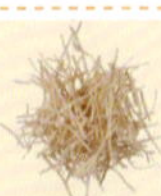 灯芯草 + 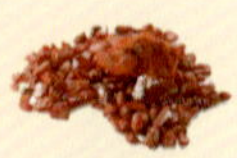 丹砂	用灯芯草一两为末， 加丹砂一钱。每次用米汤送服二钱。
喉痹	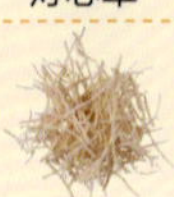 灯芯草 + 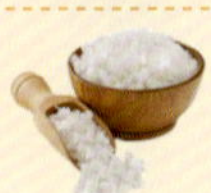 盐	用灯芯草一把，瓦上烧存性，加炒盐一匙， 每取少许吹入喉中，数次即愈。
湿热黄疸	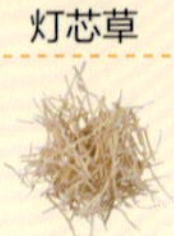 灯芯草 + 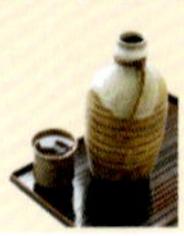 酒	用灯芯草根四两，加酒、水各半，入瓶内煮半日， 露一夜，温服。

医家评说

易水学派创始人张元素 泻肺，治外生殖器阻塞不利，行水，除水肿、小便不利。

《药品化义》 灯芯，气味俱轻，轻者上浮，专入心、肺。性味俱淡，淡能利窍，使上部郁热下行，从小便出。

《开宝本草》 味甘，性寒，无毒。根及苗主五淋，生煮服之。生江南泽地，丛生，茎圆细而长直，人将为席。败席煮服更良。

形态特征

灯芯草为多年生草本，根茎横走，密生须根。叶为鞘状，呈红褐色或淡黄色，叶片则退化成刺芒状。花为聚伞样貌，种子为褐色。

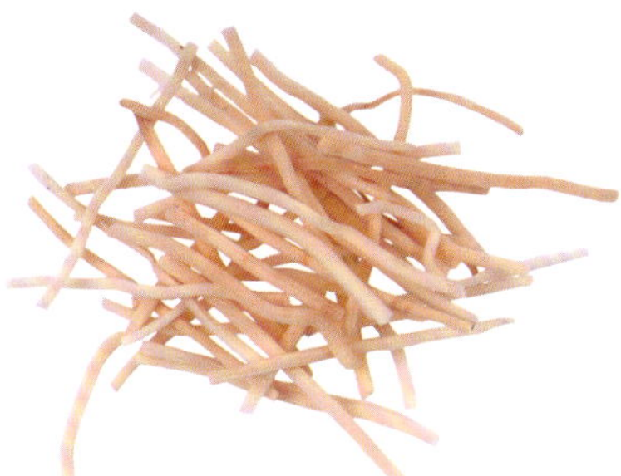

药理延伸

- 治五淋，宜生煮服用。
- 急性咽喉肿痛且吞咽困难，将灯芯草烧灰，吹之可治疗。烧灰涂乳上，喂小儿，能止小儿夜啼。
- 降心火，止血，通气，散肿，止渴。烧灰入轻粉、麝香外涂，治阴部溃烂、化脓。
- 灯芯草利小便，入小肠经，而心与小肠相表里，利尿则心火下行，故能去邪热、清心火。
- 灯芯草专入心。味淡而性微寒，体小气微。诸书皆称其能降心火，以其心治心也。心火清则肺金肃，故书曰其能清肺。心与小肠相表里，则热尽从小便而出矣。

成品选鉴

灯芯草呈细圆柱形，表面白色或淡黄白色。质轻柔软，有弹性，易折断，气味不显著。以条长、粗壮、色白，有弹性者为好。

临床应用

淋证，心烦失眠，口舌生疮。

养生药膳

利尿通淋+清泄肝火

灯芯草粥

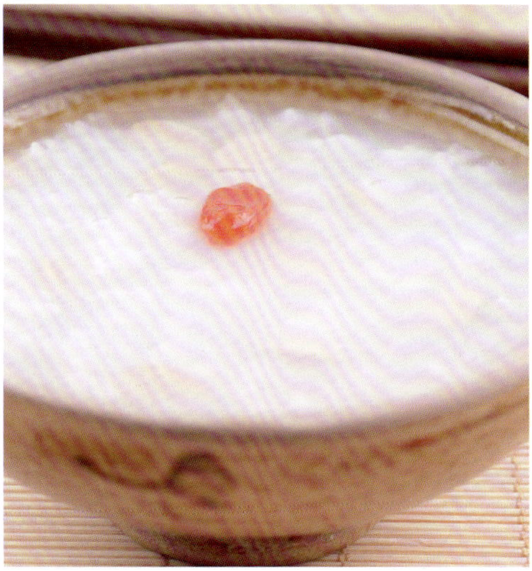

材料：

粳米30克，灯芯草6克，山栀子3克，核桃仁3克，枸杞子2克，熟石膏粉（食用）10克

做法：

1. 先煎熟石膏粉、山栀子、灯芯草，久煎取汁去渣。
2. 药汁中加入粳米、核桃仁和枸杞子，共煮成粥即可。

释名：桃枭、枭景、桃奴、神桃

桃

táo

润肠通便 · 活血化瘀

桃树现在到处都有，用桃仁入药，取自然裂开的种核最好。山桃仁不能用。

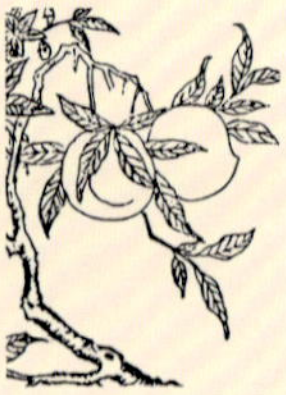

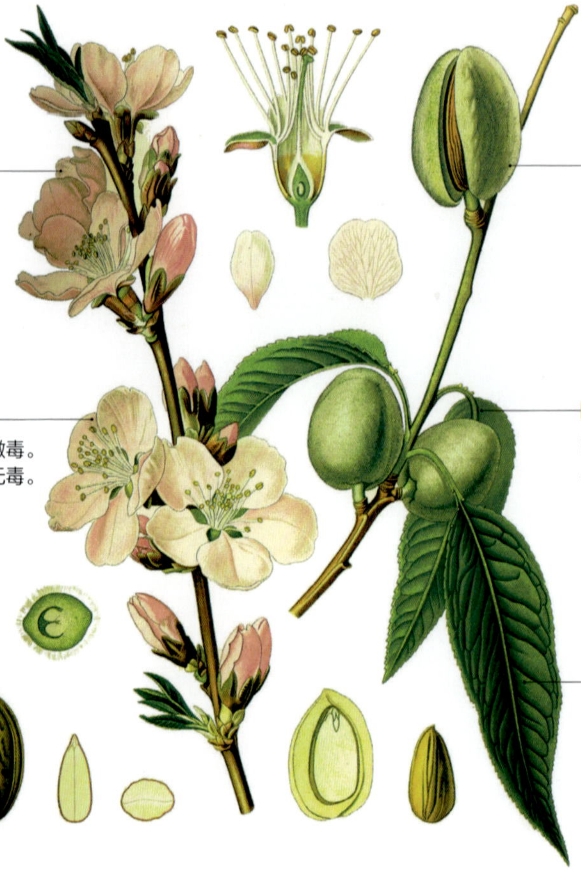

花
使人面色润泽。

性味
实：味酸、甘，性温，微毒。
仁：味苦、甘，性平，无毒。
花：味苦，性平，无毒。

仁
主瘀血血闭、腹内积块，杀小虫。

实
益于养颜，生津，润肠活血。

功效
活血祛瘀，润肠通便，止咳平喘。

有效成分
杏仁苷、挥发油、脂肪油等。

附方

［主治］	［材料］	［用法用量］
上气咳嗽，胸满气喘	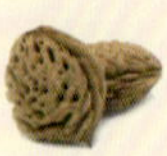 桃仁 + 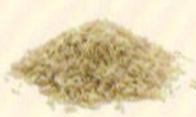 粳米	桃仁三两，去皮尖，加水一升熬汁，与粳米二合煮粥食用。
崩中漏下	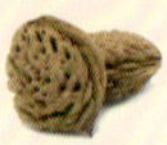 桃仁	桃仁烧存性，研为末，用酒送服一匙，每月三次。

医家评说

《日华子诸家本草》 制成果脯食用，益于养颜。

隋唐医学家孙思邈 桃为肺之果，得肺病的人可以多吃。

《神农本草经》 桃仁主瘀血血闭、腹内积块，杀小虫；而桃花则使人面色润泽。

易水学派创始人张元素 桃仁治血结、血闭、血燥，通润大便，破瘀血。

形态特征

桃树叶子呈卵状披针形或圆状披针形，边缘具细密锯齿，两边无毛或其下脉腋间有鬓毛；花单生，比叶子早开放，近无柄；花瓣为粉红色，呈倒卵形或矩圆状卵形；果实呈球形或卵形，其直径为5～7厘米，表面有短毛，呈白绿色。

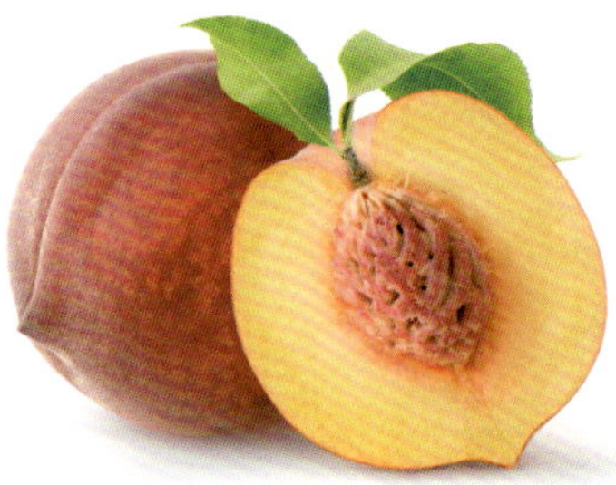

药理延伸

- 桃仁行血，宜连皮尖生用；润燥活血，宜汤浸、去皮尖后炒黄用，或与麦麸同炒，或烧存性，各随方选择。唯双仁者有毒，不能食用。
- 桃花治心腹痛及秃疮。
- 过量食用生桃，会导致腹胀，生脓疮，有损无益。五果中（李、杏、桃、栗、枣），将桃列为下品，就是由此而来。
- 桃仁止咳逆上气，消心下坚硬，治疗突然出血，通月经，止心腹痛。而桃花则可除水气，破石淋，利大小便，下三虫（长虫、赤虫、蛲虫）。

成品选鉴

挑选桃子时用手摸一下，若表面毛茸茸、有刺痛感，则是没有被浇过水的，以稍用力按压时硬度适中、不出水者为宜，太软则容易烂。梗的凹槽越深，桃越甜。

桃仁以颗粒均匀、饱满、整齐、不破碎者为佳。

临床应用

上气咳嗽，胸满气喘，女子崩中漏下。

养生药膳

活血通脉+化瘀止痛

丹参红桃乌鸡汤

材料：

桃仁5克，丹参15克，大枣10颗，红花25克，乌鸡1只，盐适量

做法：

1. 将红花、桃仁装在纱布袋内，扎紧；乌鸡洗净剁块，汆烫后捞起；大枣、丹参洗净。
2. 将做法1中的所有材料盛入煮锅，加适量水，煮沸后转小火炖约20分钟，待乌鸡熟烂后捞出纱布袋，最后加盐调味即成。

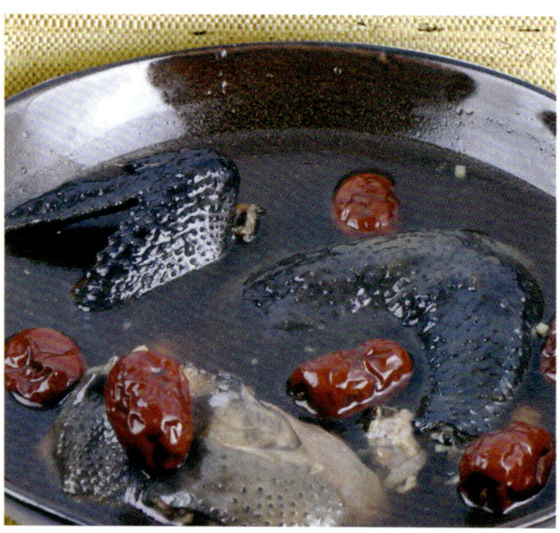

释名：波斯草、赤根菜

菠菜

bō cài

补血止血 · 润肠通便

按《唐会要》所载，唐太宗时期，尼波罗国献波棱菜，像红蓝，实如蒺藜，火煮后可食用。

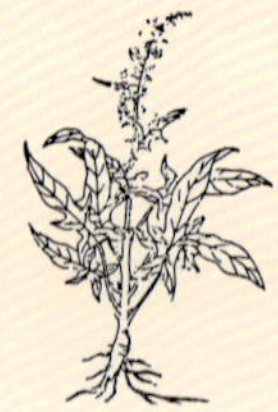

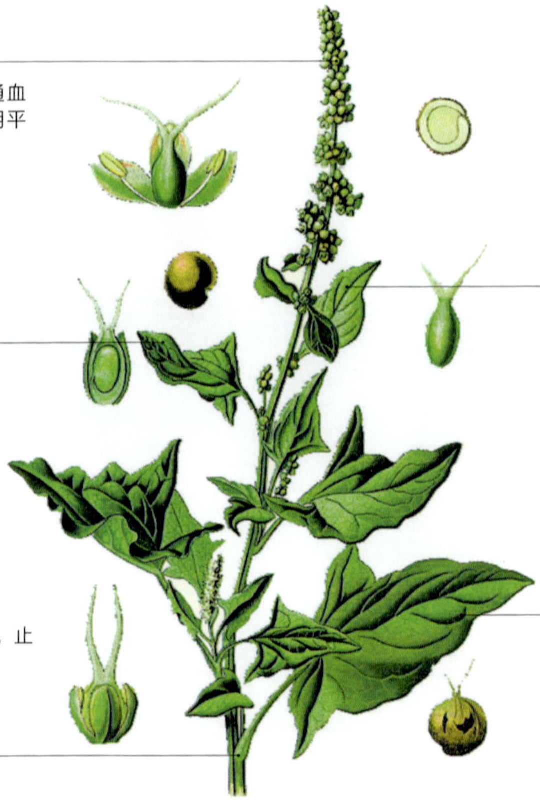

功效

补血止血，利五脏，通血脉，止渴，润肠，滋阴平肝，助消化。

性味

味甘，性凉，无毒。

有效成分

维生素A、B族维生素、维生素C、维生素D、胡萝卜素、铁、磷、钙等。

根

能疏通血脉，开胸下气，止渴润燥。

叶

利五脏，通肠胃热，解酒毒。

附方

[主治]	[材料]	[用法用量]
糖尿病辅助治疗	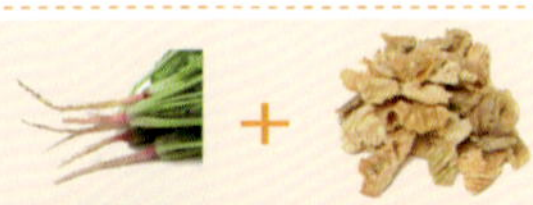 菠菜根 + 鸡内金	菠菜根一百克、鸡内金十五克，水煎服，每日三次。
缺铁性贫血	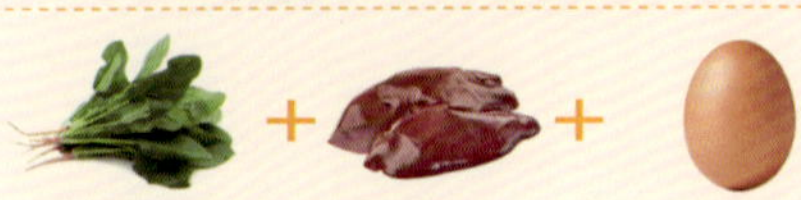 菠菜 + 羊肝 + 鸡蛋	菠菜一百克（入沸水汆烫）、羊肝一百克、鸡蛋一个，共炒食，每日一次，常服。
便秘	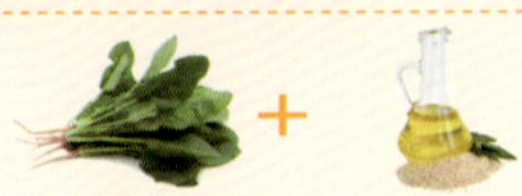 菠菜 + 麻油	菠菜二百五十克，开水烫后捞出，调麻油食用，每日两次。

医家评说

明朝医学家李时珍 能疏通血脉，开胸下气，润燥止渴。根尤好。

唐代医学家孟诜 利五脏，通胃肠热，解酒毒。

《随息居饮食谱》 菠菜开胸膈，通肠胃，润燥活血，大便涩滞及患痔疮者宜食之。

《陆川本草》 生血、活血、止血、祛瘀，治衄血、肠出血、坏血症。

形态特征

菠菜主根发达，肉质根为红色，其茎柔脆且中间空心，叶为绿色，细腻而柔厚。味甜可食。薹有雌雄之分，雌者花簇生于叶腋，雄者则花呈穗状或圆锥花序。

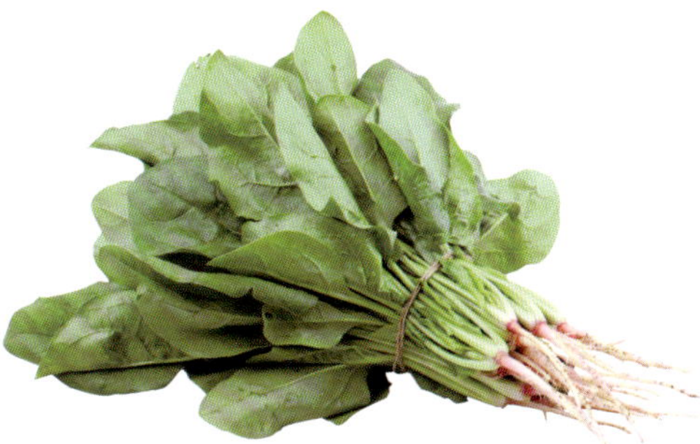

药理延伸

- 按张从正《儒门事亲》中所说，凡久病大便涩滞不通及有痔疮的人，适合常吃菠菜、葵菜一类的食物，因其性滑可以养窍，自然能通利肠道。
- 北人食肉、面，吃菠菜即平；南人食鱼、鳖、水米，食之即冷，故多食会导致大、小肠寒冷。
- 多食令人脚弱，发腰痛，动冷气。

成品选鉴

菠菜以叶片充分伸展、肥厚、颜色深绿且有光泽者为佳。如果菠菜叶片变黄、变黑或叶片上有黄斑，最好不要选择。菠菜的茎部如果有多处的弯折或叶片开裂说明放置时间过长，不宜选择。新鲜的菠菜根部呈紫红色，若颜色变深，根部干枯，说明放置时间过长，不宜选择。

临床应用

便秘，缺铁性贫血。

养生药膳

健脾益气+润肠通便

肉丝炒菠菜

材料：

菠菜300克，猪瘦肉150克，鸡蛋2个，豆油、醋、盐、麻油各适量

做法：

1. 将菠菜去掉黄叶、老根，洗净后切成长段，用开水泡透后捞出，再入冷开水中过凉，捞出沥干水分装盘；猪瘦肉洗净，切丝；鸡蛋用豆油摊成薄饼。
2. 锅内放入豆油烧热，下入肉丝、菠菜段、鸡蛋饼煸炒，加适量醋、盐、麻油拌匀即可。

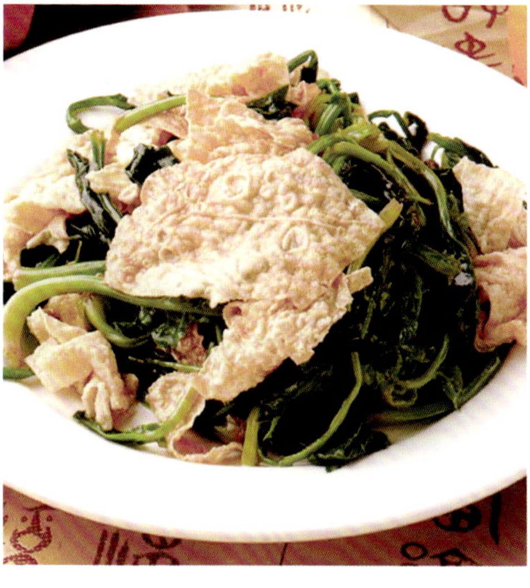

释名：若榴、丹若、金罂

石榴

shí liu

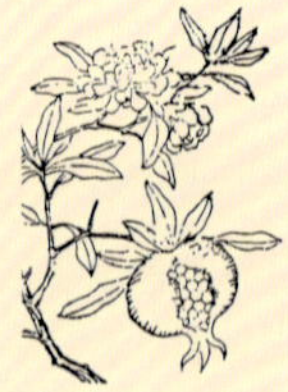

杀虫止泻 · 收涩止血

榴，即瘤，果实累累如赘瘤。《博物志》载，汉朝张骞出使西域，得涂林安石国榴种带回中原栽培，故又称之为安石榴。

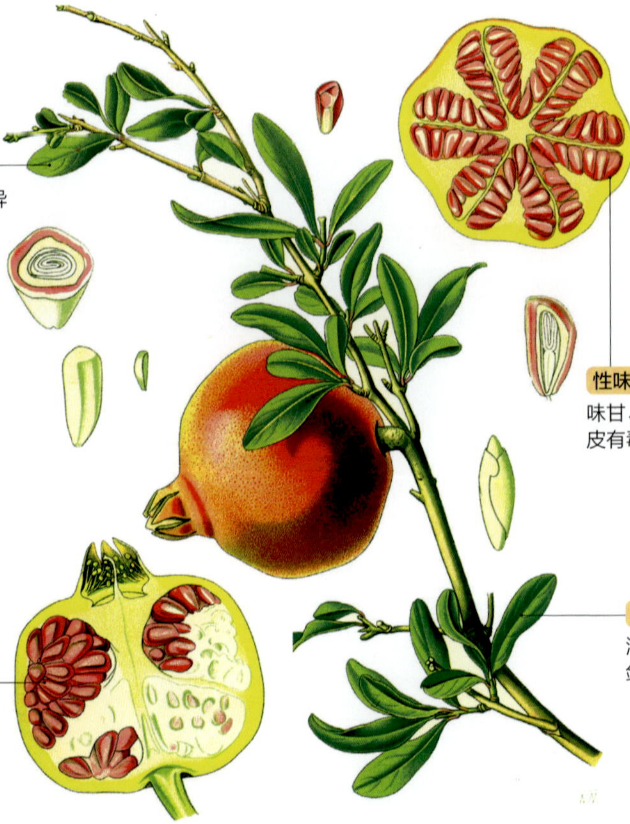

有效成分

石榴皮碱、熊果酸、异槲皮苷等。

性味

味甘、酸、涩，性温，根皮有毒。

功效

涩肠止泻，杀虫，收敛止血。

实

可治咽喉燥渴。

附方

[主治]	[材料]	[用法用量]
肠滑久痢	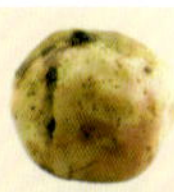 酸石榴	取酸石榴一个，煅至烟尽，出火毒一夜，研为末，仍以酸石榴一块煎汤送下。
赤白下痢，腹痛，食不消化	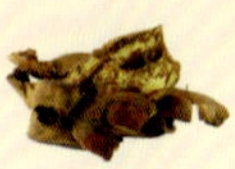 石榴皮 + 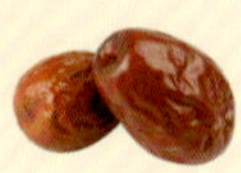 大枣	石榴皮炙黄，研为末，加大枣肉或粟米饭做成梧桐子大的药丸，每次空腹服三十丸，米汤送下，每日三次。
久痢久泻	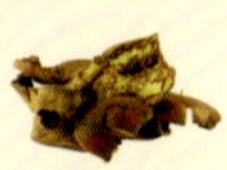 石榴皮	取陈石榴皮焙后研为细末，每次用米汤送服二钱。

医家评说

唐代医学家孟诜 多食会损齿并让齿黑；凡服食药物之人忌食。

金元四大家朱震亨 榴，即瘤。其汁酸性滞，恋膈成痰。

《名医别录》 治咽喉燥渴。

明朝医学家李时珍 止泻痢、便血、脱肛、崩中带下。

形态特征

落叶小乔木，高1～3米，先端呈棘刺状，叶为对生或丛生，呈长椭圆形或卵形。五月开花，单叶的结果，千叶的不结果，即使结果也没有籽。

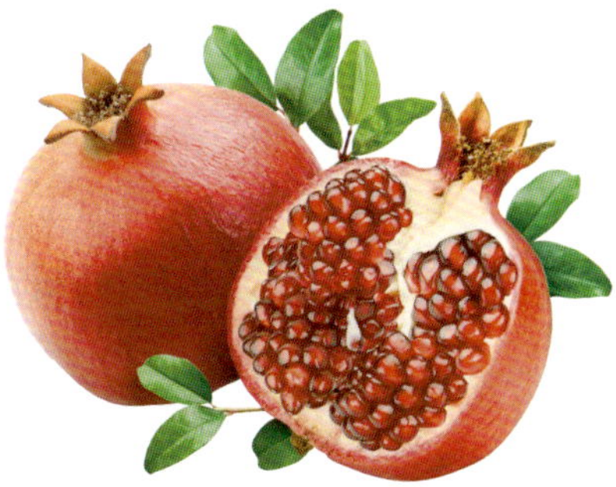

药理延伸

- 石榴多食损肺。
- 取石榴一枚，连子同捣成汁，一次服下，治赤白痢疾、腹痛。
- 止下痢、漏精。
- 治筋骨风痛，腰脚不遂，行步挛急疼痛；能涩肠。
- 煎服，下蛔虫。
- 解乳石毒。

成品选鉴

选购石榴时，以表皮饱满、着色均匀、个头相对较大且分量较重者为佳。市面上的石榴表皮有红、黄、绿三种颜色，其中表皮呈黄色的最甜，且表皮光泽度越好的石榴越新鲜。

临床应用

赤白下痢，腹痛，食不消化，久泻，肠滑久痢，肠道蛔虫病。

养生药膳

清理肠胃+美白肌肤

石榴苹果汁

材料：

苹果50克，石榴80克，柠檬50克，冰块适量

做法：

1. 石榴去皮，剥出石榴籽；苹果洗净，去皮、去核，切块。
2. 将苹果块、石榴籽顺序交错地放进榨汁机内榨汁；加入榨好的柠檬汁，加入冰块即可饮用。

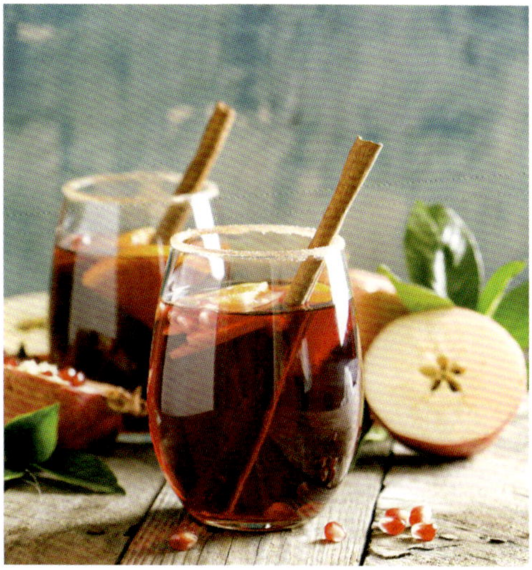

释名：甘瓜、果瓜、甜瓜

香瓜

xiāng guā

清热消暑 · 除烦止渴

瓜字篆文，像瓜长在须蔓之间的样子。甜瓜的味道比其他瓜甜，故得甘瓜、甜瓜之称。

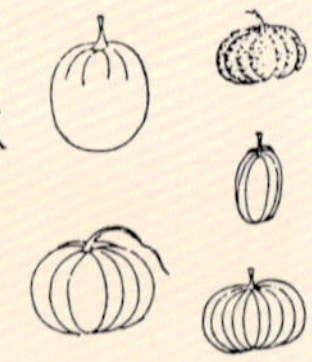

性味

瓤：味甘，性寒，无毒。
仁：味甘，性寒，无毒。
蒂：味苦，性寒，有毒。

功效

清热解暑，利尿，止泻。

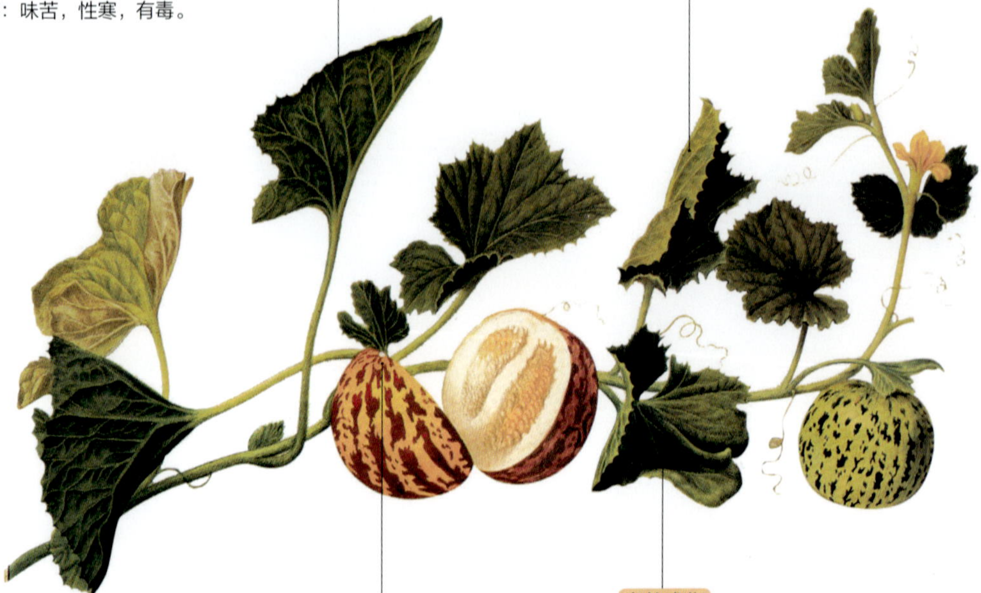

蒂

能下水杀蛊毒，疗咳逆上气。

有效成分

苹果酸、葡萄糖、氨基酸、维生素C等。

附方

［主治］	［材料］	［用法用量］
饮食内伤，胸中积寒	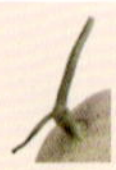 瓜蒂 + 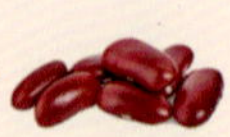 赤小豆 + 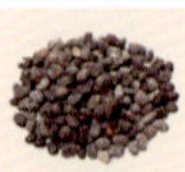 香豉	瓜蒂二钱半（熬黄）、赤小豆二钱半，共研为末。每取一钱，加香豉一合、热汤七合，煮烂去渣，服下，取吐。
中暑，身热、头痛而脉微弱	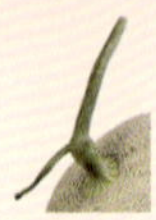 瓜蒂	瓜蒂十四个，加水一升，煮成五合，一次服下，取吐。

医家评说

隋唐医学家孙思邈 多食瓜瓤，会发黄疸，令人虚弱健忘，解药力。病后多食，容易反胃。

《嘉祐补注本草》 瓜瓤止渴，除烦热，利小便，通三焦间的壅塞气，治口鼻疮。

《名医别录》 瓜仁主腹内结聚，能破溃脓血，是消脾胃内壅的重要药物。

《神农本草经》 瓜蒂治大水，主身面、四肢浮肿，能下水，杀蛊毒，疗咳逆上气。

形态特征

香瓜茎、枝为黄褐色或白色的糙毛和突起。卷须单一，披微柔毛。叶互生，叶柄长8～12厘米，叶片似厚纸质，近圆形，有锯齿。果实形状、颜色变异较大，一般为球形或长椭圆形，果皮平滑、有斑纹，果肉为白色、黄色或绿色。

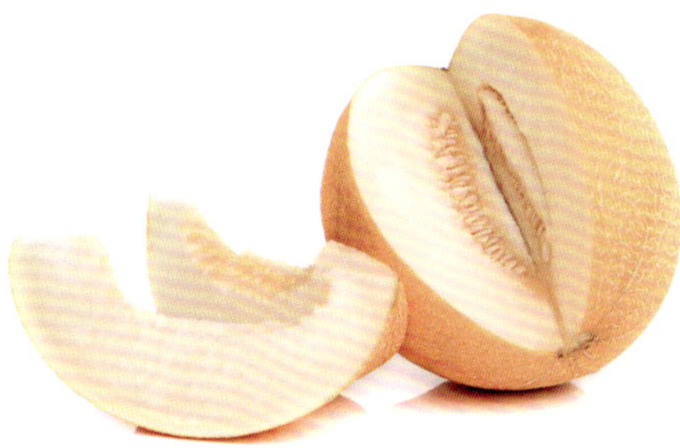

药理延伸

- 香瓜虽解暑气，但性寒，能消损阳气，吃太多容易腹泻。体虚者若多食，在秋后成痢，最难医治。瓜皮蜜浸后收藏较佳，也可做羹食用。
- 瓜蒂能损胃气，胃弱者宜用他药代替。
- 瓜蒂为足阳明经除湿热之药，所以能引去胸脘痰涎，头目湿气、皮肤水气及黄疸湿热诸证。凡胃弱及病后、产后有使用吐药者，都宜慎用。
- 瓜蒂治风热痰涎，疗风眩头痛、癫痫喉痹、头目湿气。
- 瓜仁研末去油，用水调服，可止月经过多。
- 瓜蒂与麝香、细辛同用，治鼻不闻香臭。

成品选鉴

成熟的香瓜会散发出特有的香味，可用鼻子闻香瓜的底部，香气越浓则表示香瓜越甜。大小差不多的两个香瓜分别置于两只手掌上比较重量，或者用手掌轻拍听声音，较重或声音较清脆者通常水分较多。

临床应用

饮食内伤、胸中积寒，因中暑所致的身热、头痛与脉搏微弱。

养生药膳

润肠通便+清热解暑

香瓜苹果汁

材料：

香瓜150克，苹果半个，柠檬汁10毫升，冰块适量

做法：

1. 香瓜洗净，去蒂、去籽，削皮，切成小块；苹果洗净，去皮、去核，切块。
2. 将香瓜块、苹果块倒入榨汁机内榨成汁，挤入柠檬汁搅匀，调入冰块即可。

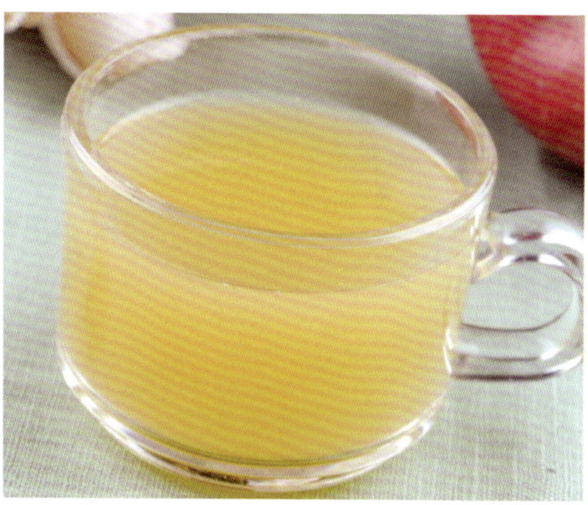

释名： 蒲桃、草龙珠

葡萄

pú tao

补气益血 · 滋阴生津

葡萄在《汉书》中称作蒲桃，可以造酒，人们饮此酒，则酶然而醉，故有葡萄之名。

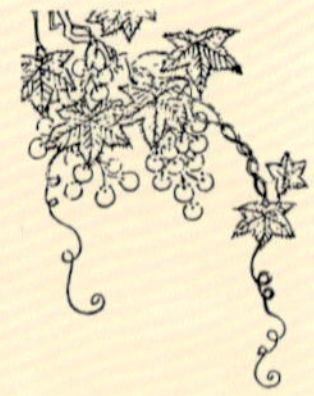

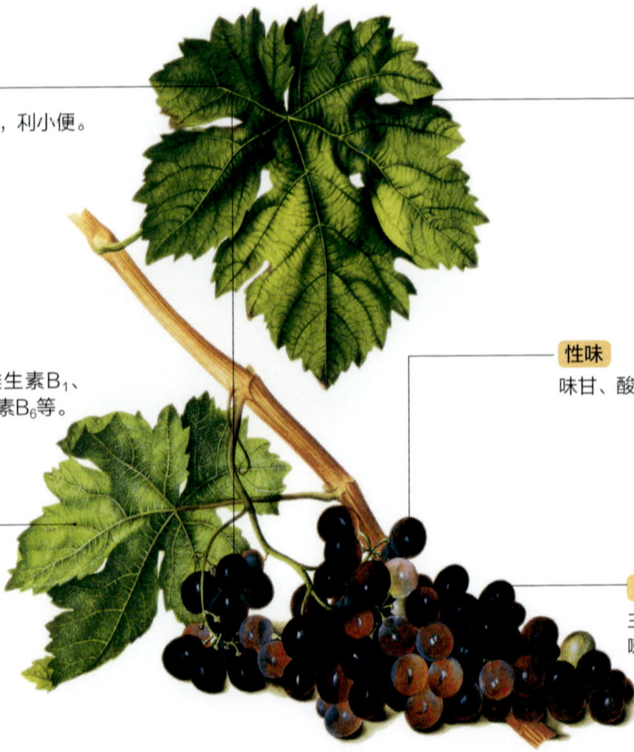
功效
补气血，强筋骨，利小便。
叶
除肠间水，调中治淋。
有效成分
钙、磷、铁、维生素B1、维生素B2、维生素B6等。
性味
味甘、酸，性平，无毒。
实
主气血虚弱，肺虚咳嗽，心悸盗汗，烦渴。

附方

［主治］	［材料］	［用法用量］
慢性肾炎早期	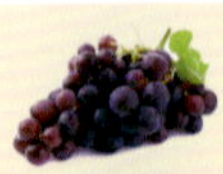 葡萄 + 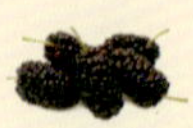 桑葚 + 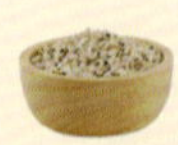 薏苡仁	葡萄二十克、桑葚三十克、薏苡仁二十克，与大米适量共煮粥，分次食用。
肝肾亏虚，腰膝酸软	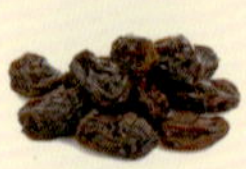 葡萄干 + 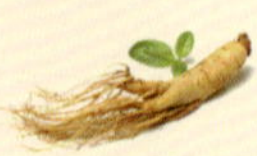 人参 + 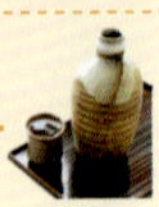 酒	葡萄干三十克、人参十克，泡酒饮服。
小便淋涩疼痛	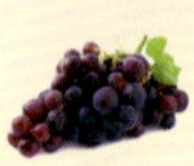 葡萄 + 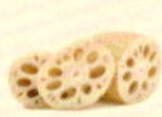 藕 + 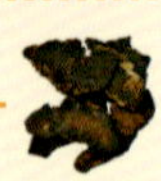 鲜生地黄 + 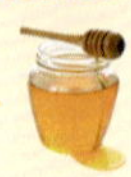 蜂蜜	取葡萄、藕、鲜生地黄洗净，捣烂取汁，各取五十毫升煮沸，稍放凉后加蜂蜜五十毫升调匀即可饮用，每日数次。

医家评说

唐代医学家孟诜 藤、叶煮浓汁细饮，止呕哕及霍乱后恶心，孕妇子上冲心,饮之即下，胎安。

《名医别录》 逐水，利小便。

隋唐名医甄权 除肠间水，调中治淋。

形态特征

葡萄折藤、压枝最易生长。三月开小花成穗，为黄白色。果实犹如星编珠聚，七、八月成熟，有紫、白两种颜色。葡萄幼茎秃净或略披绵毛；叶片似纸质，呈圆卵形或圆形；圆锥花序大而长，与叶对生，披疏蛛丝状柔毛。

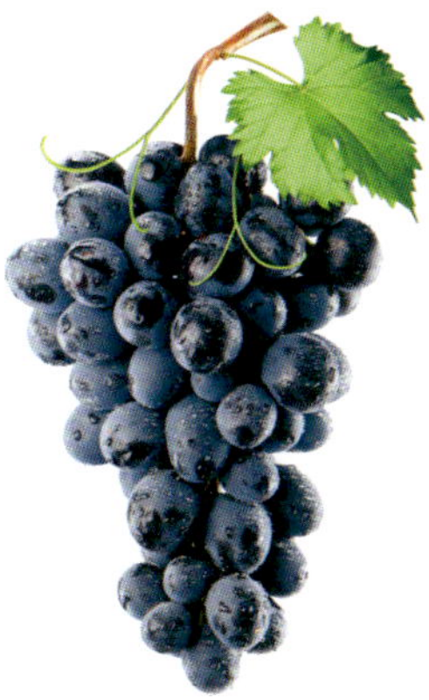

药理延伸

- 调补气血，强健筋骨，可利小便。
- 养血固肾、强壮体质。
- 主筋骨湿痹，能益气增力，强志，令人肥健、耐饥、忍风寒。久食轻体，不老延年。可作酒。
- 时气痘疮不出，取葡萄食用或研酒喝，有效。
- 葡萄酒有暖腰肾、耐寒、驻颜色的功效。
- 补气，滋肾液，益肝阴，强筋骨，止渴。
- 藤、叶治腰肢腿痛，煎汤淋洗之良。又饮其汁，利小便，通小肠，消肿满。

成品选鉴

以果梗青鲜、果面完整、皮上无瘢痕、果粒饱满、大小均匀者为佳。轻提果梗，微微抖动，凡果粒牢固、落子少的，说明果实比较新鲜。

临床应用

气血虚弱，肝肾亏虚，风湿痹痛，浮肿。

养生药膳

利水消肿+酸甜开胃

葡萄西芹酸奶汁

材料：

葡萄50克，西芹60克，酸奶240毫升

做法：

1. 将葡萄洗干净，去掉葡萄籽和葡萄皮；将西芹择叶洗干净，切小段，备用。
2. 将葡萄果肉、西芹段放入果汁机，加入酸奶，搅打成汁即可。

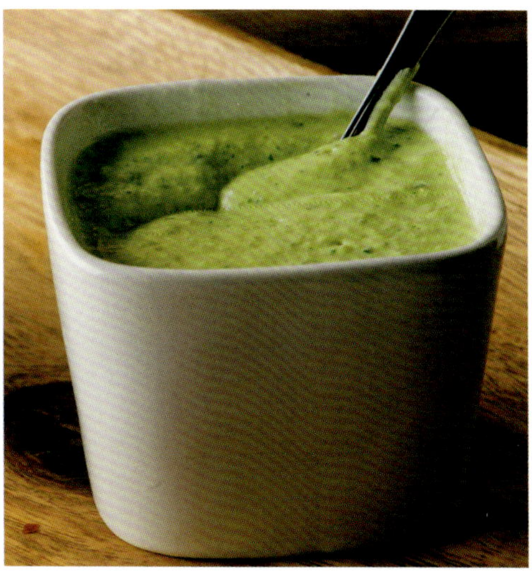

释名：菱、水栗、沙角、芰实

菱角

líng jiao

健脾益气 · 可解酒毒

其叶支散，故字从“支”。其角棱峭，所以称菱，俗名为菱角。

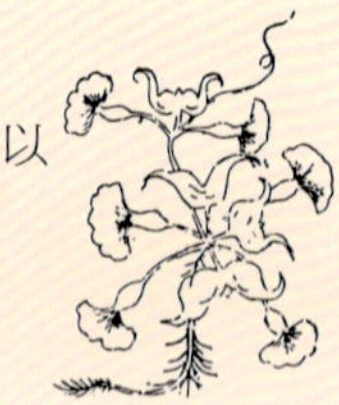

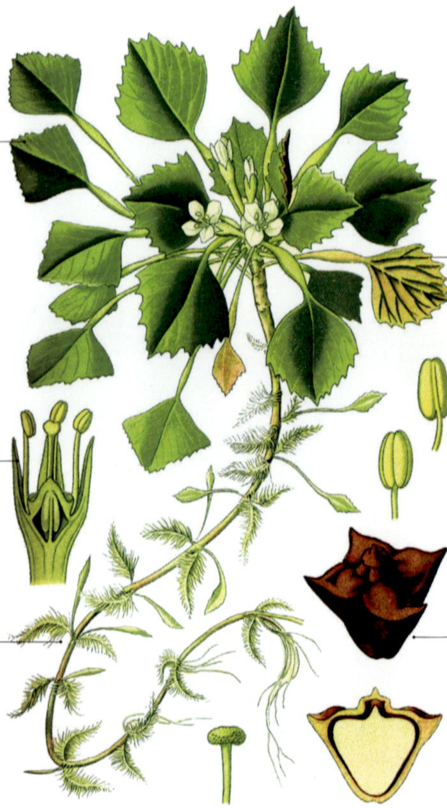

叶

安中，补五脏。

功效

健胃止痢，解毒消肿，止血。

性味

味甘、涩，性平，无毒。

有效成分

淀粉、蛋白质、钙、铁、磷、维生素B_2、维生素C等。

实

解伤寒积热，止消渴，解酒毒。

附方

［主治］	［材料］	［用法用量］
脾虚泄泻	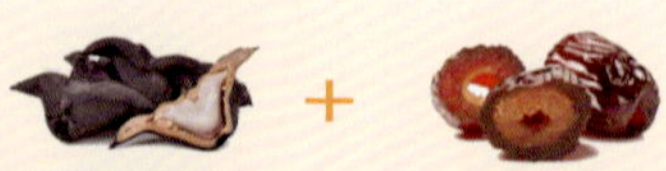 鲜菱角 + 蜜枣	鲜菱角肉九十克、蜜枣两颗，加水少许磨成糊状，煮熟当饭吃，每日三次。
月经过多	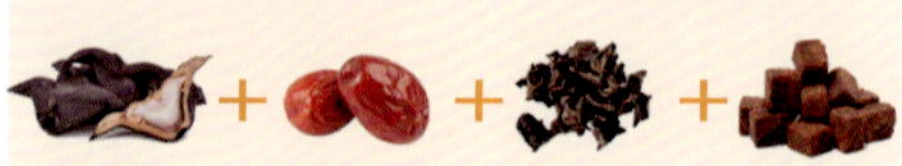 鲜菱角 + 大枣 + 黑木耳 + 红糖	鲜菱角肉二百五十克、大枣三十克、黑木耳十克，水煎一小时后滤取汁液，加红糖适量，分两次服。
痔疮出血	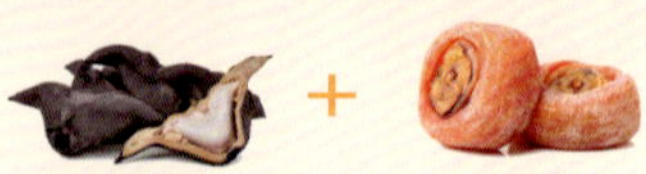 鲜菱角 + 柿饼	鲜菱角肉一百五十克、柿饼一百克，捣烂后水煎服。

医家评说

《名医别录》 安中，补五脏。

北宋药物学家苏颂 解丹石毒。

明朝医学家李时珍 鲜菱角，解伤寒积热，止消渴，解酒毒、射罔毒（射罔为有毒的药草）。

《本草备要》 安中，消暑止渴，解酒；菱有两角、三角、四角及老嫩之殊。

形态特征

菱角在湖泊中生长，而菱落在泥中，最易生长。菱角有野菱、家菱之分。菱角叶浮在水上，扁而有尖，光滑如镜。一茎一叶，两两相交错。花背日而生，白天合起而夜晚开放，随月亮的圆缺而转移花的方向。其果实种类多，或三角、四角，或无角、两角。

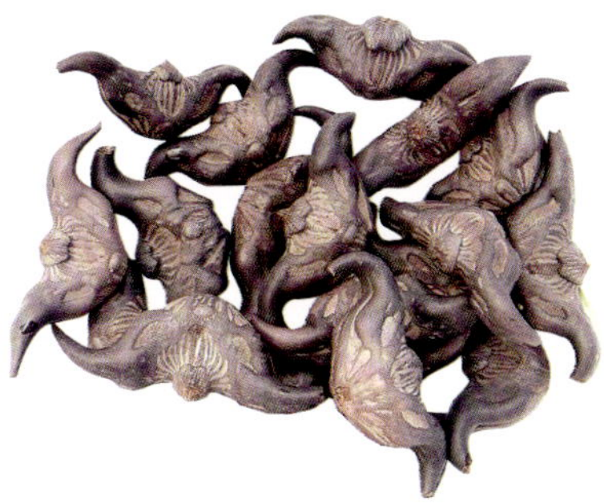

药理延伸

- 能止饥，增加饱腹感。
- 生食，性冷利。多食，伤人脏腑，损阳气，萎茎，生蛲虫。如过食菱角而腹胀，服下暖姜酒即消，也可含吴茱萸咽津。
- 菱角，味甘、涩，性平，无毒。安中，补五脏，不饥，轻身。
- 嫩菱，汁多肉脆，有清香之味，宜作水果生吃，能清热生津，可作消暑解酒之佳品；老菱宜煮熟食之，其肉质甘美，可与栗子媲美，是一种高热量食品，可以健脾补气，治疗脾虚泄泻。

成品选鉴

菱角的好坏可通过外壳来判断，用手指压挤，越硬越好。外壳的颜色以深紫色为上品，粉红色者不佳，若外壳饱满、肥厚，则品质更好。去壳的菱角也要丰满肥大。

临床应用

解暑，解伤寒积热，止消渴，解酒毒。

养生药膳

利尿通淋+消暑止渴

菱角粥

材料：

菱角10个，粳米50克，大枣4颗，白糖适量

做法：

1. 菱角煮熟，去壳取肉，切成米粒大小备用。
2. 将大枣和粳米淘洗干净，放入砂锅，加开水适量煮稀粥，等米熟时，加入菱角肉粒搅匀，熬至黏稠后调入白糖即可。

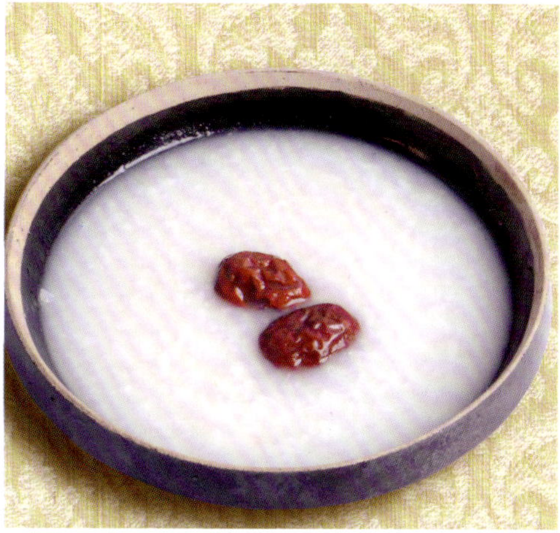

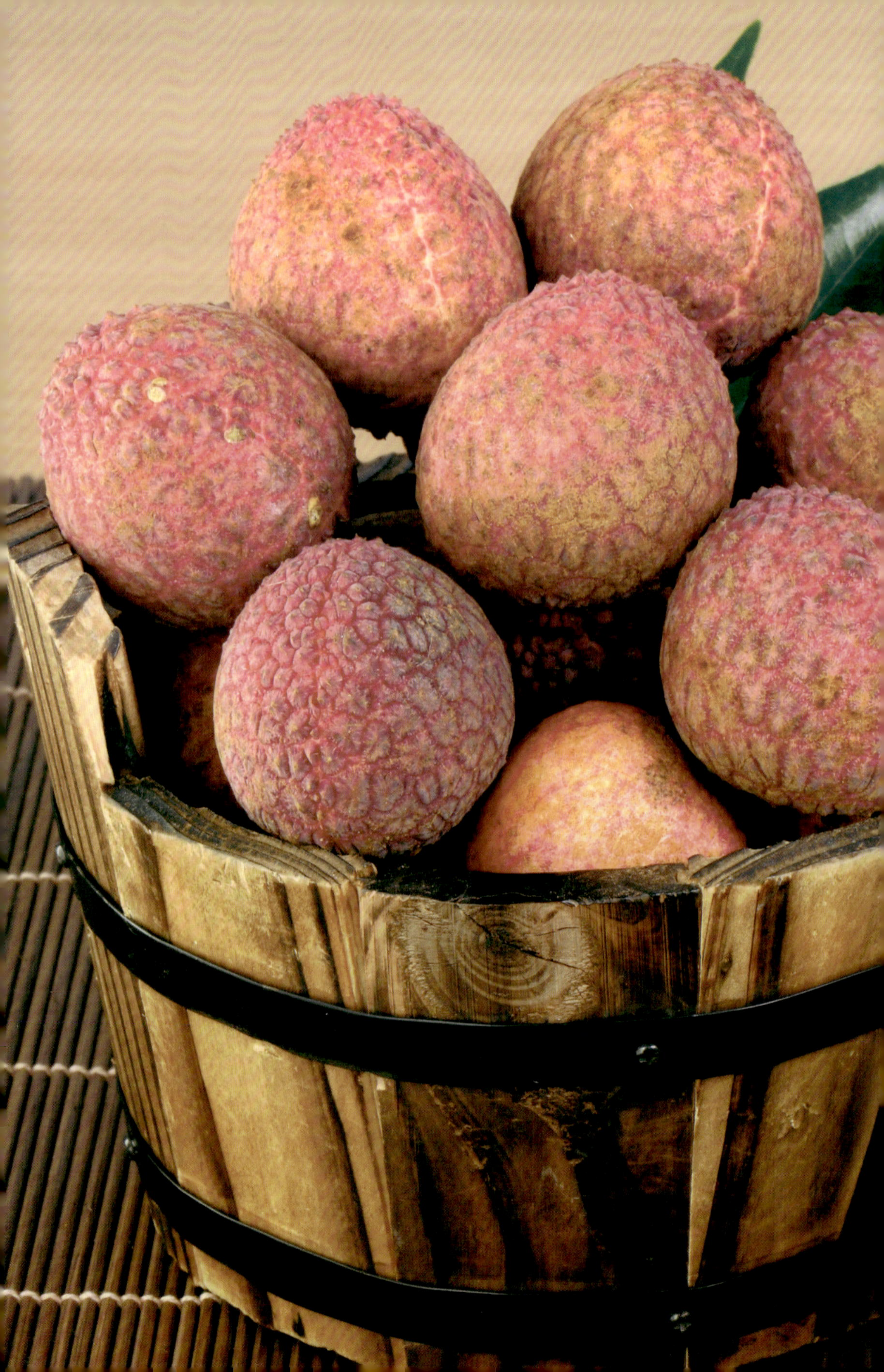

第五章

活血通经

能疏通血脉、祛除血瘀的药物，可以用于治疗血瘀证。中医学中有“不通则痛，通则不痛”的说法，所以医者会采用活血化瘀的方法来治疗部分痛证。治疗子宫肌瘤、子宫内膜异位症等疾病，也会采用同样的方法。若罹患高胆固醇血症，使用活血化瘀的药，也能起到很好的降胆固醇的效果。

释名：干归、秦归、云归、西当归、岷当归

当归

dāng guī

活血补血·调经止痛

当归本非芹类，因其花、叶像芹，所以得芹名。当归可以调血，为女人要药。因为有思念丈夫的意思，所以有当归一名。

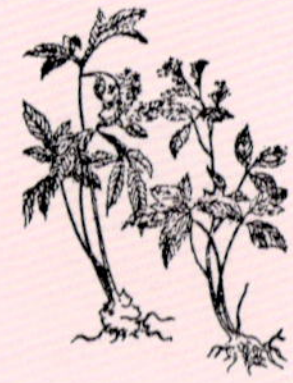

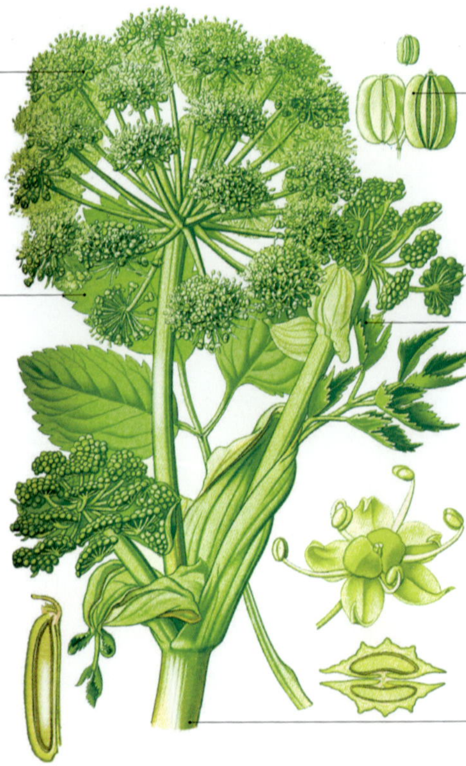

花
主妇人漏下、不孕不育。
有效成分
有机酸、糖类、维生素、氨基酸等。
性味
味甘、辛，性温，无毒。
功效
补血调经，活血止痛，润肠通便。
茎
主咳逆上气、温疟寒热。

附方

[主治]	[材料]	[用法用量]
失血过多所致眩晕	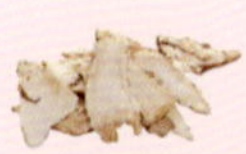 当归 + 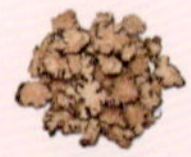 川芎 + 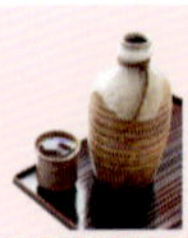 酒	用当归二两、川芎一两，每次用五钱，加水七分、酒三分，煎至七分，热服，每日两次。
视物昏花	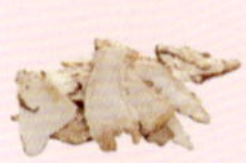 当归 + 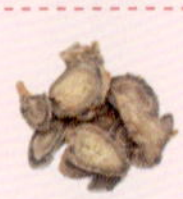 附子 + 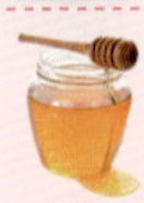 蜂蜜	取当归（生晒）六两、附子（炮）一两，共研为末，炼蜜为丸，如梧桐子大，每次服三十丸，温酒送下。
久痢不止	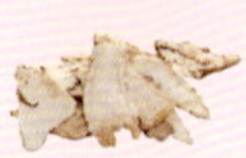 当归 + 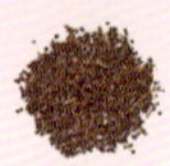 吴茱萸 + 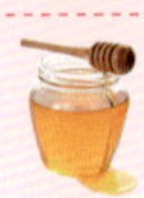 蜂蜜	取当归二两、吴茱萸一两，共炒香后去掉吴茱萸，只取当归研末，炼蜜为丸，如梧桐子大，每次用米汤送服三十丸。

医家评说

《神农本草经》 主咳逆上气、温疟寒热，妇人漏下、不孕不育，各种疮疡、金疮，宜煮汁饮服。

隋唐名医甄权 能止呕逆，治虚劳寒热，下痢，止腹痛、齿痛、女人沥血腰痛及崩漏，可补各种虚损。

明朝医学家李时珍 治头痛、心腹诸痛，能润肠胃、筋骨皮肤，还可治痈疽，排脓止痛，活血补血。

《日华子诸家本草》 治一切风寒，补一切血虚、劳损。能破恶血，生新血，还可治症癖、肠胃冷。

形态特征

当归茎带紫色。基生叶及茎下部叶呈卵形，密生细柔毛。花瓣长卵形，果实椭圆形至卵形。

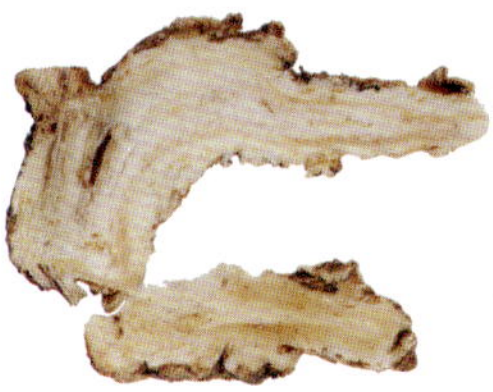

药理延伸

- 当归恶茹、湿面，畏菖蒲、海藻、牡蒙、生姜，制雄黄。
- 世人多认为当归只治血病，而《金匮要略》《外台秘要》《千金方》中都视当归为大补虚损的药物。古方中用当归治产后恶露不尽、气血逆乱，为产后必备要药。
- 当归作用有三：一为心经本药，二能活血，三治各种疾病夜晚加重者。凡是血分有病，必须用。血壅不流则痛，当归之甘温能活血，辛温能散内寒，苦温能助心散寒，使气血各有所归。

成品选鉴

当归以秦州陇西产的头圆为多，色紫、气香肥润者质量最佳，名马尾归。头大、尾粗、色白坚枯者，是镵头归，只适合入发散药中使用。

临床应用

血虚发热，目赤面红，失血过多致眩晕，鼻出血不止，头痛欲裂，视物昏花，心下刺痛，便秘，妇人百病。

养生药膳

补肾养血+益气固精+强壮腰膝

强精党参牛尾汤

材料：

当归18克，黄芪60克，党参24克，大枣6颗，枸杞子18克，牛尾1个，牛肉250克，牛筋100克，盐适量

做法：

1. 将牛筋用清水浸泡30分钟左右，再加水煮15分钟左右。牛肉洗净，切块；牛尾洗净，剁成寸段，备用。
2. 将除盐外的材料放入锅中，加水至盖过所有材料，用大火煮沸后，转小火煮2小时，加盐调味即可。

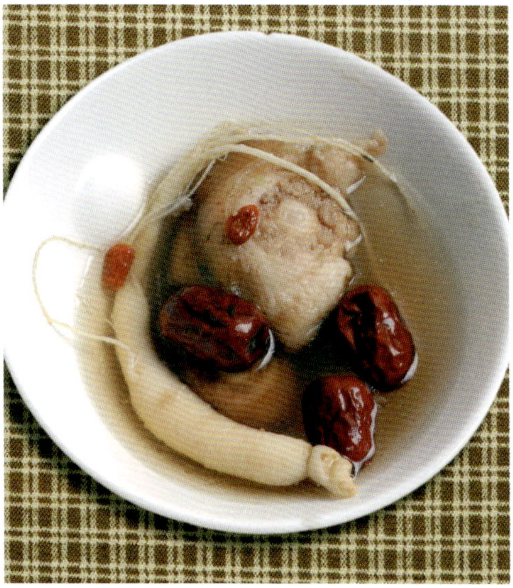

释名：牛茎、百倍、山苋菜、对节菜

牛膝

niú xī

逐瘀通经 · 引血下行

《神农本草经》中又称其为百倍，是隐语，说它滋补的功效如牛般多力。它的叶似苋菜，节对生，故素有山苋、对节的称呼。

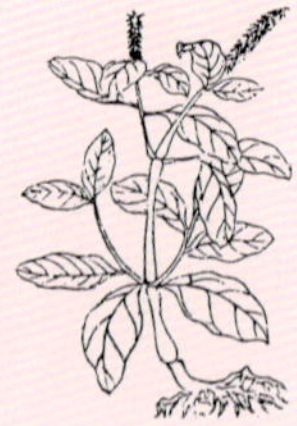

功效

补肝肾，强筋骨，利水通经，引血下行。

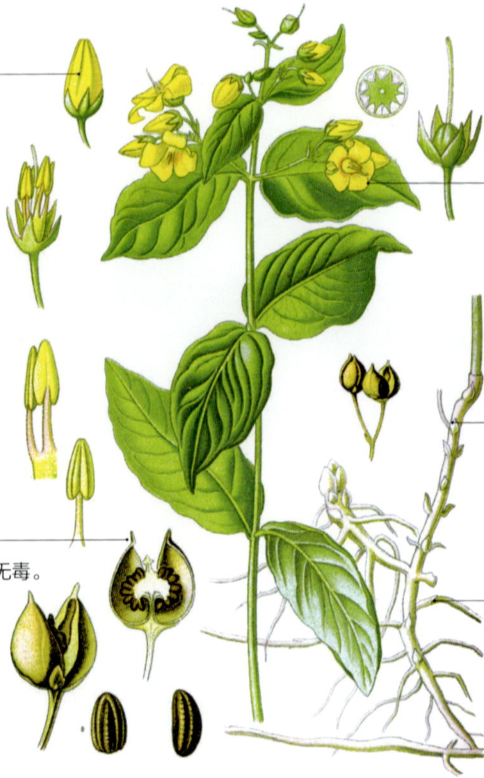

茎、叶

主寒湿痿痹，小便淋涩，各种疮肿。

有效成分

氨基酸、生物碱、铁、铜等。

性味

味苦、酸、甘，性平，无毒。

根

主寒湿痿痹、四肢痉挛、膝痛不能屈伸。

附方

[主治]	[材料]	[用法用量]
妇人下血块	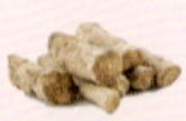 牛膝根 + 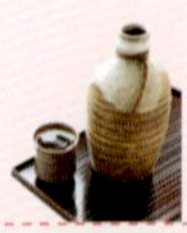 酒	牛膝根洗净切段，焙后捣成末，用酒煎后温服，效果很好。
寒湿痹痛	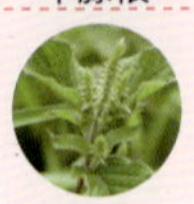 牛膝叶 + 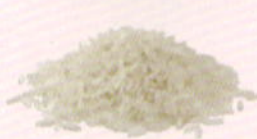 大米	用牛膝叶一斤，切细，加大米三合，于豉汁中煮粥，放盐，空腹吃。
久疟不愈	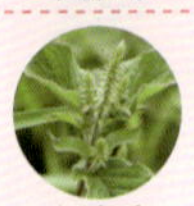 牛膝叶 + 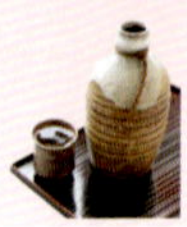 酒	取牛膝叶一把，切细，用酒三升浸泡后服，不愈再服，不超过三剂，病可愈。

医家评说

《神农本草经》主治寒湿痿痹、四肢痉挛、膝痛不能屈伸，可逐血气，疗伤热火烂，能堕胎。

《名医别录》疗伤中气虚、男子生殖器萎缩、老年人小便失禁。能补中续绝，益精、利阴气，填骨髓，止头发变白，除头痛和腰脊痛，治妇女月经不通、血结。

隋唐名医甄权 治阳痿，补肾，助十二经脉，逐恶血。

《日华子诸家本草》治腰膝怕冷无力，破腹中结块，能排脓止痛。治产后心腹痛，下死胎。

形态特征

牛膝为多年生草本。茎直立，方形，有疏柔毛，茎节膨大。叶对生，呈椭圆形，顶端锐尖。其幼时密生毛，长成后两面有疏毛。

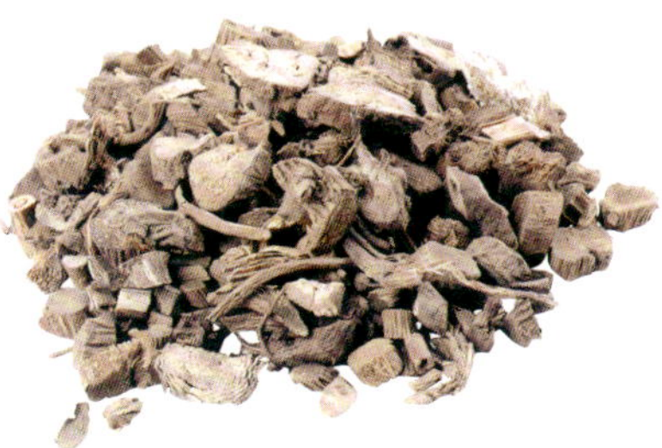

药理延伸

- 牛膝能引诸药下行。筋骨痛风在下者，宜加量使用。如果要用土牛膝，春夏季节可以用叶，秋冬季节用根，而且叶、汁起效较快。
- 牛膝是足厥阴、足少阴经的药。用一般酒制则能补肝肾，生用则能祛恶血。
- 牛膝茎、叶治寒湿痿痹，小便淋涩，各种疮肿。功效与根相同，春夏季节可用。
- 同肉苁蓉泡酒服，益肾。竹木刺入肉中，将它嚼烂敷盖在上面，刺即出。
- 治久疟、恶寒发热、五淋、尿血、阴茎痛，下痢，治喉痹口疮、牙齿疼痛、痈肿恶疮及折伤。

成品选鉴

牛膝呈细长圆柱形，上端较粗，表面灰黄色或淡棕色，有微扭曲的细纵皱纹、排列稀疏的侧根痕和横长皮孔样的突起。质硬脆，受潮变柔韧，易折断。断面淡黄色，角质而油润，有黄白色小点断续排列成数轮同心环，中间有木心。味苦、酸、甘。

临床应用

劳疟积久不止，闭经，月经淋漓不尽，绕脐疝痛，产后气血不调，腹中积块不散，妇人阴部疼痛，口舌疮烂，折伤及闪挫伤，寒湿痹痛，久疟不愈。

养生药膳

补肝肾+活血通络+强筋骨

牛膝蔬菜炖鱼丸

材料：

牛膝10克，鱼丸300克，干黑木耳、胡萝卜、小油菜、豆腐、酱油各适量

做法：

1. 将牛膝加2杯水，用小火煮取1杯量，滤渣备用；黑木耳泡发；胡萝卜洗净，切片；小油菜洗净，切段；豆腐切块。
2. 锅中加5杯水，先将鱼丸煮至将熟，放入黑木耳、胡萝卜片、小油菜段、豆腐块煮约3分钟。
3. 加入牛膝药汁略煮，可根据个人口味，适当添加酱油调味，最后盛盘即可。

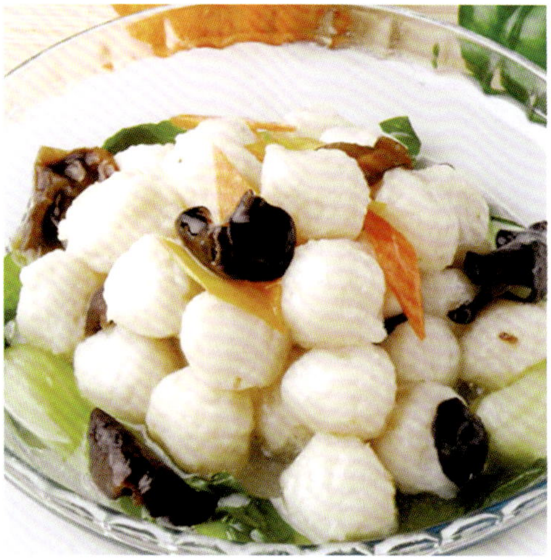

释名：藏红花

番红花

fān hóng huā

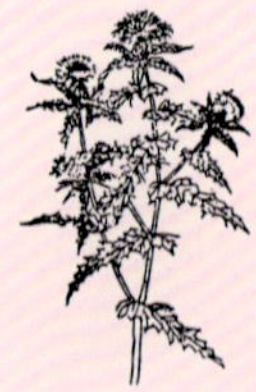

活血化瘀·解郁安神

按张华《博物志》中所说，张骞从西域带回的红蓝花种，即番红花，只因区域不同而稍有差异。

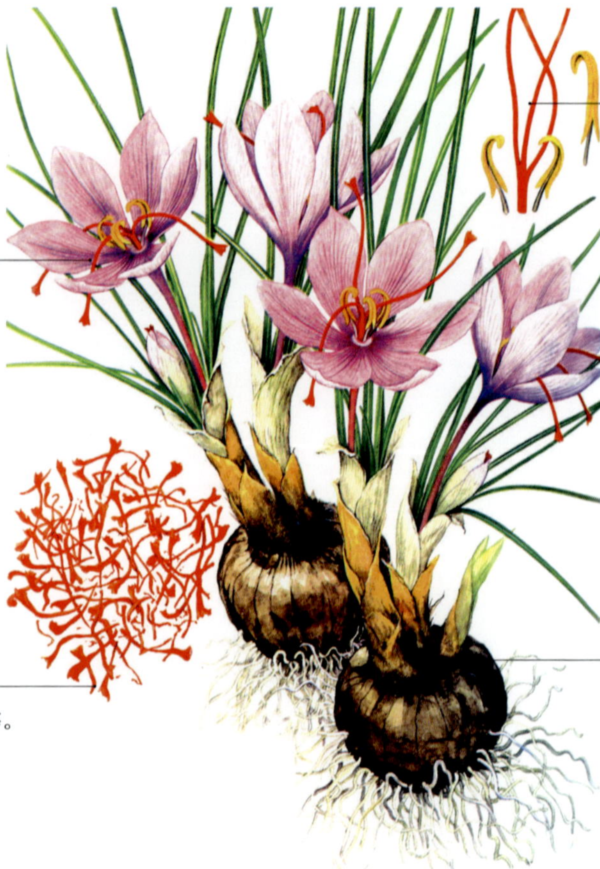

花

主心忧郁积、气闷不散，活血。

性味

味甘，性平，无毒。

有效成分

红花醌苷、红花油等。

功效

活血化瘀，凉血解毒，解郁安神。

附方

［主治］	［材料］	［用法用量］
伤寒发狂	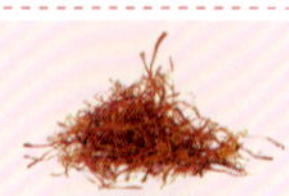 番红花	番红花二分，用一盏水浸泡一天，冷服。
中耳炎	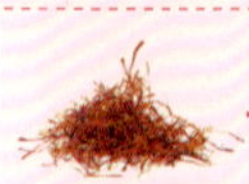 番红花 + 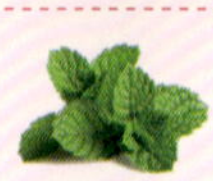 鲜薄荷叶 +  白矾	鲜番红花、鲜薄荷各适量，洗净压汁，加入少许白矾末，搅匀，滴耳中。

医家评说

明朝医学家李时珍 久服令人心喜，又治惊悸。

《饮膳正要》 主心忧郁积、气闷不散，久食令人心喜。

《纲目拾遗》 治疗各种积聚肿块与吐血（不论虚实、何经所吐之血）。

《医林集要》 治伤寒发狂，惊恐恍惚。

形态特征

番红花为多年生草本。鳞茎呈扁球形，外覆褐色膜质鳞叶。其花顶生，呈倒卵圆形，淡紫色，花筒为细管状。蒴果呈长圆形，种子为多数，呈球形。

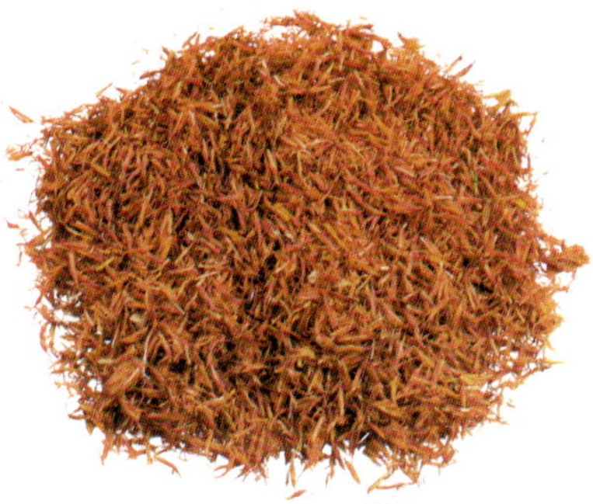

药理延伸

- 活血化瘀、通经。
- 凉血解毒，解郁安神。
- 可降逆顺气，开结消瘀。今人仅以为活血行滞之用，但仍未完全发挥其功用。按《濒湖脉学》指出，番红花主心气忧郁、结闷不散、能活血治惊悸，而散结行血的功力亦同。
- 主散郁调血，宽胸膈，开胃进饮食，久服滋下元，悦色彩，治伤寒发狂。
- 怀孕期间不宜用，活血易致流产。

选鉴保存

番红花以九、十月间的晴天早晨采收花朵为佳，摘下柱头、烘干，即为干红花。若再加工，使其油润光亮，则为湿红花。其中，又以干红花质量较佳。应置于阴凉干燥处，密闭保存。

临床应用

伤寒发狂，痛经，经期烦躁。

养生药膳

活血通脉+补心养肝

丹参红花乌鸡汤

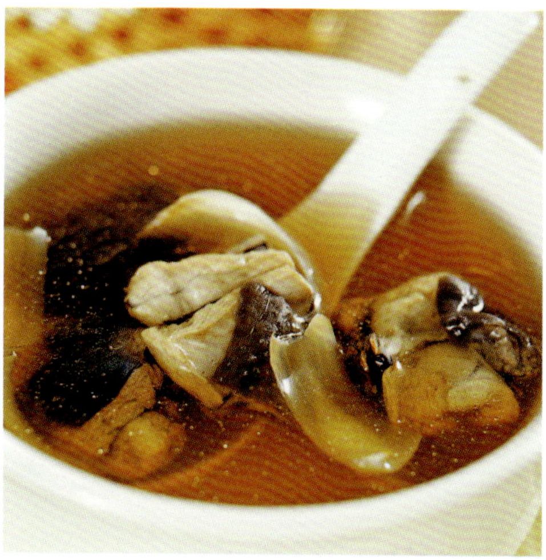

材料：

番红花25克，丹参15克，鲜百合5克，桃仁5克，乌鸡1只，盐2克

做法：

1. 将番红花、丹参、桃仁装在纱布袋内，扎紧。
2. 乌鸡洗净，剁块，汆烫后捞起；鲜百合冲洗干净，剥开。
3. 将乌鸡块、纱布袋放入锅中，加适量水，煮沸后转小火炖约20分钟，放入百合瓣，待乌鸡肉熟烂，加盐调味即可。

释名：禁宫花、剪金花、金盏银台

王不留行

wáng bù liú xíng

活血通经 · 下乳消肿

此药性走而不止，即使有王命也不能留其行，所以叫王不留行。

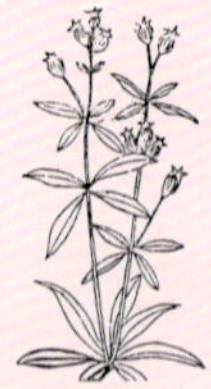

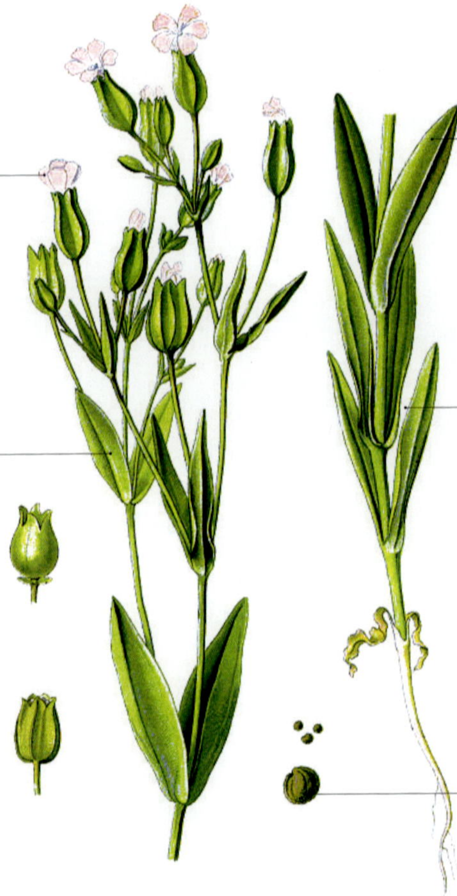

性味

味苦，性平，无毒。

有效成分

皂苷、黄酮苷等。

功效

活血通经，下乳消痈，利尿通淋。

苗

主金疮止血。

子

逐痛出刺，除风痹内寒。

附方

［主治］	［材料］	［用法用量］
头风白屑	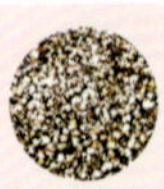 王不留行 + 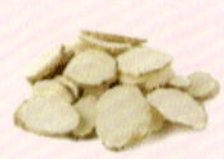 香白芷	王不留行、香白芷各等份，共研为末，干撒于头皮上，第二天清晨梳去。
鼻血不止	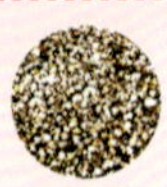 王不留行	王不留行连茎叶，阴干，煎成浓汁温服，很快见效。

医家评说

《神农本草经》 主金疮止血，逐痛出刺，除风痹内寒。

《名医别录》 止心烦鼻衄，痈疽恶疮，妇人难产。

隋唐名医甄权 治风毒，通血脉。

《日华子诸家本草》 疗游风风疹，妇人月经先后不定期，颈背部生疮。

形态特征

其茎直立，上部有叉状分支，节稍膨大。叶对生，为粉绿色，呈卵状披针形或卵状椭圆形。其聚伞花序由顶生，花梗细长。蒴果为卵形，种子为球形，黑色。

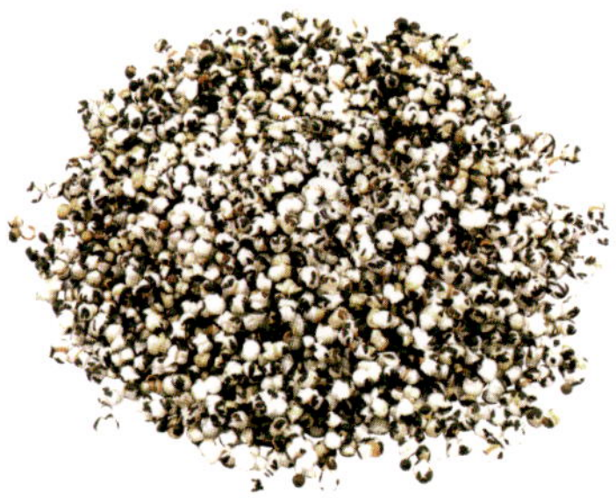

药理延伸

- 王不留行可用来催乳引导，取其利血脉的作用。
- 王不留行能走血分，是阳明冲任的药物。民间有“穿山甲、王不留，妇人服了乳长流”的说法，可见其性行而不住。
- 利小便，出竹木刺。
- 王不留行专疗血证，而心主血，肝藏血者也，故均入之。痈疽等症，血不和也。经曰：营气不从，逆于肉理，乃生痈肿。此主和血，故宜治之。又治风毒者，所谓治风先治血，血行风自灭也。
- 止心烦，鼻衄，痈疽恶疮瘘乳，妇人难产。久服轻身，耐老增寿。

成品选鉴

种子呈圆球形或近球形，表面黑色，少数红棕色，略有光泽，密布细小颗粒状突起。质硬，难破碎。以粒饱满、色黑者为佳。

功效

鼻血不止，妇人气郁乳少，头风白屑，痈疽诸疮。

养生药膳

活血通经+滋润皮肤

黑豆猪皮汤

材料：

王不留行10克，黑豆50克，大枣10颗，猪皮200克，盐、鸡精各适量

做法：

1. 猪皮刮干净，或者用火炙烤去毛，入沸水汆烫，待冷却之后切块。
2. 王不留行、黑豆和大枣分别用清水洗净，泡发半小时，放入砂锅，加适量水煲至豆烂，再加猪皮煲半小时，直到猪皮软化。
3. 加入适量盐、鸡精，用勺子搅拌均匀即可。

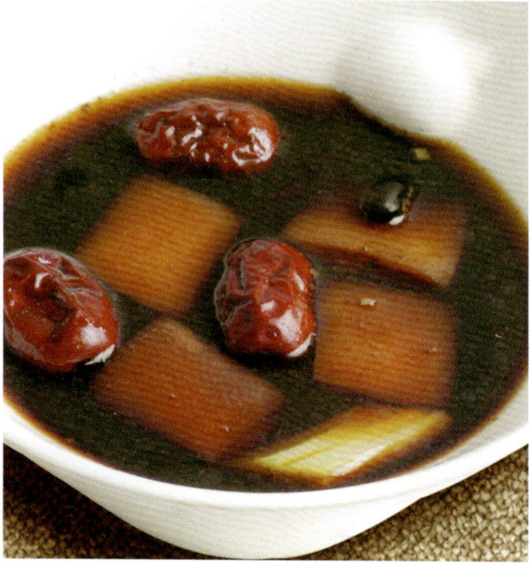

释名：龙牙草、凤颈草

马鞭草

mǎ biān cǎo

活血通经·利水消肿

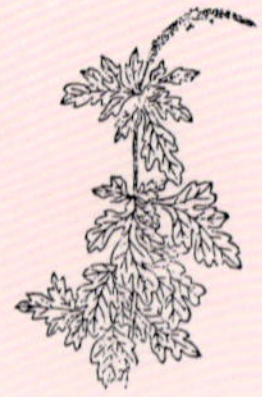

龙牙草、凤颈草，都是因其穗而得名。今衡山、庐山、江淮州郡都有。春夏有苗叶，至秋冬而枯。采根洗净用。

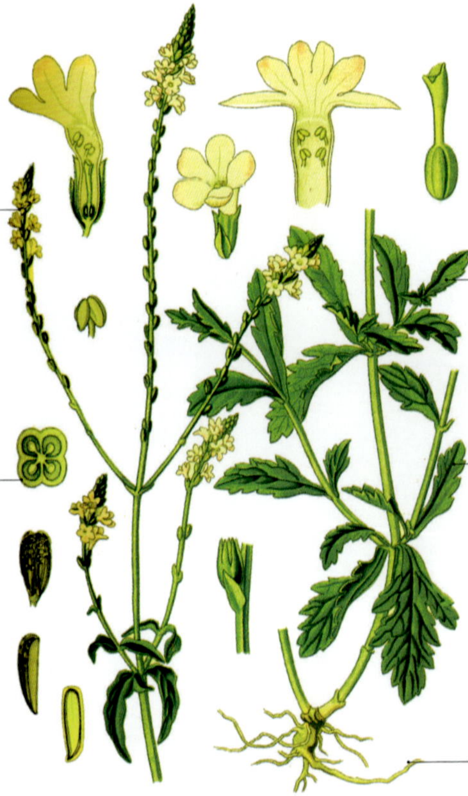

性味

味苦，性微寒，无毒。

叶

主下部阴疮。

有效成分

马鞭草苷、苦杏仁酶、鞣质、腺苷、β-胡萝卜素等。

功效

活血散瘀，利水消肿，清热解毒，截疟。

根

治金疮，行血活血。

附方

[主治]	[材料]	[用法用量]
乳痈肿痛	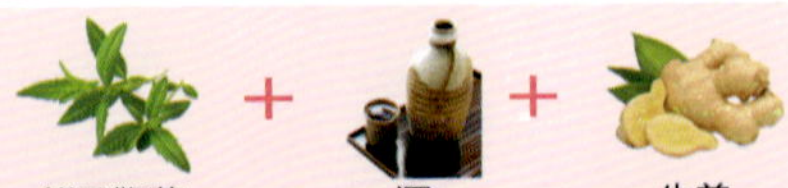 鲜马鞭草 + 酒 + 生姜	鲜马鞭草一把、酒一碗、生姜一块，捣汁内服，以渣敷患处。
鼓胀烦渴，身干黑瘦	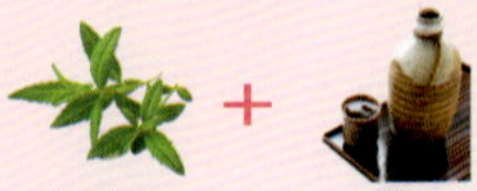 鲜马鞭草 + 酒	将鲜马鞭草锉细，晒干，不要见火，用酒或水同煮至味出，去渣温服。
赤白下痢	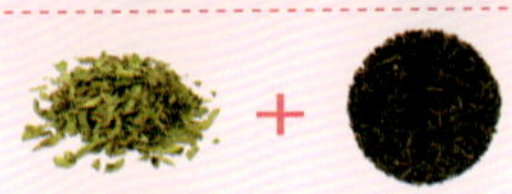 干马鞭草 + 陈茶	干马鞭草五钱、陈茶一撮，加水煎服。

医家评说

唐代医学家陈藏器 马鞭草可治腹部肿块、血块，久疟，有破血、杀虫的功效。捣烂以煎取汁，并将它熬浓像饴的状态，每次空腹用酒服一匕。

《日华子诸家本草》 治妇人月经不调。

金元四大家朱震亨 治金疮，行血活血。

《本草拾遗》 主血瘕，久疟，破血。

形态特征

马鞭草广泛生长在低洼地。它春天生苗，茎呈方形，叶像益母，对生，夏秋开细紫花，结穗如车前穗。其籽像蓬蒿子而细，根白而小。

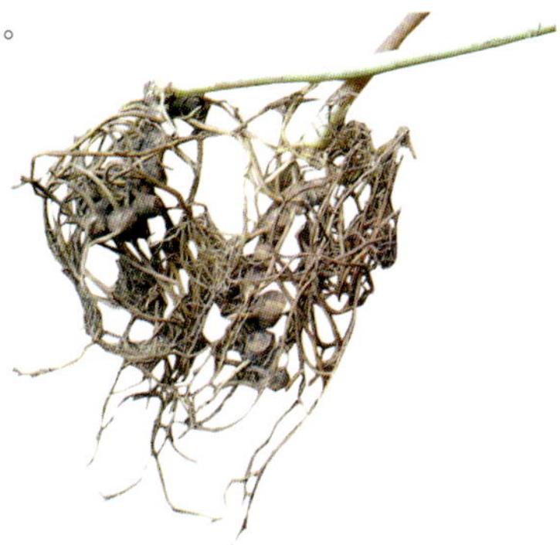

药理延伸

- 活血通经，能去脓毒，洗痔疮毒，退上部火。
- 去血淋肿痛。
- 去卒痛难当，禁久疟发热不断。
- 捣烂外涂，治痈肿、蠼螋尿疮、男子阴肿。
- 马鞭草，亦可单用。生捣水煎，去滓，煎至如饴，空心酒服一匕。破腹中恶血，杀虫良。
- 破血痛经，杀虫消肿。治气血癥瘕，下部䘌疮阴肿，发背痛疽，阳梅毒气，专以驱逐为长。
- 根用于赤白痢疾、慢性疟疾、水肿、膨胀等，并有泄下作用。

成品选鉴

茎呈方柱形，多分枝，四面有纵沟，长0.5~1厘米；表面绿褐色，粗糙；质硬而脆，断面有髓或中空。叶对生，多皱缩破碎，绿褐色，具毛，完整者展平后叶片深裂，边缘有锯齿。穗状花序细长，小花排列紧密。无臭，味苦。

临床应用

疟疾寒热，鼓胀烦渴，身干黑瘦，男子阴部肿、睾丸痛，妇女经闭，腹部似有包块，肋胀，乳痈肿痛，赤白下痢。

养生药膳

活血养血+补肝明目

马鞭草猪肝汤

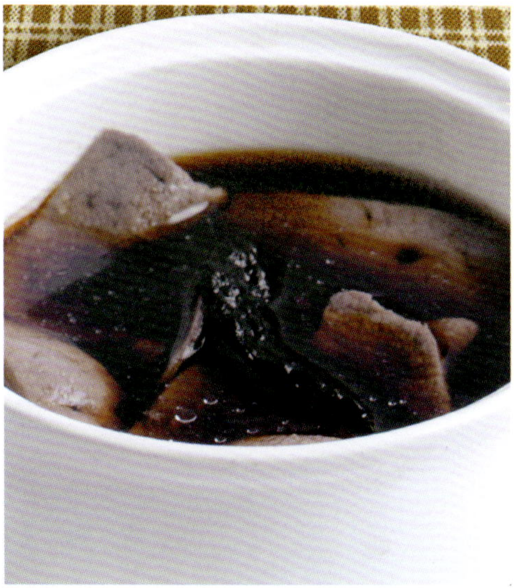

材料：

马鞭草15克，猪肝500克，食用油、水淀粉、白糖、酱油、料酒、葱段、生姜片、盐、味精各适量

做法：

1. 取马鞭草洗净，与猪肝同煮1小时后，捞出猪肝和马鞍草，汤汁备用；猪肝洗净，切片。
2. 将油锅烧热，加入生姜片、葱段煸炒，放入猪肝片，加酱油、白糖、料酒；倒入做法1的汤汁，加水淀粉勾芡，加盐、味精调味即可。

释名：天丝瓜、天罗、布瓜、蛮瓜、鱼鰦、虞刺

丝瓜

sī guā

清热除烦 · 通经活络

此瓜老时筋丝罗织，所以叫丝罗。以前人叫它鱼鰦、虞刺。丝瓜从南方传来，故也叫蛮瓜。

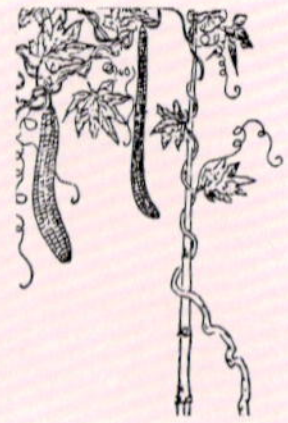

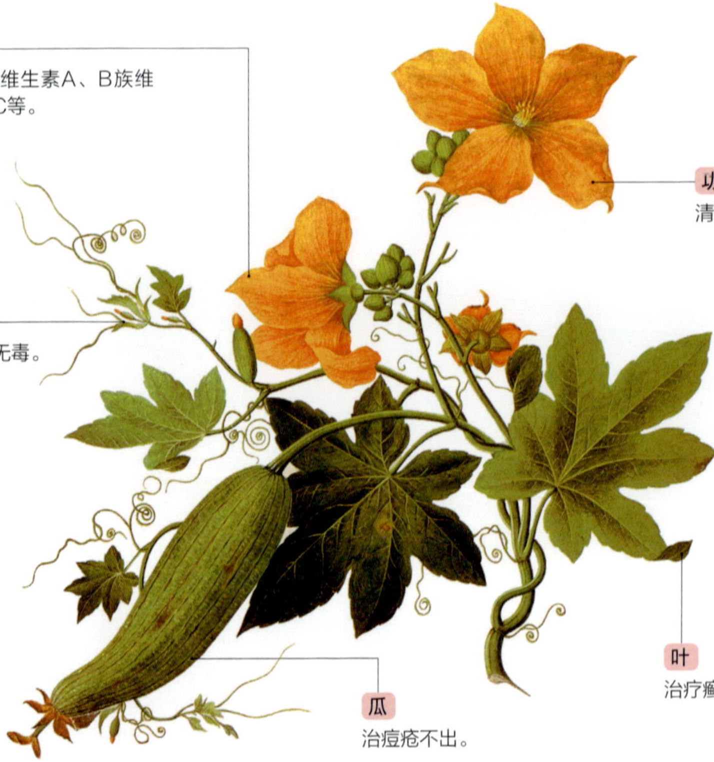

附方

[主治]	[材料]	[用法用量]
痈疽不敛，疮口太深	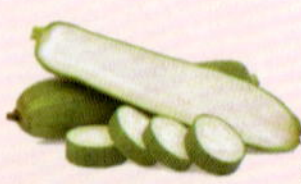 丝瓜	用丝瓜捣汁，频频涂搽。
肠风下血	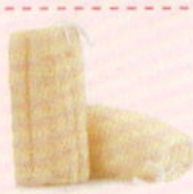 干丝瓜 + 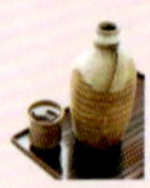 酒	取霜后干丝瓜烧存性，研为末，空腹用酒送服二钱。
化痰止咳	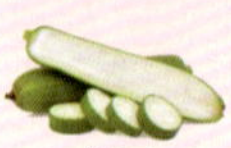 丝瓜 + 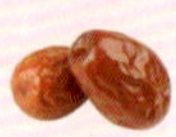 大枣 + 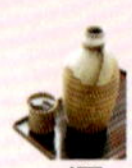 酒	取丝瓜烧存性，研为末，加大枣肉做成弹子大的丸子，每次用温酒送服一丸。

医家评说

《本草蒙筌》治痘疮、脚痛，烧灰，敷上。

《医学入门》治一切恶疮，小儿痘疹余毒，也能治乳疽、疔疮。

《陆川本草》生津止渴，解暑除烦。治热病口渴，身热烦躁。

形态特征

丝瓜二月下种，生苗牵藤，攀延在树或竹枝上，或搭棚架，让它攀缘其上。丝瓜叶有细毛刺，取汁可作绿色染料。六、七月开黄花，花为五瓣，有点像黄瓜花，花蕊和花瓣都为黄色。丝瓜直径为一寸左右，长一二尺，甚至可达三四尺，表皮为深绿色，有皱点，瓜头像鳖头。

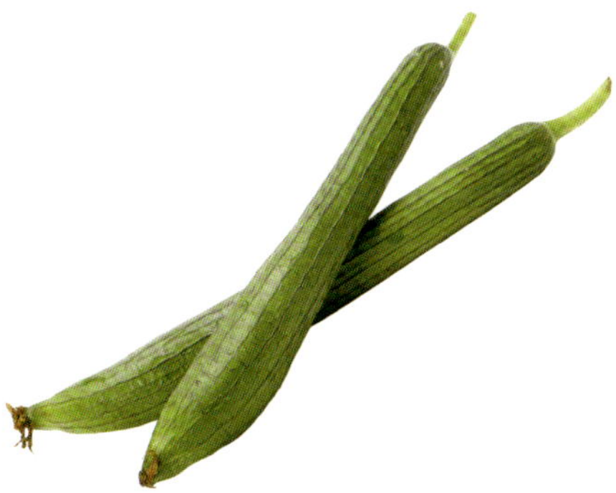

药理延伸

- 将枯丝瓜烧存性，加朱砂研成末，用蜜水调服，治痘疮不出。
- 除热利肠、通经脉、行血脉。
- 将老丝瓜烧存性，研末服，可祛风化痰，凉血解毒，杀虫，通经络，行血脉，下乳汁，治大小便带血、痔漏、经血不停、疝痛卵肿、血气作痛、溃疡肿伤、蛀牙、痘疹胎毒。
- 丝瓜花清肺热，消痰，下气，止渴，止咽痛，消烦渴，泻命门火。
- 丝瓜老者，筋络贯串，房隔联属，故能通人脉络脏腑，而祛风解毒，消肿化痰，祛痛杀虫，及治诸血病也。

成品选鉴

丝瓜以形体正直，外皮无损，瓜纹明显，颜色鲜嫩、光亮，皮色嫩绿或淡绿色，果肉顶端比较饱满，尾巴尖、有绒毛者为佳。

活血通经

临床应用

痈疽不敛、创口太深，手足冻疮，肠风下血，乳汁不通。

养生药膳

清热凉血+养颜排毒+保肝明目

枸杞炒丝瓜

材料：

丝瓜500克，枸杞子5克，盐2克，食用油适量

做法：

1. 丝瓜削皮洗净，切片；枸杞子洗净，然后以清水浸泡30分钟，沥干，备用。
2. 锅置火上，炒锅加油烧热，以大火将丝瓜片炒至七八分熟时，转小火，放入泡好的枸杞子，加盐调味，翻炒均匀至熟即可。

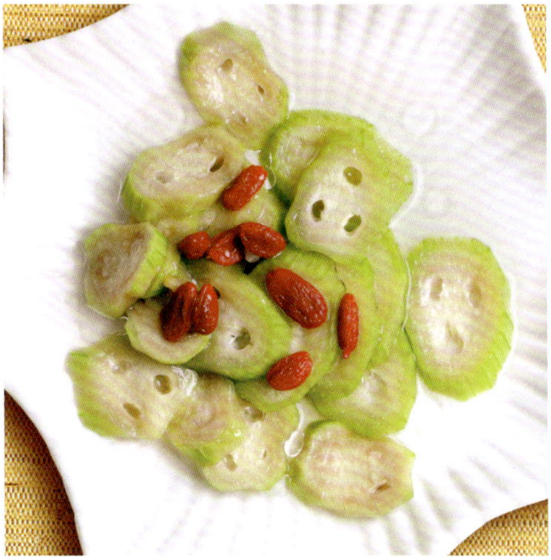

释名：鼠楂、猴楂、茅楂、朹子、羊梂、棠梂子、山里果、赤爪

山楂

shān zhā

消食化积 · 行气散瘀

赤爪、山楂是同一种植物。古方中很少用山楂，所以《新修本草》中虽载有赤爪，但后人不知那就是山楂。

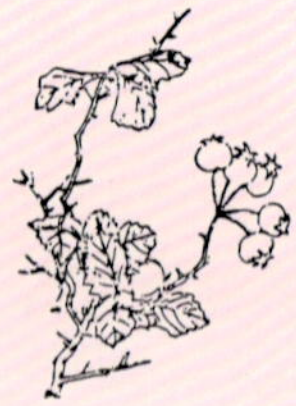

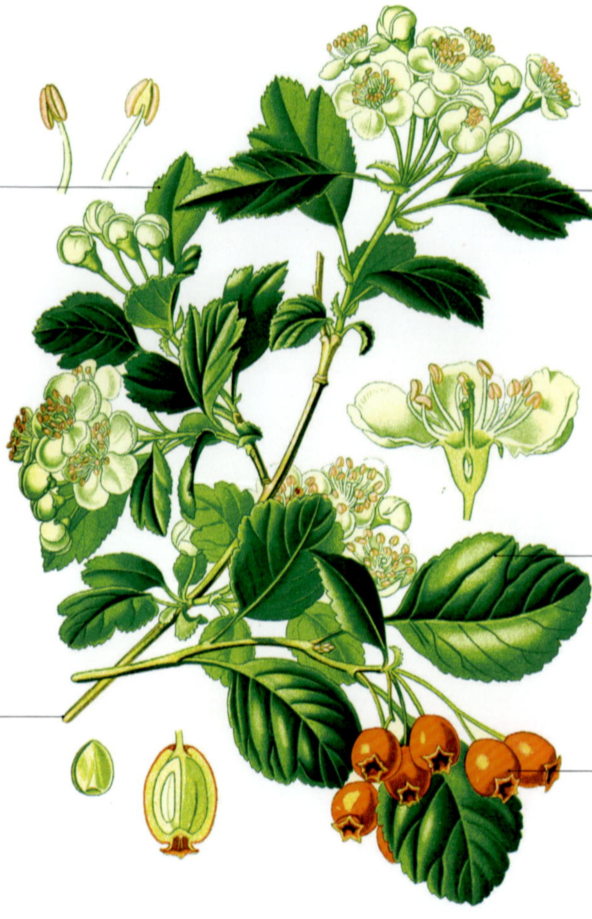

有效成分

黄酮类、脂肪酸、维生素C等。

叶

止痒，敛疮，降血压。

功效

消食化积，行气散瘀，扩张血管，降压。

性味

味酸、甘，性微温，无毒。

实

活血祛瘀，止水痢。

附方

[主治]	[材料]	[用法用量]
偏坠疝气	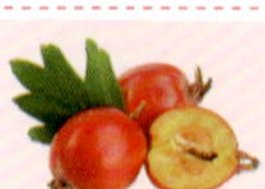 山楂 + 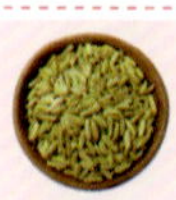 小茴香	山楂、小茴香（炒）各一两，共研为末，调糊做成梧桐子大的丸子，每次空腹服一百丸，白开水送下。
肠风下血	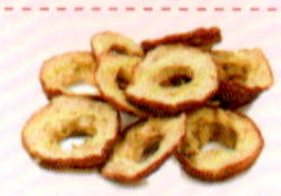 干山楂 + 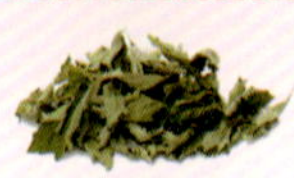 艾叶	干山楂研为末，用艾汤调下。

医家评说

《新修本草》 煮汁服，止水痢。洗头浴身，治疮痒。

南朝医学家陶弘景 煮汁，可洗因漆而产生的过敏，大多会痊愈。

元代药学家吴瑞 能消食积，补脾，治小肠疝气，发小儿疮疹。

形态特征

山楂树为落叶灌木。枝密生，有细刺，幼枝有柔毛。叶呈倒卵形，边缘有尖锐重锯齿。梨果呈球形或梨形，为红色或黄色。

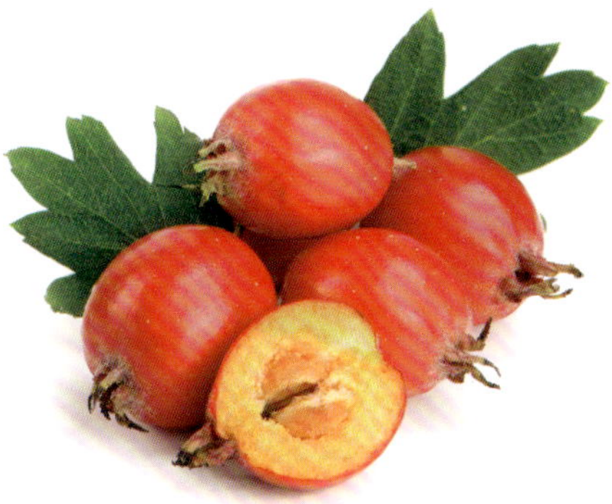

药理延伸

- 山楂能消化积食。如果胃中没有积食，脾虚不能运化且没有食欲者，多吃山楂，反而会克伐脾胃生发之气。
- 治腰痛有效。
- 健胃，行结气。煎水加白糖服，治妇人产后儿枕痛（指瘀血腹痛），恶露不止。
- 化血块、气块，活血。
- 果实味酸、甘，性微温。生吃使人烦躁易饥，损齿。有蛀牙的人尤其不宜吃。化饮食，消肉积，治痰饮、胸腹气胀、呕吐、瘀血胀痛。

成品选鉴

挑选时应注意山楂扁圆的偏酸，近似正圆的则偏甜；山楂表皮上多有小点，果点密而粗糙的偏酸，少而光滑的偏甜；果肉呈白色、黄色或红色且质地绵软的偏甜，而果肉较硬且呈绿色的偏酸。

临床应用

偏坠疝气，肠风下血。

养生药膳

活血化瘀+开胃消食

山楂牛肉盅

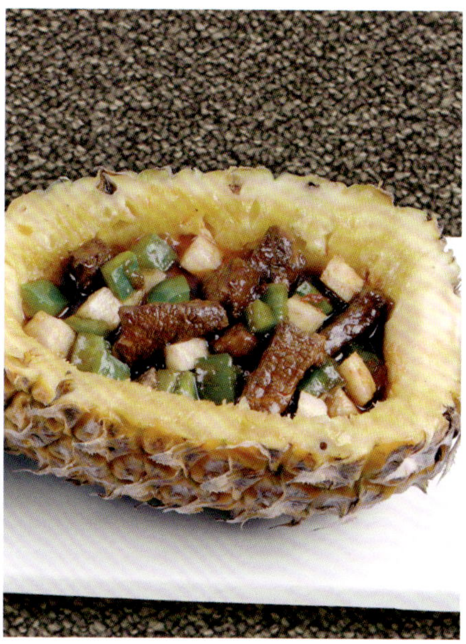

材料：

山楂5克，甘草2克，菠萝1个，牛肉80克，竹笋10克，青椒5克，洋菇5克，生姜末3克，番茄酱、食用油各适量

做法：

1. 菠萝洗净，切成两半，挖出果肉，做成容器备用；山楂、甘草熬煮后，滤取药汁；牛肉洗净，切大块；竹笋、青椒、洋葱洗净，切丁备用。
2. 锅中放油，油热后放入牛肉块炸透。
3. 菠萝果肉榨成汁，加番茄酱、汤汁，煮成浓汁，然后淋在炸熟的牛肉块上。
4. 另起油锅，将备好的生姜末、竹笋丁、青椒丁、洋葱丁等与牛肉拌炒，熟后装入菠萝盅即可。

释名：水萍、燕尾草、白地栗、河凫茈、白上栗、剪刀、箭搭、槎丫

慈姑
cí gu

活血散瘀 · 解毒消肿

慈姑，一根生十二子，像慈姑之乳子，故名。称河凫茈、白上栗，与乌芋的凫茈、地栗相区别。剪刀、箭搭、槎丫、燕尾，都是以叶形来命名。

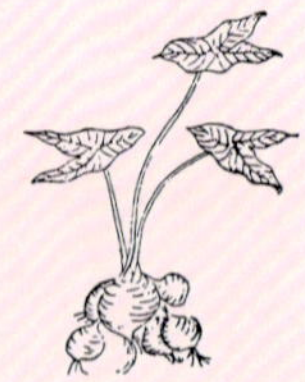

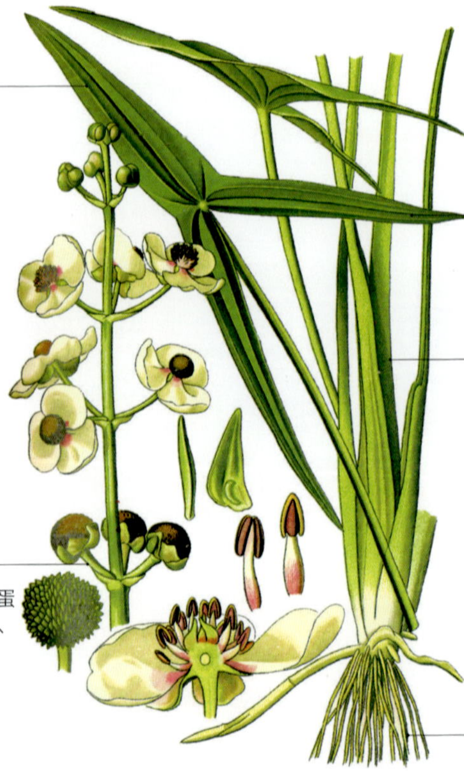

性味
味苦、甘，性微寒，无毒。

叶
主产后血瘀，胎盘不下。

功效
活血散瘀，止咳通淋。

有效成分
淀粉、钾、钙、膳食纤维、蛋白质、维生素B_1、维生素 B_2、维生素C等。

根
主百毒。

附方

[主治]	[材料]	[用法用量]
咳嗽	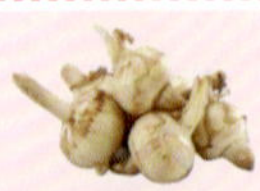 鲜慈姑 + 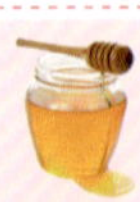 蜂蜜	鲜慈姑二百克，加水煮熟，加蜂蜜调和服食。
淋浊	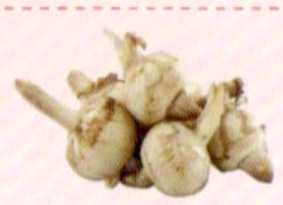 慈姑	慈姑适量，水煎服，每日一次。
疮疡肿毒	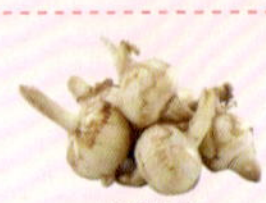 鲜慈姑 + 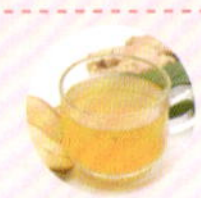 生姜汁	鲜慈姑捣烂，加入生姜汁少许，外敷患处，每日数次。

医家评说

《唐本草》 主百毒，产后血闷，攻心而危及生命，难产而胎盘不出，可捣汁服。

《滇南本草》 滋润肠胃，止咳嗽，痰中带血或咯血。

《岭南采药录》 以盐渍之，治癫犬咬伤，并治跖疣（足底部的常见疣）。

《日华子诸家本草》 多食发虚热，孕妇不宜食用。

形态特征

慈姑的根茎先端形成球茎，球茎表面附薄膜质鳞片。叶片着生基部，成箭头状，全缘，叶柄较长、中空。

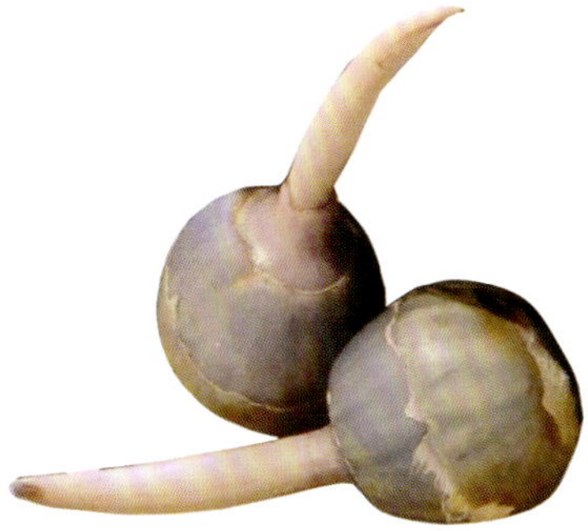

药理延伸

- 清热活血，解毒消肿。
- 多食发疮，动血，损齿，生风。凡孕妇及痈、脚气、失血诸病者，尤其忌服。
- 多食则生肠风、痔漏，妇女血崩、白带增多，易使人干呕、脸部失色、皮肉干燥等。
- 主百毒、产后血瘀、胎盘不下。
- 取慈姑捣汁服，还能除泌尿系统结石。

成品选鉴

慈姑有长形和圆形两种，长形慈姑通常有三节，吃起来比较香脆可口，而圆形慈姑的淀粉含量较为丰富，味道发苦。因此，准备炒菜食用就选用三节的长形慈姑，准备炖菜或煮菜食用则要选用圆形慈姑。

此外，还要看慈姑的纹路是否清晰，表面有皱缩的慈姑不宜买，通常都是放了很久的老慈姑，比较苦涩。表皮完整且光泽圆润、个头饱满壮实的才是较新鲜的慈姑。

临床应用

产后血闷、胎盘不下，淋病，咳嗽痰血。

养生药膳

清热活血+清解湿毒

慈姑大枣瘦肉汤

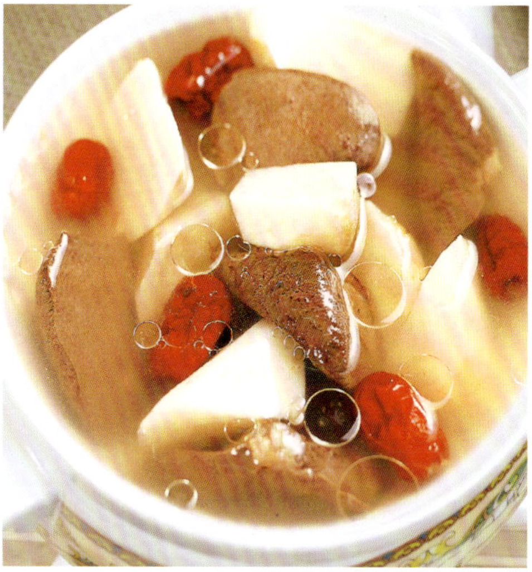

材料：

慈姑320克，猪瘦肉320克，土茯苓20克，大枣50克，山药50克，生姜4克，盐适量

做法：

1. 慈姑洗净，去皮，切块；猪瘦肉洗净，切片；大枣洗净；山药去皮，切滚刀块；生姜切片。
2. 将慈姑块、猪瘦肉片、生姜片、土茯苓、大枣、山药块放入锅内，加水适量，煲2小时，加盐调味即可。

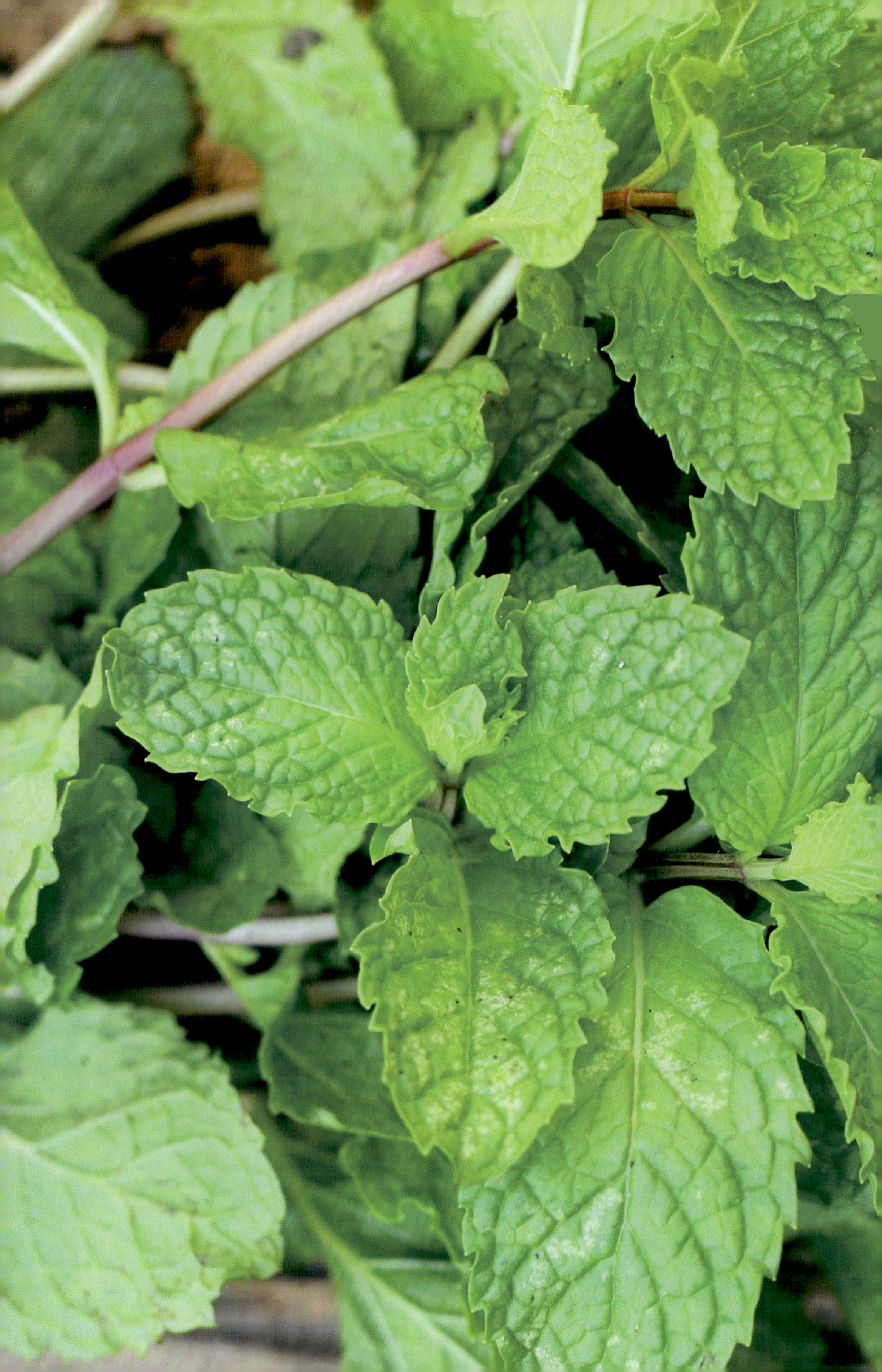

第六章

解毒止痛

身体会生病，部分原因是累积了太多毒素。中医在临床治疗中也会采用解毒的方法对症下药，同时搭配增强体质的药材，这样就能增强解毒治疗的效果。

释名： 王连、支莲

黄连

huáng lián

清热燥湿 · 泻火解毒

黄连，汉末李当之《本草》惟取蜀郡黄肥而坚者为善。唐时以澧州者为胜。今虽吴、蜀皆有，惟以雅州、眉州者为良。

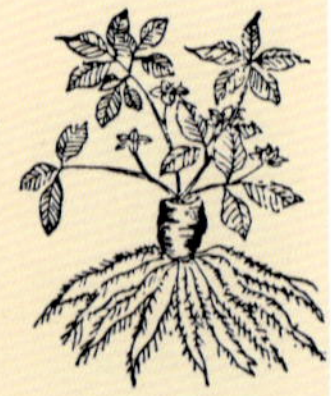

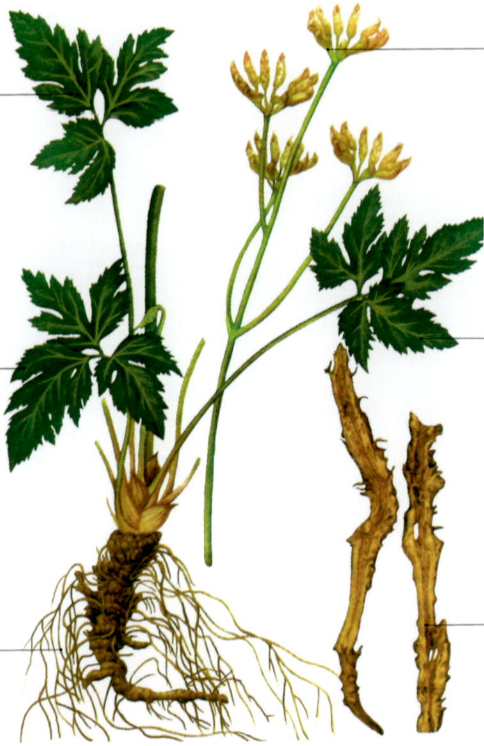

附方

[主治]	[材料]	[用法用量]
阳毒发狂，奔走不定	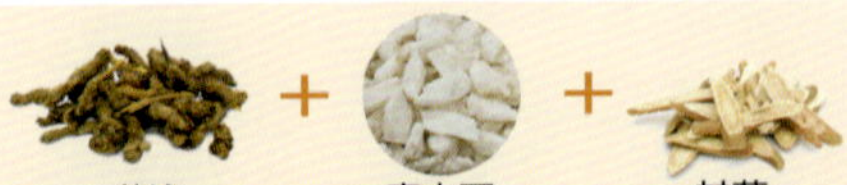 黄连 + 寒水石 + 甘草	黄连、寒水石各等份，共研为末，每次用浓煎甘草汤送服三钱。
三消、骨蒸	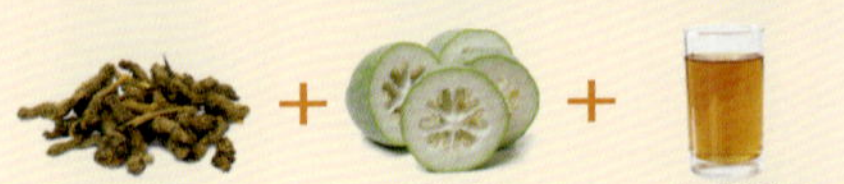 黄连 + 冬瓜 + 大麦汤	将黄连末用冬瓜汁浸泡一夜，晒干后又浸，如此七次后，研为末，用冬瓜汁调和黄连末制成梧桐子大的药丸，每次用大麦汤送服三四十丸。
小便白浊	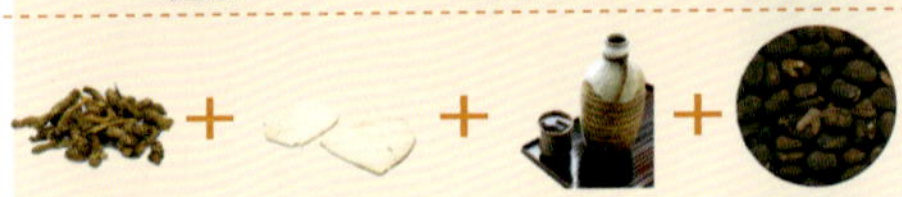 黄连 + 茯苓 + 酒 + 补骨脂	黄连、茯苓各等份，研为末，加酒调和成如梧桐子大的药丸，每次服三十丸，用补骨脂煎汤送下，每日三次。

医家评说

《神农本草经》 主热气，治目痛、眦伤、流泪，能明目。治腹痛下痢，妇人阴中肿痛。

《名医别录》 主五脏冷热，久泻下痢脓血，止消渴大惊，除水湿，利关节，调胃、厚肠、益胆，疗口疮。

易水学派创始人张元素 治郁热在中，烦躁恶心，兀兀欲吐，心下痞满。

明朝医学家李时珍 除心窍恶血，解服药过量所致烦闷及巴豆中毒、轻粉中毒。

形态特征

黄连根茎圆柱或圆锥形，皮部与木部界限不明显，下部常有分枝，密生须根。叶长15~30厘米，宽10厘米，卵状三角形，柔软卷曲，稍带革质。花小，白色，雌雄异株；苞片披针形；苞片黄绿色，长椭圆状或卵形；花瓣线形或线状披针形。

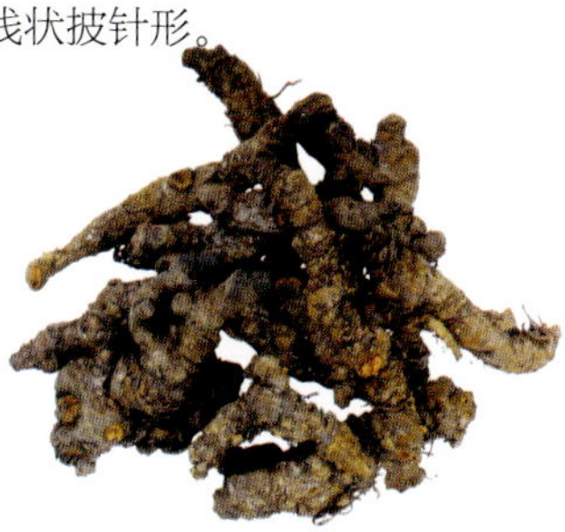

药理延伸

- 李时珍认为，黄连是治疗眼疾、痢疾的要药。古方治疗痢疾：香连丸，用黄连、木香；姜连散，用干姜、黄连；变通丸，用黄连、吴茱萸；姜黄散，用黄连、生姜。治消渴，用酒蒸黄连；治伏暑，用酒煮黄连；治下血，用黄连、大蒜；治肝火，用黄连、吴茱萸；治口疮，用黄连、细辛。
- 治五劳七伤，能益气，止心腹痛、惊悸烦躁，润心肺，长肉止血，能疗流行热病，止盗汗及疥疮。用猪肚蒸后做成丸，可治小儿气疳，杀虫。

成品选鉴

黄连根因像串珠相连而色黄，故得此名。黄连有两种：一种根粗无毛有连珠，像鹰爪、鸡爪的形状而坚实，色深黄；另一种是无珠多毛而中空，淡黄色。此二者对疾病治疗各有所宜。

功效

心经实热，肝火旺盛，伏暑发热，口渴呕吐，赤白痢疾，消渴，泄泻，情绪抑郁，各种赤白痢疾、腹痛，鸡冠痔，水泄、脾泄，眼睛突然红肿，牙痛恶疮，口舌生疮，痈疽肿毒，中巴豆毒而下泻不止。

养生药膳

清热凉血+解毒利咽

玄参萝卜清咽汤

材料：

玄参15克，黄连5克，白萝卜300克，蜂蜜80毫升，绍兴酒20毫升

做法：

1. 白萝卜、玄参和黄连洗净切成块，用绍兴酒浸润备用。
2. 取1个大碗，放入2层萝卜，再放1层玄参，淋上蜂蜜10毫升、绍兴酒5毫升。按照此种方法，放置4层。将剩下的蜂蜜加20毫升冷水倒入大碗中，大火隔水蒸2小时即可。

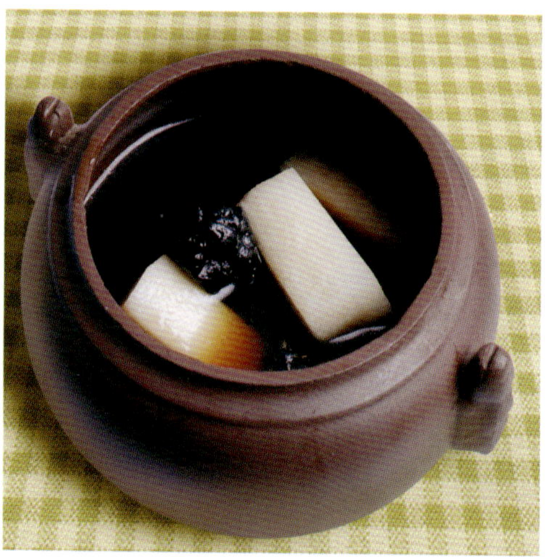

释名：紫丹、紫芙、茈草、藐、地血、鸦衔草

紫草

zǐ cǎo

解毒透疹 · 活血凉血

此草花紫、根紫，可以染紫，所以叫紫草。《尔雅》写作“茈草”。瑶人、侗人叫它鸦衔草。

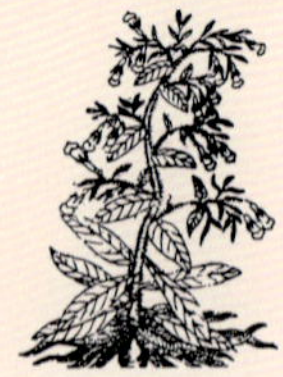

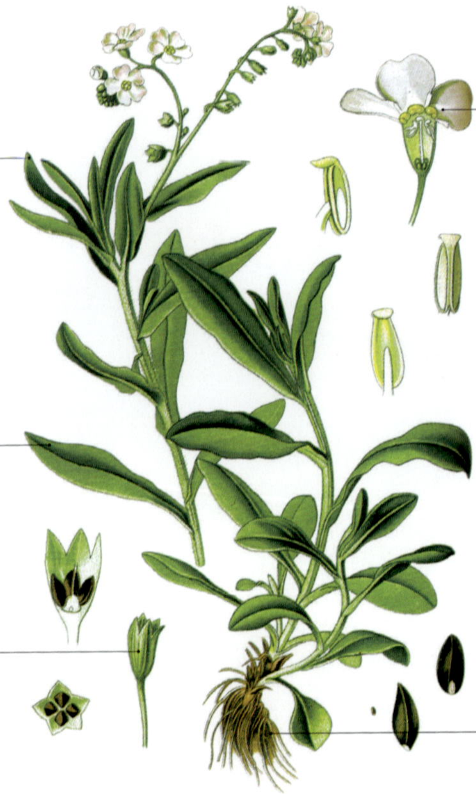

叶

主血热毒盛，斑疹紫黑，湿疹。

性味

味苦，性寒，无毒。

功效

清热凉血，解毒透疹。

有效成分

紫草素、异丁酰紫草素等。

根

主心腹邪气、五疸，能补中益气。

附方

[主治]	[材料]	[用法用量]
血淋	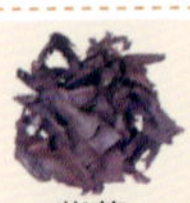 紫草 + 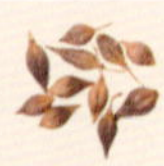 连翘 + 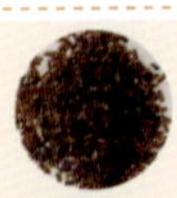 车前子	紫草五克、连翘五克、车前子五克，水煎，去渣，温服。
玫瑰糠疹	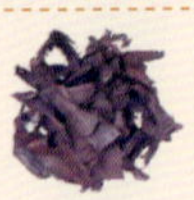 紫草 + 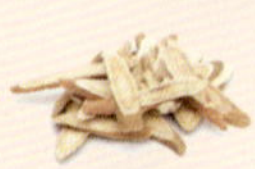 甘草	紫草十克、甘草十克，水煎服，每日一剂。
带状疱疹	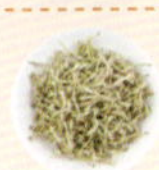 金银花 + 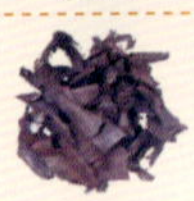 紫草	紫草五克、金银花十克。金银花、紫草洗净，放入杯中，用开水冲泡，加盖闷十五分钟即可。当茶，频频饮用，一般可冲泡三至五次。

医家评说

《神农本草经》 主心腹邪气、五疸，能补中益气，利九窍，通水道。

《直指方》 紫草治痘，能导大便，使发出亦轻。得木香、白术佐之，尤为有益。

《吉林中草药》 治便秘，尿血。

《陕西中草药》 治汤火伤，皮炎，湿疹，尿路感染。

《活幼心书》 紫草性寒，小儿脾气实者犹可用，脾气虚者反能作泻。

形态特征

紫草为多年生草本。有平伏状粗毛。根粗大，圆锥形，干时紫色。叶互生，呈披针形。茎直立，单一或基部分枝。蝎尾状聚伞花序密集于茎顶，花冠紫色或淡紫色。

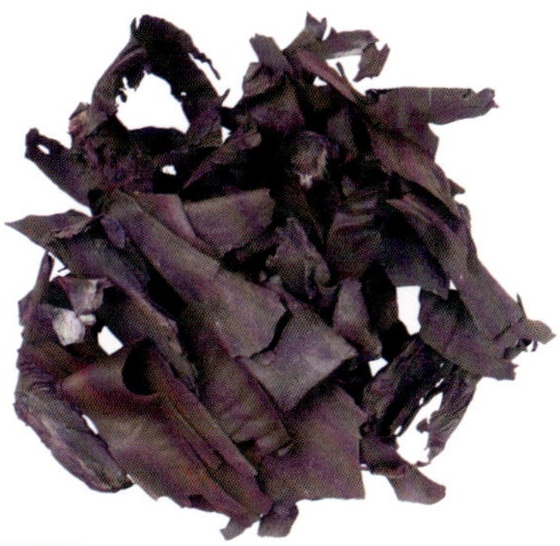

药理延伸

- 紫草味苦而性寒，入心包络及肝经血分。其功效为凉血活血、利大小肠。故以痘疹欲出但未成熟、血热毒盛、大便闭涩者，适宜使用。痘疹已出而色紫黑、便秘者，也可以使用。痘疹已出而红肿，以及色白内陷、大便通畅者，忌用。
- 治恶疮、瘑癣（瘑疮皮逐渐干燥，结成黄色或褐色痂皮，患处发痒而出现白色鳞状皮）。
- 将其制成膏外涂，可疗小儿痘疮。
- 补心，舒肝，散瘀，活血。

成品选鉴

紫草呈不规则长圆柱形，多扭曲，长7~20厘米，直径1~2.5厘米，表面紫红色或紫褐色，皮部疏松，呈条形片状，常10余层重叠，易剥落。顶端具茎残基。体轻质松软，易折断，断面不整齐，木部较小，黄白色或黄色。气特异，味苦。

临床应用

小儿痘疹（将出未出、色赤且便闭者可用紫草，如痘已出而红肿、大便利者则忌用），恶虫咬伤，血淋，带状疱疹，玫瑰糠疹。

养生药膳

清热解毒+凉血止血

紫草鸡汤煲

材料:

紫草30克，莲子10克，枸杞子3克，连骨鸡肉200克，肉汤500毫升，酱油、盐、味精各少许

做法:

1. 鸡肉洗净，切块；莲子洗净，去心。
2. 将鸡肉块、紫草和莲子同煎40分钟，成紫草鸡汤。
3. 将肉汤与紫草鸡汤混合后滚沸5分钟，将枸杞子放入锅内，待熟后，加入酱油、盐、味精等调味即可。

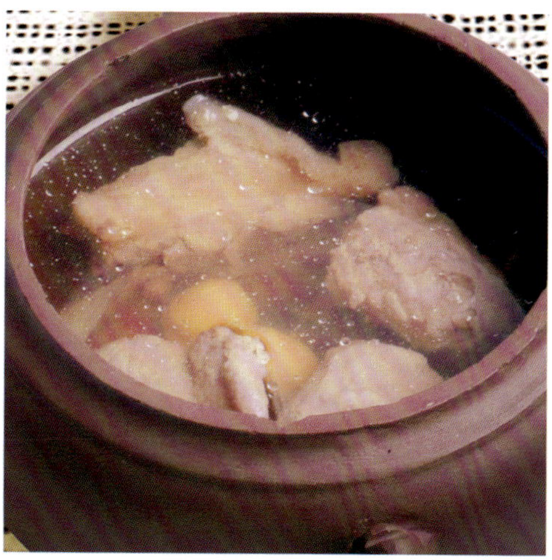

释名：落苏、昆化瓜、草鳖甲

茄子

qié zi

散瘀凉血 · 解毒消肿

段成式在《酉阳杂俎》中说，茄子能厚肠胃，动气发疾。此说全不知茄子性滑，不厚肠胃。

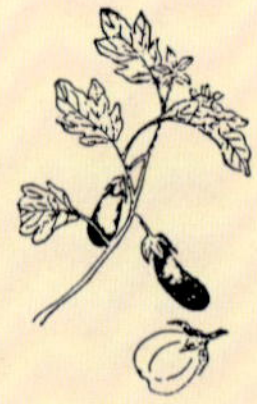

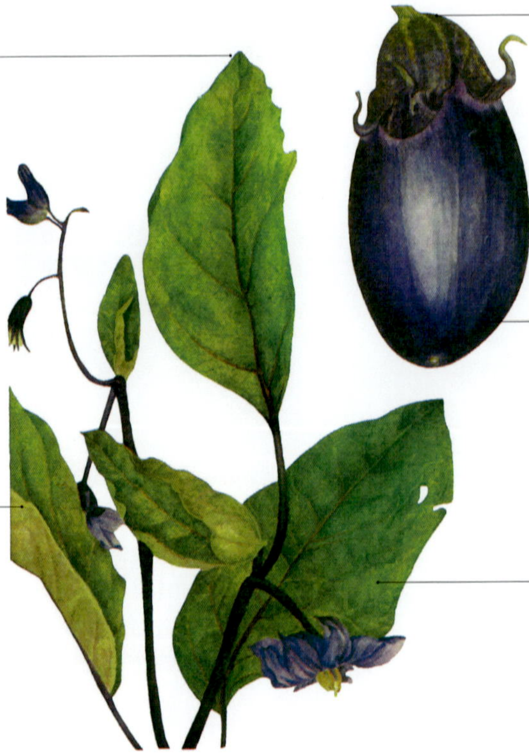

性味
味甘，性寒，无毒。
实
能散血止痛，消肿宽肠。
功效
清热凉血，解毒消肿，止血，利尿。
有效成分
蛋白质、脂肪、碳水化合物、维生素、钙、磷、铁等。
叶
主寒热，五脏劳损。

附方

[主治]	[材料]	[用法用量]
动脉硬化及高血压	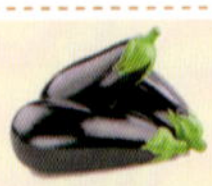 茄子 + 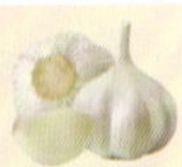 大蒜 + 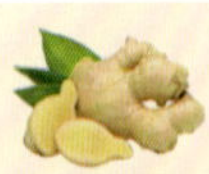 生姜	茄子五百克、大蒜三十克、生姜五克，炒熟常食。
冻疮	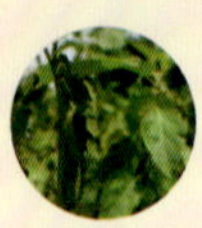 茄子秧	用冬天地里的茄子秧（带根）两三棵，用水煎煮，水开后，再煮二十分钟，用此水泡洗冻疮患处，立即用茄子秧擦洗患处，二至三次，可治愈冻疮。
年久咳嗽	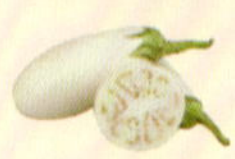 白茄子 + 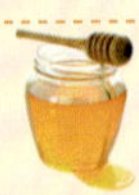 蜂蜜	生白茄子三十至六十克，煮后去渣，加蜂蜜适量，每日两次分服，可治年久咳嗽。

医家评说

宋代药物学家马志 体寒者不能多吃。因茄损人动气，能发疮和诱发旧疾。

《日华子诸家本草》 用醋磨后外敷，可消毒肿。

金元四大家朱震亨 老且裂开的茄子烧成灰，可治乳裂。茄属土，胡甘而喜降，大肠易动者忌食。

形态特征

茄的植株高二三尺，叶子大如手掌。从夏到秋开紫花，五瓣相连，五棱如缕，黄蕊绿蒂，蒂包着茄。茄中有瓤，瓤中有籽，籽很像芝麻。茄有圆如瓜蒌者，有长四五寸者。有青茄、紫茄、白茄。白茄也称银茄，味道胜过青茄。

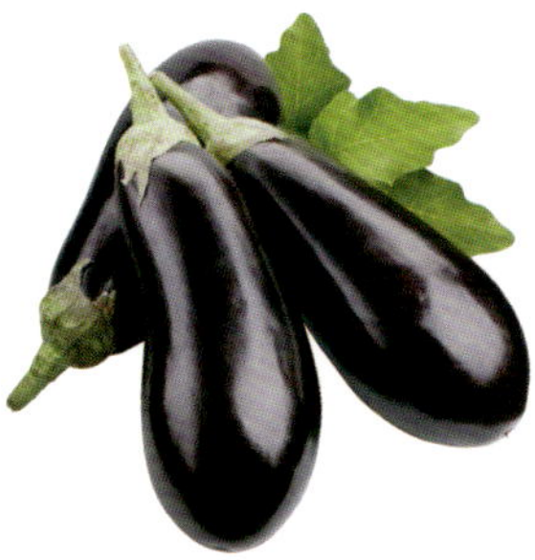

药理延伸

- 秋后食用茄子，易损目。
- 老茄子可治乳裂，茄根煮汤可治冻疮，将茄蒂烧成灰，可治口疮，都有良好效果。此与茄的甘甜能缓火有关。
- 茄子能散血、消肿、宽肠。所以，大便干结、痔疮出血及患湿热黄疸的人，多吃些茄子也有帮助，可以选用紫茄与大米煮粥吃。
- 茄性寒，多食会腹痛下痢，伤女人子宫。其可散血止痛，消肿，宽肠。
- 治癜风，用茄蒂蘸硫、附末掺之，取其散血也。白癜用白茄蒂，紫癜用紫茄蒂。

成品选鉴

以果形均匀润泽、老嫩适度，完整无裂口、无斑点、皮薄、子少、肉厚、细嫩者为佳品。辨别茄子是否新鲜，勿以大小而定，可以看茄子根蒂部的皮色，根蒂发紫、发青的为鲜嫩茄子，根蒂发白的为老茄子。

临床应用

肠风下血，热毒痈疮，皮肤溃疡，冻疮，年久咳嗽，动脉硬化及高血压。

解毒止痛

养生药膳

散血止痛+解毒消肿

豆角烧茄子

材料：

豆角200克，茄子300克，红椒、盐、鸡精、大蒜、酱油、食用油各适量

做法：

1. 茄子洗净，切条，浸泡在盐水中；豆角择洗干净，切段；大蒜切末；红椒去籽、去蒂并洗净切丝。
2. 水锅烧热，放入豆角焯熟，捞出过一下凉水，沥干备用。
3. 油锅烧热，放入茄条煎炸至变色、炒软，放入豆角、大蒜翻炒，加入盐、鸡精、酱油及红椒丝，炒熟即可。

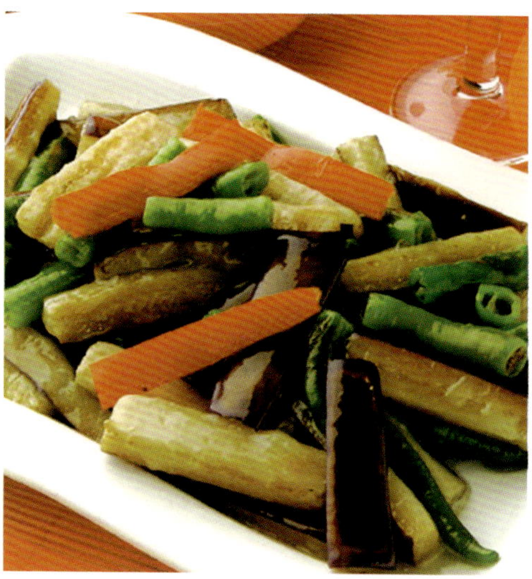

释名：秦纠、秦爪、秦胶

秦艽

qín jiāo

祛风除湿 · 清热止痛

秦艽产自秦中，以根呈螺纹交纠的质优，故名秦艽、秦纠。

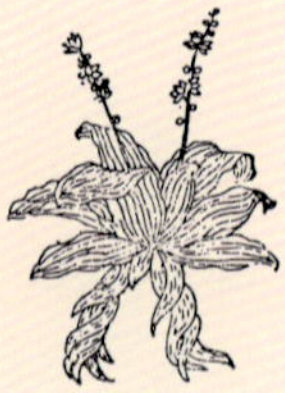

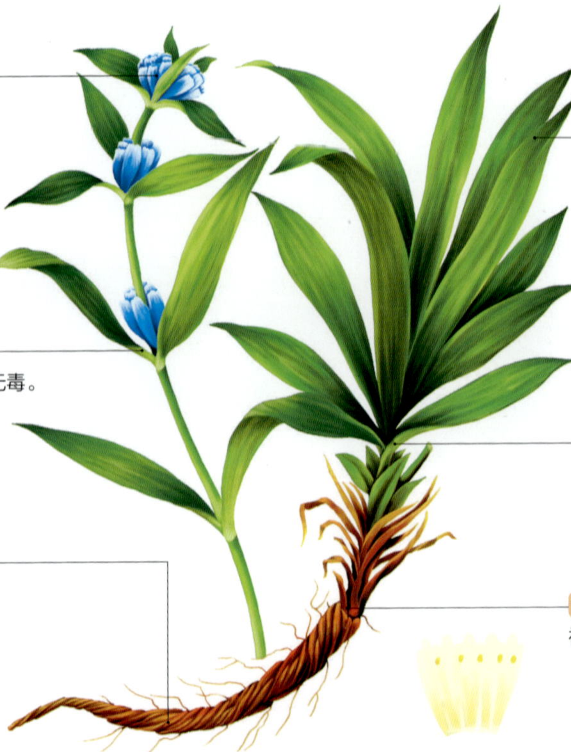

花
泄热，益胆气。
叶
治胃热、虚劳发热。
性味
味苦、微辛，性微寒，无毒。
有效成分
秦艽碱、当药苦苷等。
根
主风湿痹痛，筋脉拘挛，骨节酸痛。
功效
祛风湿，清湿热，止痹痛。

附方

［主治］	［材料］	［用法用量］
暴泻所致口渴引饮	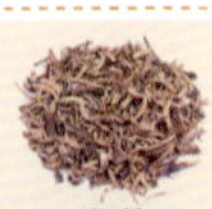 秦艽 + 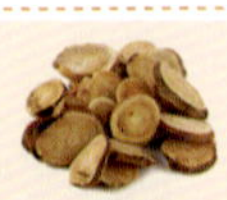 炙甘草	秦艽二两、炙甘草半两，每服三钱，水煎服。
伤寒所致烦热口渴	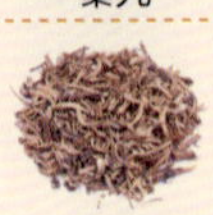 秦艽 + 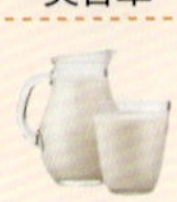 牛乳	秦艽一两、牛乳一大盏，煎至六分，分两次服。
胎动不安	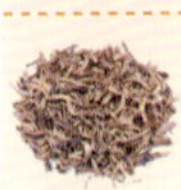 秦艽 + 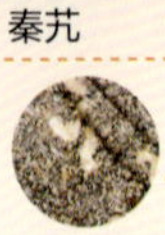 炒阿胶 +  艾叶 + 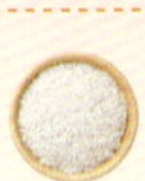 糯米	秦艽、炒阿胶、艾叶各等份，共研为末。每次用三钱，加水一大盏、糯米五十粒，煎服。

医家评说

《神农本草经》 主寒热邪气、寒湿风痹、关节疼痛，能逐水、利小便。

《名医别录》 疗新久风邪，筋脉拘挛。

隋唐名医甄权 加牛奶冲服，利大小便，又可疗酒黄、黄疸，解酒毒，祛头风。

易水学派创始人王好古 泄热、益胆气。

形态特征

秦艽长一尺多，粗细不等，枝干高五六寸，叶婆娑茂盛，连茎梗都是青色的，如莴苣叶。秦艽生长在山谷，在六月中旬开紫色花。

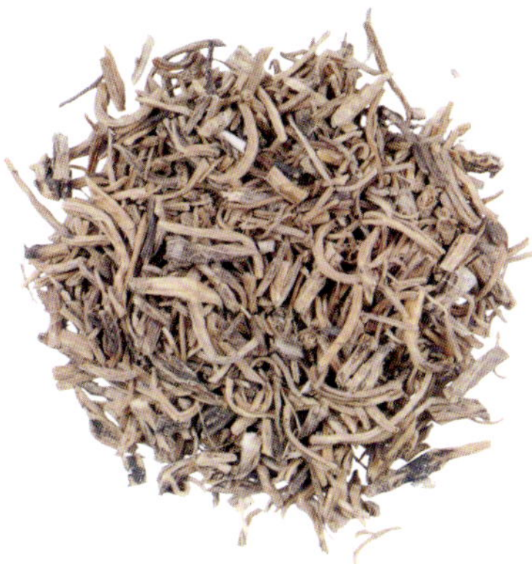

药理延伸

- 秦艽是手、足阳明经主药，兼入肝、胆二经，所以手足活动不利、黄疸烦渴等病症须用。此外，阳明经有湿，则身体酸痛、烦热，可取秦艽祛阳明湿热。
- 治肺痨（症状是疲惫、午后发烧、夜间盗汗、咳嗽、多痰，患者多脸色苍白而消瘦，有时咯血）、疳证及流行疾病。
- 除阳明风湿及手足不遂，治口噤、牙痛、口疮及肠风泻血，能养血荣筋。
- 治胃热、虚劳发热。

成品选鉴

呈类圆柱形，上粗下细，扭曲不直，长10~30厘米，直径1~3厘米。表面黄棕色或灰黄色，有纵向或扭曲的纵皱纹，顶端有残存茎基及纤维状叶鞘。质硬而脆，易折断，断面略显油性，皮部黄色或棕黄色，木部黄色。气特异，味苦、微辛。

临床应用

暴泻口渴，伤寒所致烦热口渴，小便艰难、腹满疼痛，胎动不安，痈疽初起，疮口不愈。

养生药膳

祛风除湿+温经散寒

秦艽延胡索酒

材料：

秦艽、延胡索各50克，制草乌10克，桂枝、川芎、桑枝、鸡血藤各30克，羌活25克，白酒1000毫升

做法：

1. 将所有中药材捣碎，置于容器中。
2. 加入白酒，密封，浸泡7~10天后，过滤去渣即可。

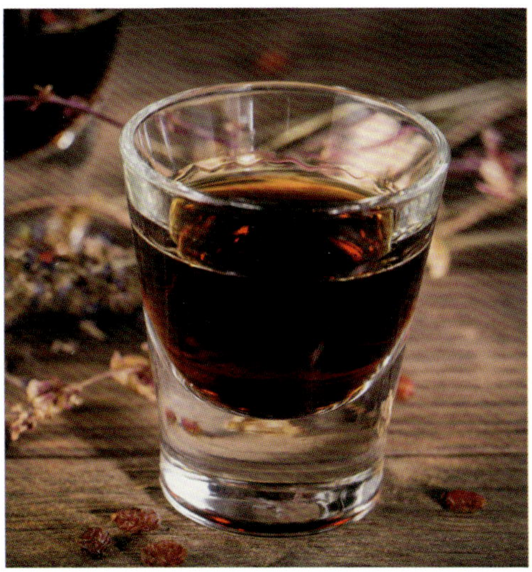

释名：小辛、少辛

细辛

xì xīn

祛风散寒 · 通窍止痛

按沈括《梦溪笔谈》中所说，细辛出自华山，极细而直，质柔韧，味极辛，嚼之习习如椒而更甚于椒。

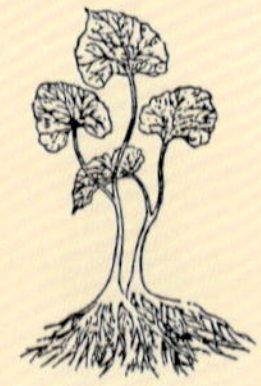

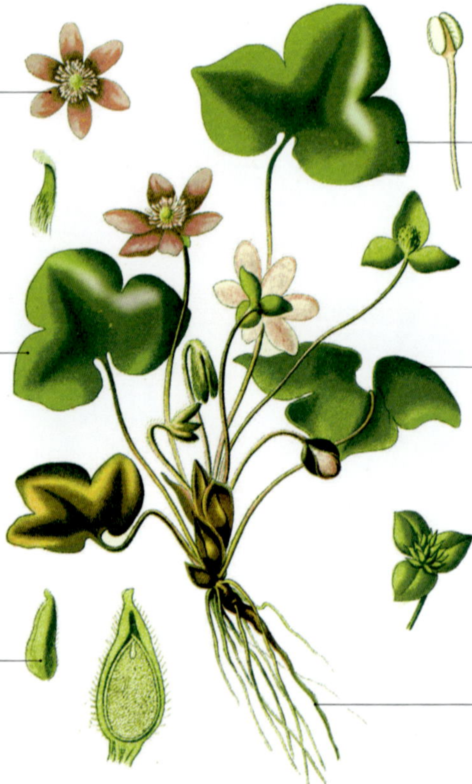

花

治头痛脑动，风湿痹痛，死肌。

叶

润肝燥，治督脉为病、脊强而厥。

性味

味辛，性温，有小毒。

有效成分

挥发油、谷固醇、豆固醇等。

功效

祛风散寒，通窍止痛，温肺化饮。

根

利鼻齆，除齿痛，通经脉。

附方

［主治］	［材料］	［用法用量］
口舌生疮	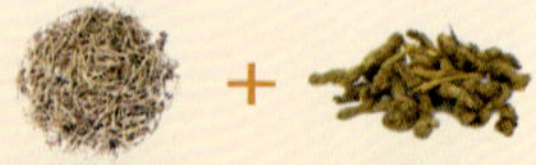 细辛 + 黄连	细辛、黄连各等份，研成末，外搽患处，或用来漱口，疗效很好。
各种耳聋	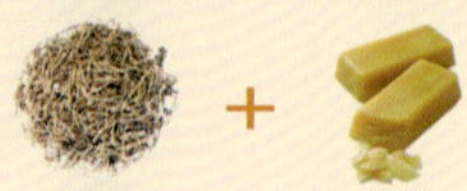 细辛 + 黄蜡	将细辛研末，溶在黄蜡中，团成鼠屎大小的药丸，棉裹一丸塞耳中。用药期间须戒怒气。
小儿客忤	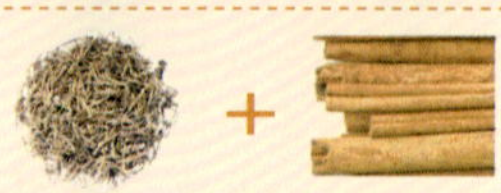 细辛 + 桂心	细辛、桂心各等份，共研为末，取少许放入小儿口中。

医家评说

《神农本草经》 主咳逆上气，头痛脑动，关节拘挛，风湿痹痛，死肌。久服明目、利九窍，轻身延年。

《名医别录》 能温中下气，破痰，利水道，开胸中滞结，除喉痹、鼻息肉，治鼻不闻香臭，下乳结，治汗不出、血不行，能安五脏，益肝胆，通精气。

南朝医学家陶弘景 含细辛，能去口臭。

明朝医学家李时珍 治口舌生疮，大便燥结，张眼睫毛倒插。

南北朝名医徐之才 细辛与曾青、枣根相使。与当归、芍药、白芷、川芎、丹皮、藁本、甘草同用，治妇科疾病；与决明子、鲤鱼胆、青羊肝同用，治目痛。细辛恶黄芪、狼毒、山茱萸，忌生菜。

药理延伸

- 细辛，辛温能散，故诸风寒、风湿、头痛、痰饮、胸中滞气者宜用之；辛能泄肺，故风寒咳嗽上气者宜用之；辛能润燥，故通少阴及耳窍，便涩者宜用之。
- 添胆气，治咳嗽，去皮风湿痒，疗见风流泪，除齿痛、血闭、妇人血沥腰痛。

形态特征

多年生草本，有细长芳香的根状茎。花单生叶腋，贴近地面，常紫色，呈钟形。

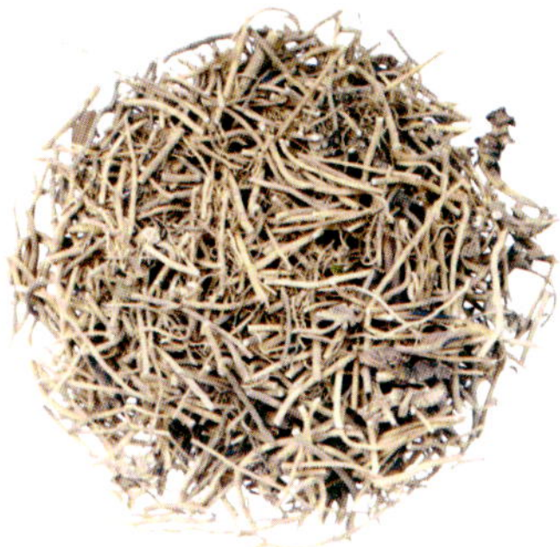

成品选鉴

根茎横生，呈不规则圆柱状，具短分枝；表面灰棕色，粗糙，有环形的节，分枝顶端有碗状的茎痕。根细长，密生节上；表面灰黄色，平滑或具纵皱纹；有须根和须根痕；质脆，易折断，断面平坦，黄白色或白色。气辛香，味辛辣、麻舌。以根多、色灰黄、叶绿、气味浓者为佳。

临床应用

中风突然昏倒、不省人事，虚寒呕哕、饮食不下，小儿客忤所致面青、口不能言或惊啼不止，口舌生疮，口臭，龈齿肿痛、溃烂，鼻中息肉，各种耳聋。

养生药膳

补肾益气+祛风散寒

细辛菟丝粥

材料：

菟丝子15克，细辛5克，香菇15克，大枣15克，粳米100克，白糖适量

做法：

1. 将菟丝子洗净后捣碎，和细辛一同水煎去渣取汁；大枣洗净；香菇洗净，切末；粳米洗净。
2. 用药汁水煮粥，快熟时加香菇末、大枣，粥熟时加白糖调味即可。

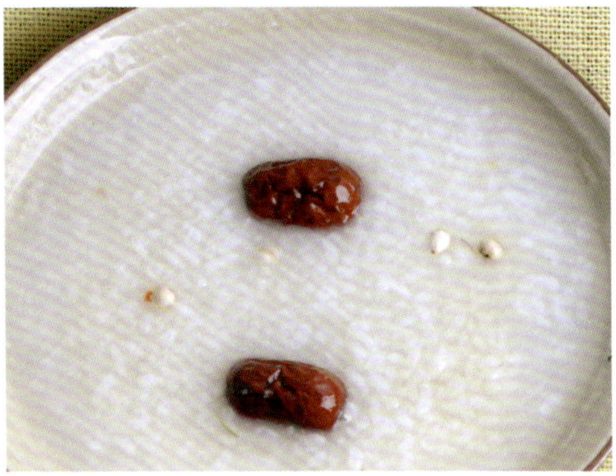

释名：甜梅

杏

xìng

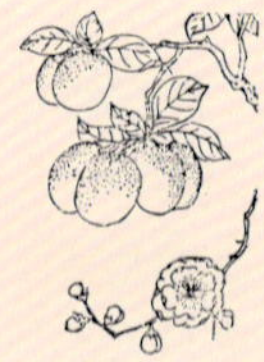

生津止渴 · 清热解毒

杏字篆文像果实挂在树枝的样子。或云从口及从可者，并非也。《江南录》云：杨行密改杏名甜梅。

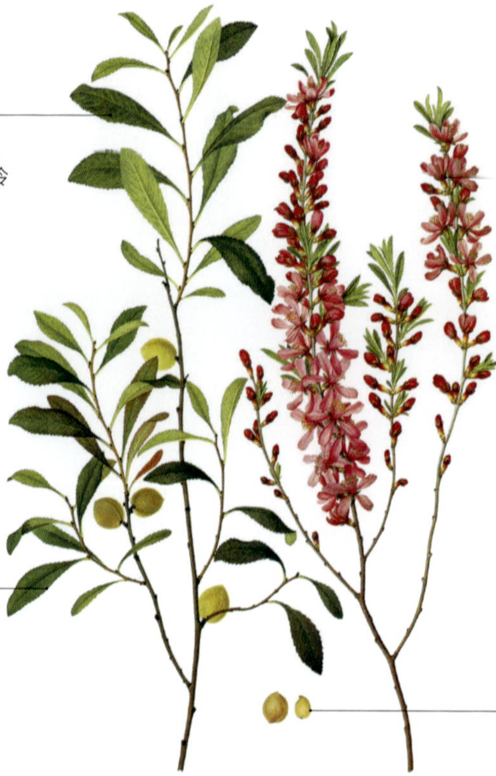

性味

实：味酸，性热，有小毒。
仁：味甘（苦），性温（冷利），有小毒。

功效

止咳平喘，润肠通便。

有效成分

脂肪、杏仁油、蛋白质、钙、铁、维生素E、B族维生素等。

仁

止咳嗽，消痰润肺，下气。

附方

［主治］	［材料］	［用法用量］
上气喘急	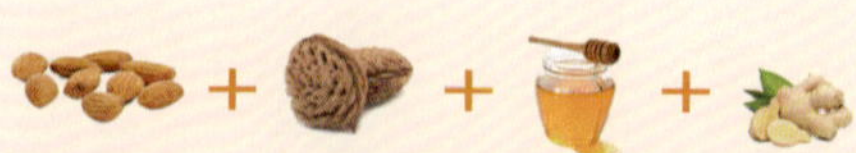 杏仁 + 桃仁 + 蜂蜜 + 生姜	杏仁、桃仁各半两，去皮尖，炒后研末，加水调生面，和成梧桐子大的丸子，每次用生姜蜂蜜汤送服十丸，以微泻为度。
喘促浮肿，小便淋沥	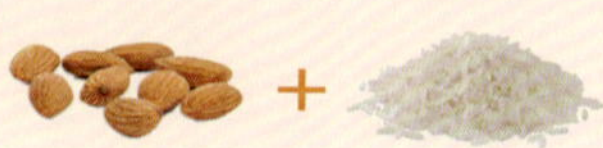 杏仁 + 大米	杏仁一两，去皮尖，熬后磨细，加大米同煮粥，空腹吃二合。
小儿脐烂	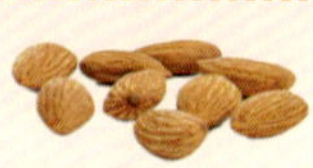 杏仁	杏仁去皮，研末后敷涂。

医家评说

战国时代名医扁鹊 多食杏实，会引发旧疾，使人眼盲、须眉脱落。

明代药物学家宁原 杏实多食生痰热，使人精神昏乏，产妇尤忌。

《神农本草经》 杏仁主咳逆上气，痰鸣，喉痹，下气，产乳金疮，寒心如奔豚。

《名医别录》 疗惊痫，心下烦热，风气往来，时行头痛，能解肌；消心下胀痛，杀狗毒。

形态特征

其树冠开展，叶阔呈心形，深绿色，直立着生于小枝上。花盛开时为白色，自花授粉。短枝每节上生一颗或两颗果实，果为圆形或长圆形，稍扁，形状似桃，但少毛或无毛。果肉为艳黄或橙黄色。果核表面平滑，略似李核，但较宽而扁平。

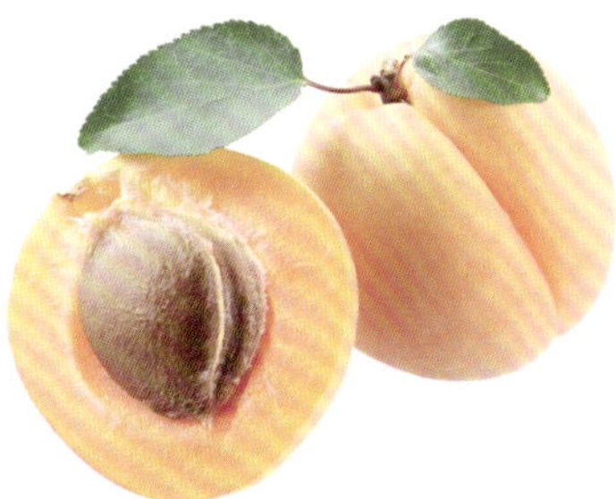

药理延伸

- 治风寒肺病，亦有连皮尖使用，取其发散的功效。
- 杏仁得火良，恶黄芩、黄芪、葛根，畏蘘草。
- 杏仁有小毒，所以能治疮杀虫。
- 杏仁除肺热，治上焦风燥，利胸膈气逆，润大肠、治便秘。
- 杀虫，治各种疥疮，能消肿，疗头面各种风气引起的水疱样疙瘩。
- 杏实晒干作果脯吃，能止渴。杏为心之果，心病者宜食用。

成品选鉴

杏仁呈扁心形，表面黄棕色至深棕色。一端尖，另端钝圆，肥厚，左右不对称。尖端一侧有短线形种脐，圆端合点处向上具多数深棕色的脉纹。种皮薄，乳白色，富油性。无臭。以颗粒大、均匀、饱满、有光泽者为佳。

选购杏时，要挑选那种色泽鲜艳且用手捏起来软硬适中的；若颜色发青、捏起来很硬，说明还没有完全成熟，食用后可能会引起轻微中毒，因此不宜选购。

临床应用

上气喘急，喘促浮肿，小便淋沥，小儿脐烂。

养生药膳

益精+补血+润肠

杏仁芝麻糊

材料：

杏仁5克，芝麻粉10克，白糖适量

做法：

1. 将芝麻粉盛入瓷碗中，加入适量白糖；杏仁去皮，洗净，打碎。
2. 锅置火上，倒入适量清水烧开后，冲泡备好的芝麻粉，搅拌均匀。最后加入备好的杏仁末，搅拌均匀即可。

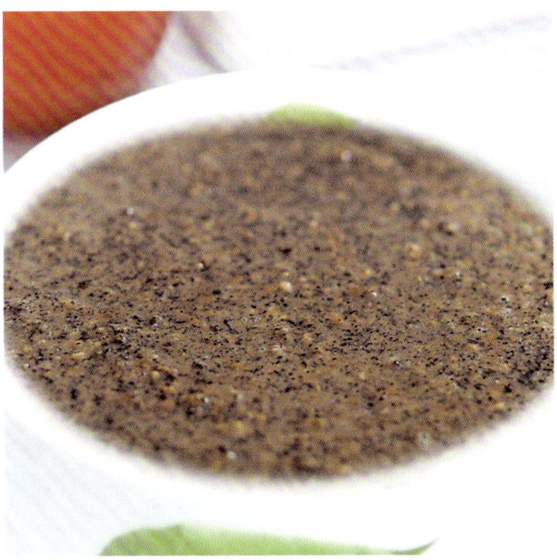

释名：蕃荷菜、吴菝蔄、南薄荷、金钱薄荷

薄荷

bò he

疏风散热 · 辟秽解毒

薄荷是俗称，现在的人用它入药，多以苏州产的为佳。

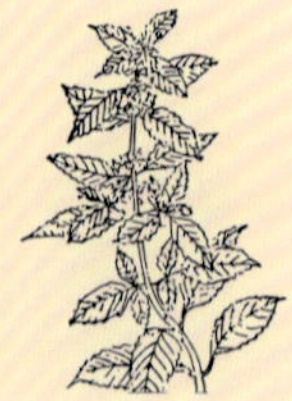

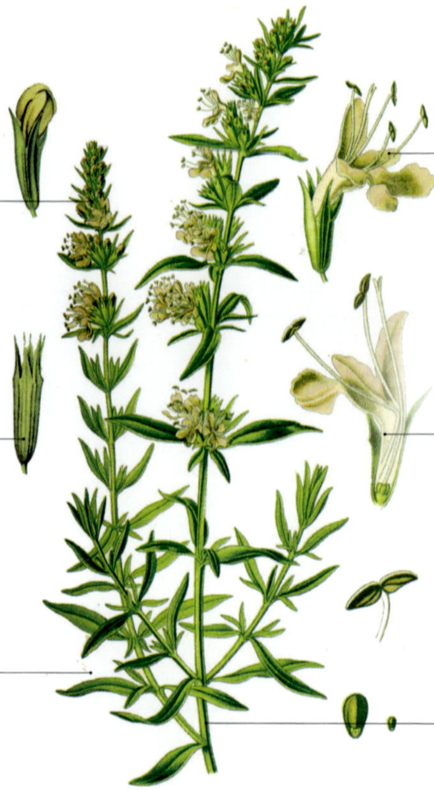

有效成分
挥发油、氨基酸等。

性味
味辛，性凉，无毒。

叶
主恶气，心腹胀满。

花
清头目，除风热。

功效
疏风，散热，辟秽，解毒。

茎
主霍乱，宿食不消。

附方

［主治］	［材料］	［用法用量］
咽喉不利	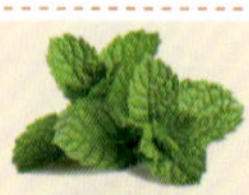 薄荷叶 + 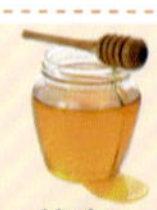 蜂蜜	将薄荷叶晒干研末，炼蜜丸，丸子如芡子大，每次含服一丸。
眼睑红烂	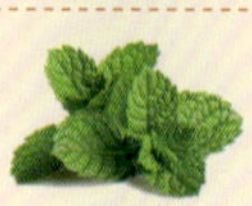 薄荷叶 + 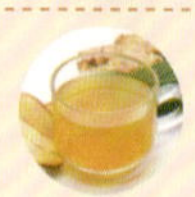 生姜汁	薄荷叶在生姜汁中浸泡一夜后取出，晒干研为末。每次取一钱，用开水泡洗眼睛。
鼻出血不止	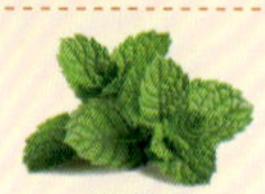 薄荷叶	用鲜薄荷叶捣汁滴鼻，或者用干薄荷煮水，棉球蘸汁塞鼻。

医家评说

隋唐名医甄权 能通利关节，发毒汗，驱邪气，破血，止痢。

《新修本草》 主贼风伤寒，恶气，心腹胀满，霍乱，宿食不消；煮汁内服，能发汗，解劳乏，也可以生吃。

《日华子诸家本草》 治因中风而失音、吐痰。

唐代医学家孟诜 榨汁服，可去心经风热。

形态特征

其茎是方形，为赤色，叶子对生，刚长出来时叶子长而头圆，成熟后则变尖。

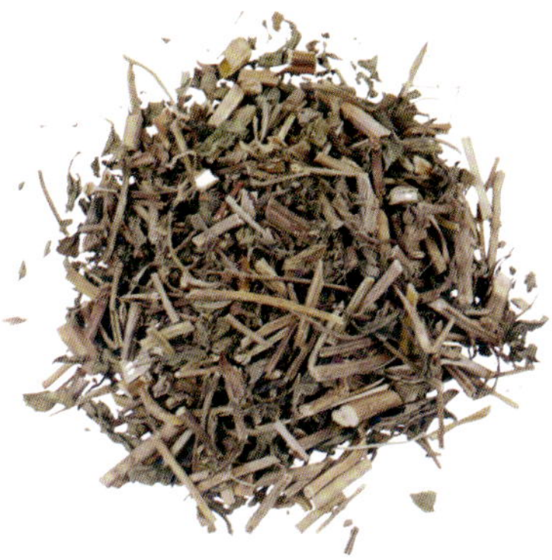

药理延伸

- 薄荷味辛凉，气味薄，浮而升，属阳，所以能去人体头部以及皮肤的风热。
- 薄荷能引诸药入营卫，所以能发散风寒，疗阴阳毒，伤寒头痛，四季都可以食用。
- 长期入菜食用，能辟邪毒、除疲劳，使人口气香洁。煎汤洗，治漆疮。
- 利咽喉，疗口齿诸病。治淋巴结核、疥疮、风疹。捣成汁含漱，去舌苔及语涩。用叶塞鼻，止衄血。外涂，治蜂螯、蛇伤。
- 主各种伤风、头风及小儿风涎，为要药。
- 适宜与薤同做成腌菜食用。病刚好的人不能吃，否则会令人虚汗不止。瘦弱的人长期食用，会引发消渴病。

成品选鉴

薄荷以叶多而肥、色绿、无根、干燥、香气浓者为佳。

临床应用

风热，风气瘙痒，眼睑红烂，鼻出血不止，血痢不止，咽喉不利。

养生药膳

疏风利咽+补肾润肠

薄荷拌核桃

材料：

鲜薄荷300克，核桃仁150克，红椒1个，白糖适量

做法：

1. 锅中加水，置火上烧沸，熄火，放入核桃仁浸泡10分钟，用牙签剔去皮膜。
2. 薄荷择洗干净，沥干装盘，撒上白糖。
3. 红椒去籽、去蒂，洗净切丝，用白糖腌至入味，与核桃仁一起放到薄荷上即可。

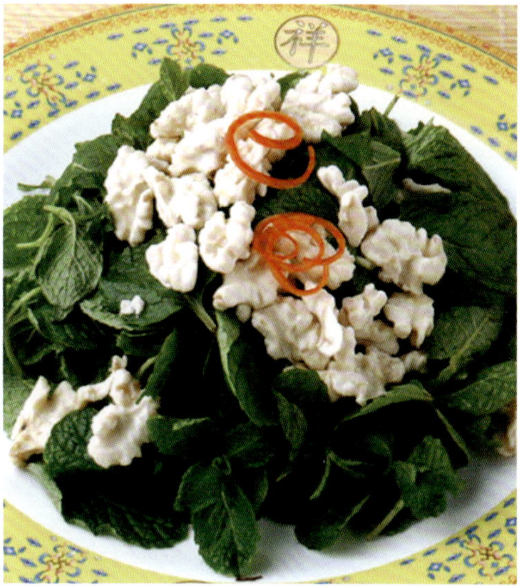

释名：耩褥草、金簪草、黄花地丁、婆婆丁

蒲公英

pú gōng yīng

化解热毒 · 散结消痈

蒲公英四散而生，茎、叶、花、絮都像苦苣，但较苦苣小些。嫩苗可以食用。二月采花，三月采根。

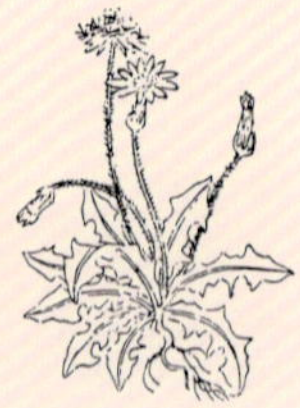

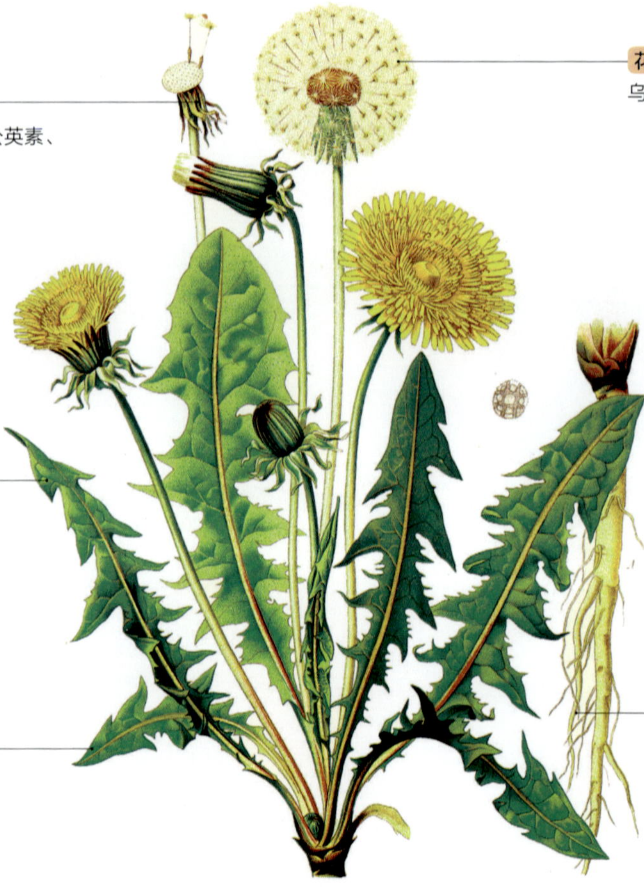
有效成分
蒲公英固醇、蒲公英素、树脂等。
花
乌须发，壮筋骨。
性味
味苦、甘，性寒，无毒。
叶
治妇人乳痈肿。
功效
清热解毒，消肿散结。

附方

[主治]	[材料]	[用法用量]
乳痈红肿	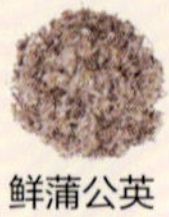 鲜蒲公英 + 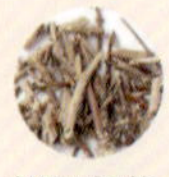 鲜忍冬藤	鲜蒲公英一两、鲜忍冬藤二两，同捣烂，加水两碗，煎成一碗，饭前服。
疳疮疔毒	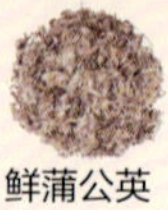 鲜蒲公英 + 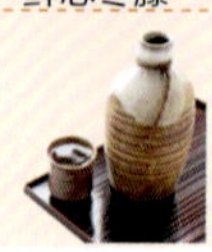 酒	取鲜蒲公英捣烂外敷，同时另取鲜蒲公英捣汁，和酒煎服，取汗。

医家评说

唐朝医学家孟诜 取蒲公英煮汁饮用，并外敷患处，治妇人乳痈肿。

金元四大家朱震亨 解食物毒，散滞气，化热毒，消恶肿、瘰疬、疔肿。

明朝医学家李时珍 能掺牙，乌须发，壮筋骨。

北宋药物学家苏颂 用蒲公英的白汁外涂，可治恶刺。

形态特征

蒲公英根深长，单一或分支，外皮为黄棕色。叶根生，排成莲座状，呈倒披针形。花茎比叶短或等长，结果时会伸长。

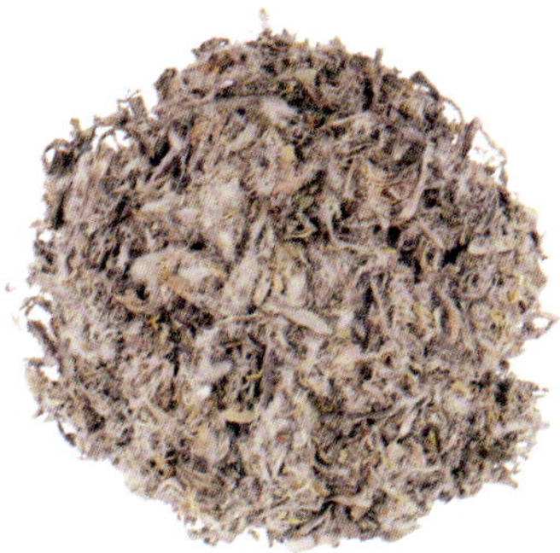

药理延伸

- 蒲公英是足少阴肾经的君药，本经必用。
- 蒲公英与忍冬藤同煎汤，加少量酒调佐服用，可治乳腺炎。
- 化热毒，解食毒，消肿核，专治乳痈。
- 蒲公英得水之冲气，故其味苦、甘，性寒，其性无毒，当是入肝、入胃及解热凉血之要药。乳痈属肝经，妇人经行后肝经主事，故蒲公英主妇人乳痈肿、乳毒，并宜生啖之。
- 主热毒郁结。有清热解毒、消痈散结、利湿通淋之功。

成品选鉴

蒲公英呈皱缩卷曲的团块。完整叶片呈倒披针形，绿褐色或暗灰色，边缘浅裂或羽状分裂，下表面主脉明显。气微，味苦、甘。以叶多、色灰绿、根长者为佳。

临床应用

乳痈红肿，疖疮疔毒，瘰疬。

养生药膳

消暑利尿+清热解毒

蒲公英银花茶

材料:

蒲公英30克，金银花30克，白糖适量

做法:

1. 将蒲公英、金银花冲净沥干，备用。
2. 砂锅洗净，倒入清水至淹过药材，以大火煮开，转小火慢煮20分钟。
3. 加入适量白糖拌匀，去渣取汁当茶饮。

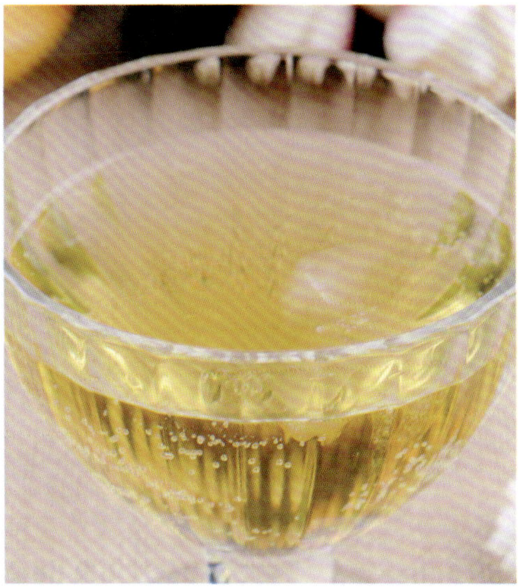

释名：玉豉、酸赭、玉札

地榆

dì yú

解毒敛疮 · 凉血止血

据《外丹方言》记载，地榆也称为酸赭，因它味酸，色如赭，主治功用也相同，所以人们将《名医别录》中“有名未用”类的酸赭与之合并。

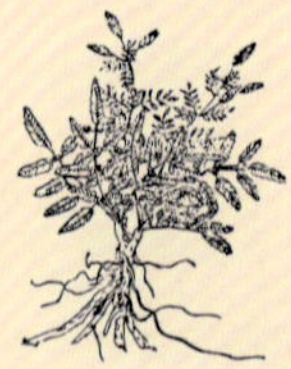

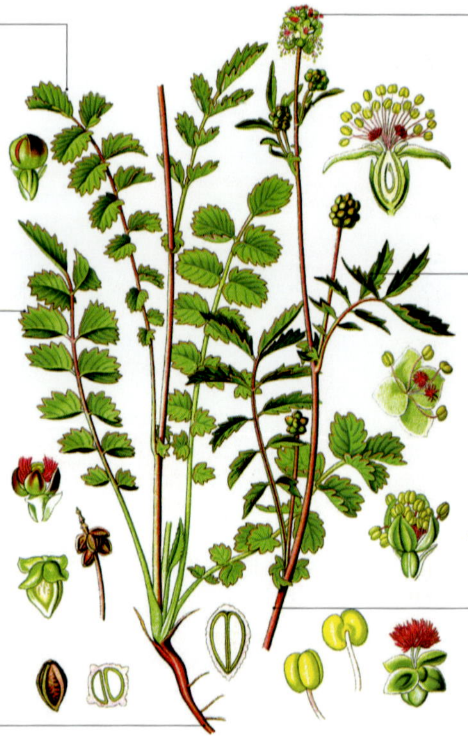

叶
作饮代茶，甚解热。

功效
凉血止血，解毒敛疮。

根
主产后腹部隐痛，除恶肉，疗刀剑伤。

花
止吐血、鼻出血、便血、月经不止。

有效成分
地榆皂苷、鞣质、维生素A等。

性味
味苦、酸、涩，性微寒，无毒。

附方

[主治]	[材料]	[用法用量]
赤白下痢	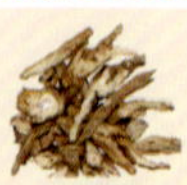 地榆	地榆一斤，水三升，煮取一升半，去渣后熬成膏，每次空腹服三合，每日两次。
便血，长期不愈	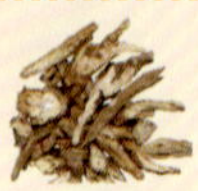 地榆 + 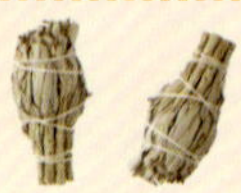 鼠尾草	取地榆、鼠尾草各二两，加水二升，煮成一升，一次服完。
小儿湿疮	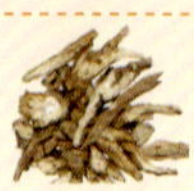 地榆	用地榆煎成浓汁，每天外洗两次。

医家评说

《神农本草经》 主产后腹部隐痛，带下崩漏，能止痛止汗，除恶肉，疗刀箭伤。

《名医别录》 止脓血，治恶疮热疮，疗产后内塞，可制成膏药用以疗刀箭创伤。能解酒，除渴，明目。

《开宝本草》 治冷热痢疾、疳积（中医上指小孩面黄肌瘦、肚腹膨胀），效果较好。

《日华子诸家本草》 止吐血、鼻出血、便血、月经不止、崩漏及胎前产后各种血证，并治水泻。

形态特征

地榆的老根在三月长苗，初生时铺在地面，独茎直上，高三四尺，叶子对分长出，像榆叶但窄而细长，呈锯齿状，青色。七月开花像葚，为紫黑色。它的根外黑里红，有点像柳根。

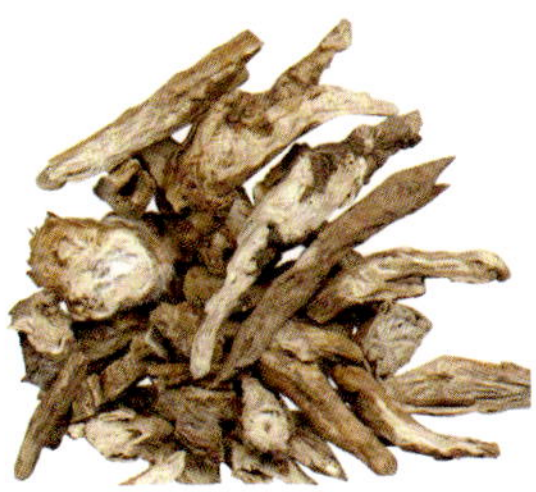

药理延伸

- 地榆除下焦血热，治大小便出血。如果用来止血，取上半截切片炒用。其末梢能行血。
- 治疗各种疮，会疼痛的加用地榆，会瘙痒的加用黄芩。
- 地榆汁酿的酒可治风痹（症状是肌肤尽痛），且能补脑。将地榆捣汁外涂，用于虎、犬、蛇虫咬伤。
- 热既清则血自安。地榆性主收敛，既能清降，又能收涩，亦为解热、止血之药。
- 地榆，止血痢肠风，除带下五漏。味苦而厚，性沉而降，善主下焦血证，兼去湿热而下行。凡虚寒作泻，气虚下陷而崩带者，法并禁之。

成品选鉴

表面棕褐色，具明显纵皱。质坚，稍脆，横断面有明显的层环，皮部淡黄色，木部棕黄色或带粉红色，呈显著放射状排列。气微，味苦、酸、涩。

临床应用

吐血及妇人赤白漏下，血痢不止，赤白下痢，久病肠风下血、痛痒不止，长期不愈的便血，虎犬咬伤，小儿湿疮。

养生药膳

滋补肝肾+清热凉血

地榆烩鳝鱼

材料：

地榆12克，菟丝子12克，鳝鱼250克，西蓝花10克，酱油、味精、盐、水淀粉、米酒、胡椒粉、生姜末、蒜末、食用油各适量，蛋清1个

做法：

1. 将菟丝子、地榆煎两次，过滤取汁；鳝鱼肉洗净，切段，加水、水淀粉、蛋清、盐腌好；西蓝花洗净，切小朵，汆烫后捞出备用。
2. 起锅烧油，放入姜末、蒜末爆香，然后放入鳝鱼段炒匀。
3. 加入酱油、味精、胡椒粉、药汁和西蓝花，翻炒均匀，收汁后即可。

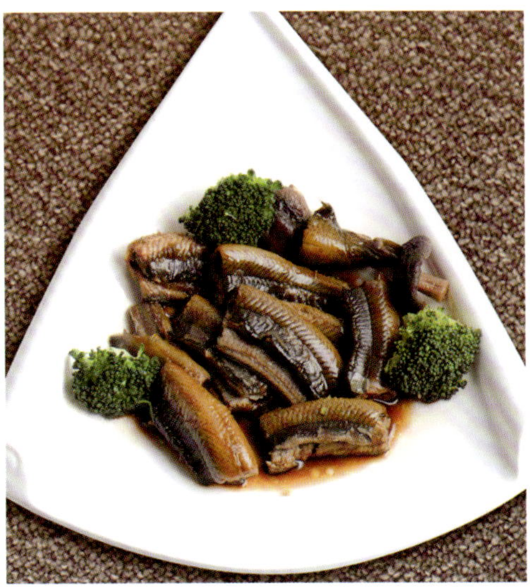

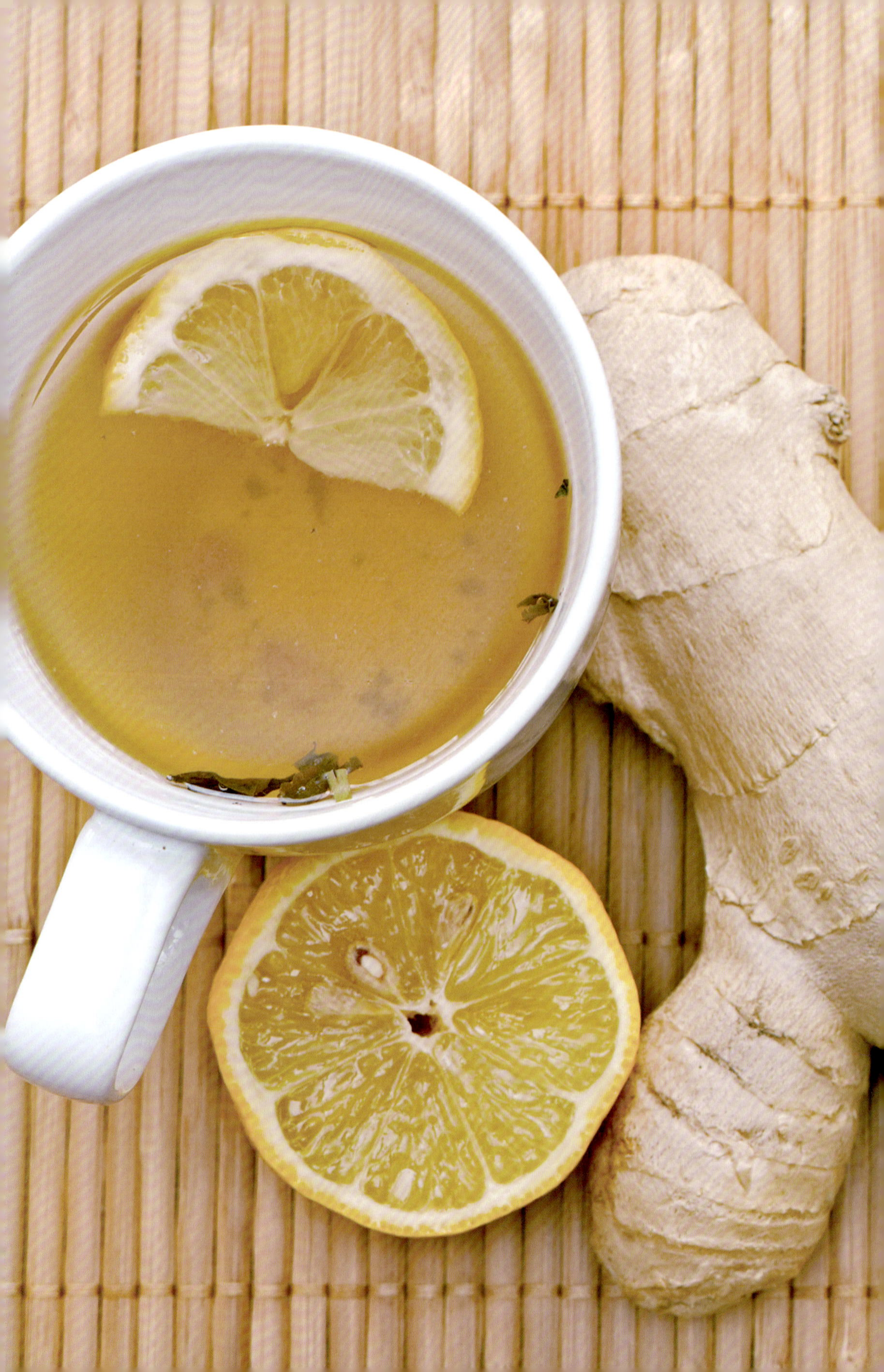

第七章

止咳化痰

止咳之前应该先化痰，才能去除病根。咳嗽在中医中可分为外感咳嗽和内伤咳嗽。外感咳嗽是由外在因素引起的，如外表邪气、没注意保暖而受寒等，常常是急性的，病程也比较短；内伤咳嗽则指身体内部脏腑功能失调，引起肺气上逆，常是由慢性病引起的。

释名：勤母、苦菜、苦花、空草、药实、野苦荬、黄药子

贝母

bèi mǔ

清热润肺 · 化痰止咳

苦菜、药实与野苦荬、黄药子同名。陶弘景说：此草外形像聚贝子，所以名贝母。

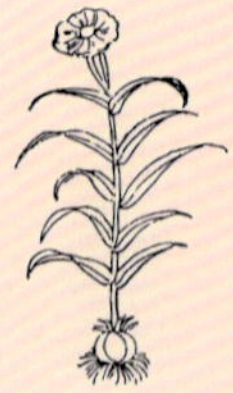

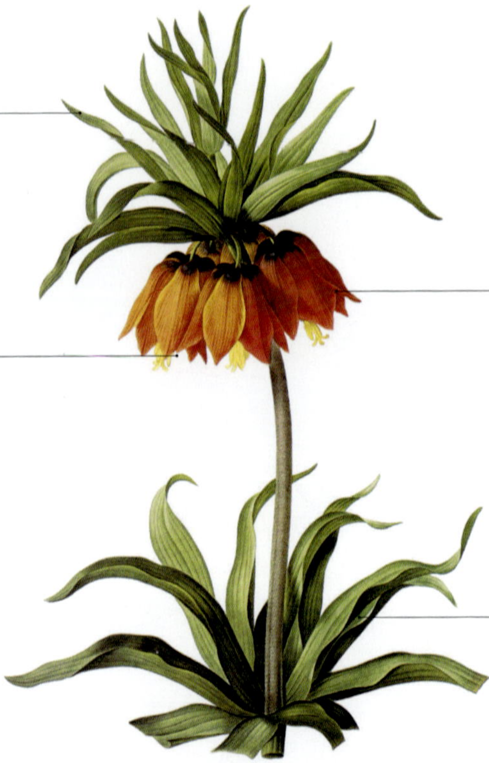

有效成分

生物碱等。

性味

味苦、甘，性微寒，无毒。

花

主喉痹乳难，破伤风。

功效

清热润肺，化痰止咳。

附方

[主治]	[材料]	[用法用量]
小儿百日咳	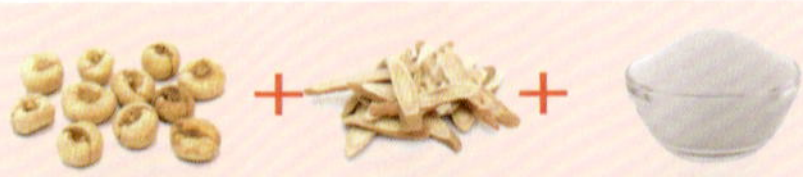 贝母 + 甘草 + 白糖	贝母五钱、甘草（半生半炙）二钱，共研为末，加白糖做成芡子大的丸子，每次用米汤化服一丸。
乳汁不通	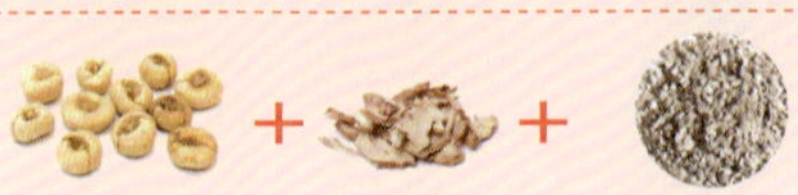 贝母 + 知母 + 牡蛎	贝母、知母、牡蛎各等份，共研为细末，每次用猪蹄汤调服二钱。
小儿鹅口疮，满口白烂	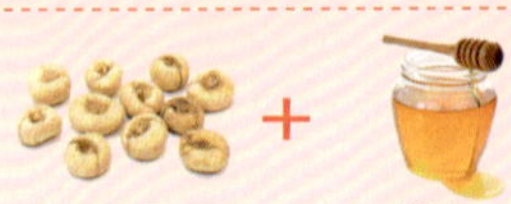 贝母 + 蜂蜜	贝母去心后研成细末，每取半钱，加水五分、蜂蜜少许，煎三沸，用药汁涂抹患处，每日涂四五次。

医家评说

南北朝医学家徐之才 与厚朴、白薇相使，恶桃花，畏秦艽、莽草，反乌头。

《神农本草经》 主伤寒烦热，小便淋沥，邪气疝瘕，由饮食不节、寒温不调、脏腑虚弱，并受风寒而导致的人体腹内与血气相结所生。主喉痹乳难，破伤风。

《名医别录》 疗腹中结实、心下满，祛邪恶风寒、目眩、脖子僵硬、咳嗽，能止烦热渴，发汗，安五脏，利骨髓。

形态特征

贝母为多年生草本，形态变异较大。鳞茎卵圆形。叶通常对生，少数在中部兼有互生或轮生，先端不卷曲或稍卷曲。花单生茎顶，紫红色，有浅绿色的小方格斑纹。花紫色逐渐过渡到淡黄绿色，具紫色斑纹。

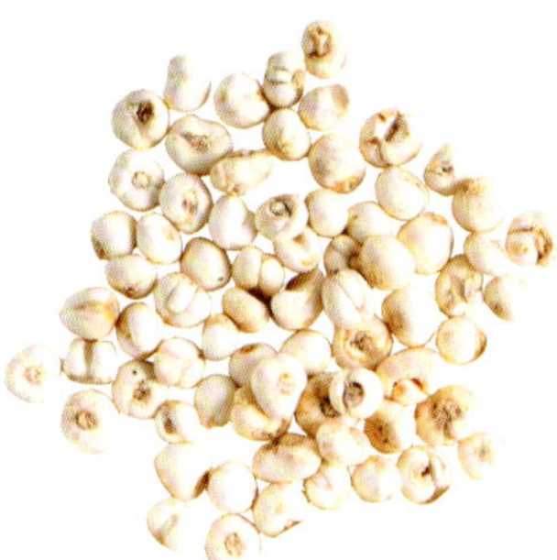

药理延伸

- 贝母能散心胸郁结之气。
- 贝母是肺经气分之药。寒实结胸，外无热证的患者，可服用三物小陷胸汤或泻白散，因其方中有贝母。金代医家成无己说：“辛味散而苦味泄。”桔梗、贝母都有苦辛之味，可用来下气。
- 能消痰，润心肺。将其研末与白糖做成丸，含服能止咳。烧灰用油调敷，疗人畜恶疮，有收敛疮口的作用。
- 主胸胁气逆，时疾黄疸。研成末用来点眼，可去翳障。用七枚贝母研末，用酒送服，治难产及胎盘不出；与连翘同服，主项下瘿瘤。

成品选鉴

鳞茎扁卵圆形或圆锥形，直径0.6~1.2厘米，高4~8厘米。表面白色，较光滑。外层两枚鳞叶大小差不多，顶端开裂，底部平整。味苦、甘。以质坚实、粉性足、色白者为佳。

临床应用

小儿百日咳，孕妇咳嗽，乳汁不通，吐血、鼻出血不止，小儿鹅口疮，乳痈初起，汗斑。

养生药膳

养阴润肺+清热+化痰止咳

川贝酿水梨

材料：

川贝母10克，干银耳适量，新鲜水梨1个

做法：

1. 将干银耳泡软，去蒂，切成细块；水梨从蒂柄上端平切，挖除中间的籽核；川贝母研末。
2. 将川贝母末、银耳块置入梨心，并加满清水，置于碗盅里移入蒸锅，蒸熟即可吃梨肉、饮汁。

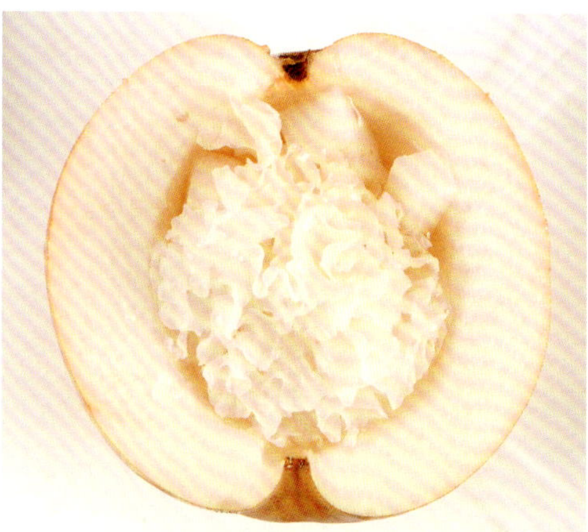

释名：腐肠、空肠、内虚、妒妇、经芩、黄文、印头

黄芩

huáng qín

清热燥湿·治火解毒

“芩”在《说文解字》中写作“莶”，说它颜色黄。也有人说芩为黔，黔为黄黑色。

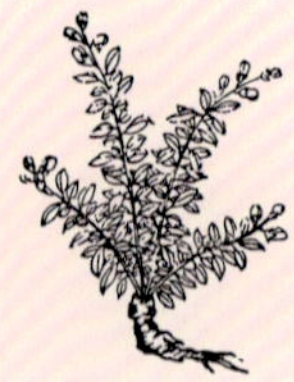

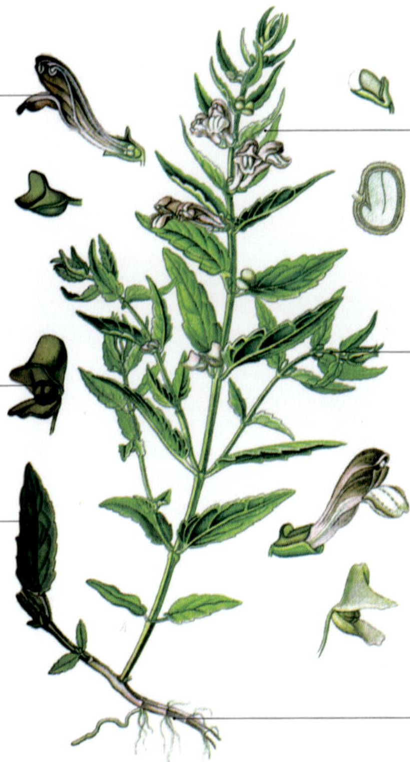

花
凉心，治肺中湿热，泻肺火上逆。
性味
味苦，性寒，无毒。
有效成分
汉黄芩素、黄芩苷等。
功效
清热燥湿，泻火解毒，止血，安胎。
叶
治肠胃不利。
根
治各种发热，黄疸，泻痢。

附方

[主治]	[材料]	[用法用量]
肺中有火	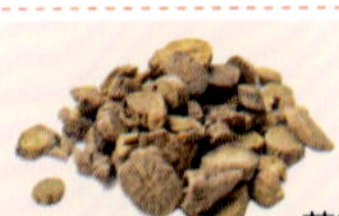 黄芩	将黄芩炒后研末，用水调和，制成如梧桐子大的药丸，每次用白开水送服二三十丸。
小儿惊啼	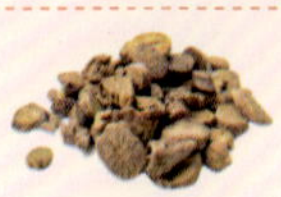 黄芩 + 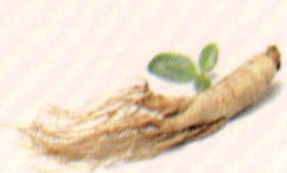 人参	黄芩、人参各等份，共研为末，每次用温水送服一字。
产后血渴，饮水不止	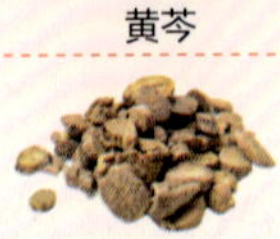 黄芩 + 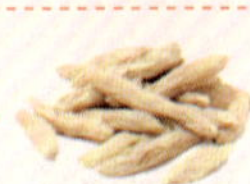 麦门冬	用黄芩、麦门冬各等份，水煎，不时温服。

医家评说

《名医别录》治痰热、胃中热、小腹绞痛、消谷善饥，可利小肠。疗女子经闭崩漏，小儿腹痛。

《日华子诸家本草》能降气，主流行热病，疔疮排脓，治乳痈发于背部。

易水学派创始人张元素凉心，治肺中湿热，泻肺火上逆，疗上部实热、目赤肿痛、瘀血壅盛、上部积血，补膀胱寒水，安胎，养阴退热。

形态特征

黄芩为多年生草本，高30~70厘米。主根粗壮，呈圆锥形，棕褐色。茎四棱形，基部多分枝，有细条纹，绿色或常带紫色。单叶对生，全缘，有短柄，叶片披针形，上面无毛或微有毛，下面沿中脉被柔毛。花序项生，花瓣唇形，蓝紫色或紫红色。果实近球形，黑褐色。

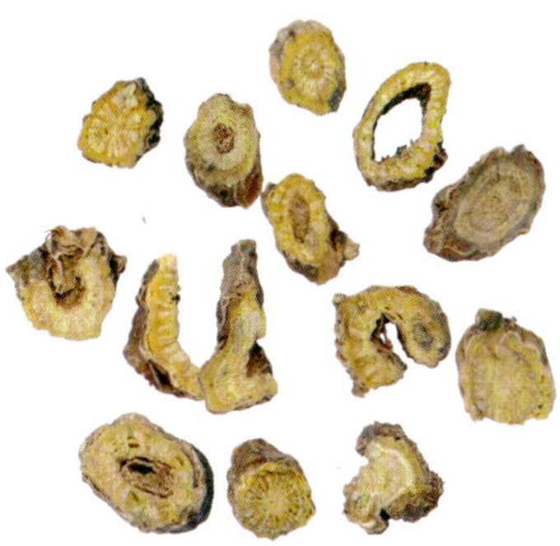

药理延伸

- 黄芩的作用有九：一泻肺热；二除上焦皮肤风热、风湿；三去诸热；四利气宽胸；五消痰涎；六除脾经诸湿；七为夏季须用之药；八于妇人产后滋阴清热；九能安胎。
- 黄芩用酒拌炒，药效上行；与猪胆汁配伍使用，除肝胆之火；与柴胡配伍使用，退寒热；与芍药配伍使用，治下痢；与桑白皮配伍使用，泻肺火；与白术配伍使用，能安胎。
- 黄芩与山茱萸、龙骨相使，恶葱实，畏朱砂、丹皮、藜芦。与厚朴、黄连配伍使用，能止腹痛；与五味子、紫参、牡蛎配伍使用，可治不育。

成品选鉴

表面红棕色或灰棕色，具显著的纵皱纹、沟纹、皮孔及稀疏的细根痕。质坚实，断面略显纤维性，黄白色，粉性，形成层环明显，呈射线放射状，有的有裂隙。气微。以身干、条粗大、皱褶少、粉性足、质牢靠而绵、不容易断裂、味苦、无无良及中空者为佳。

临床应用

男子五劳七伤、消渴体瘦，妇人带下、手足发热；上焦积热，肺中有火，小儿惊啼，肝热生翳；吐血、鼻出血、下血，产后血渴、饮水不止。

养生药膳

清肺止咳+利咽润喉

绿茶黄芩汤

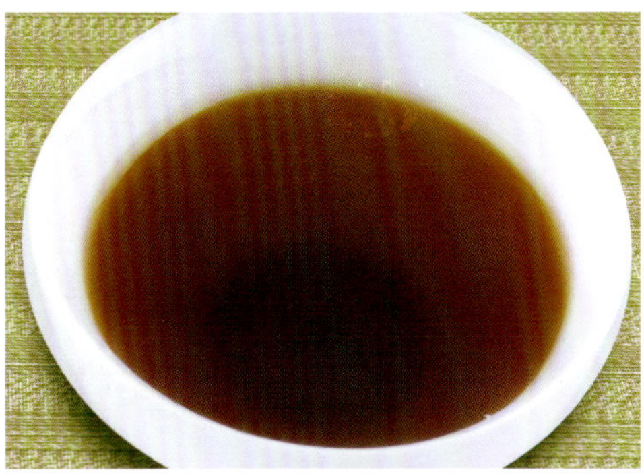

材料：

黄芩、罗汉果、甘草、茶叶各等份

做法：

将黄芩、罗汉果、甘草放入砂锅中，加清水适量，小火煎药至水剩一半时熄火，将煎好的药汁倒入杯中沏茶。

释名：小草、细草、棘菀、葽绕

远志

yuǎn zhì

安神益智·祛痰消肿

远志，在中医典籍中也名小草。《世说新语》中记载："处则为远志，出则为小草。"由于服用后能益智强志，故得名远志。

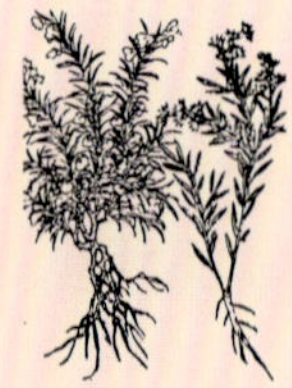

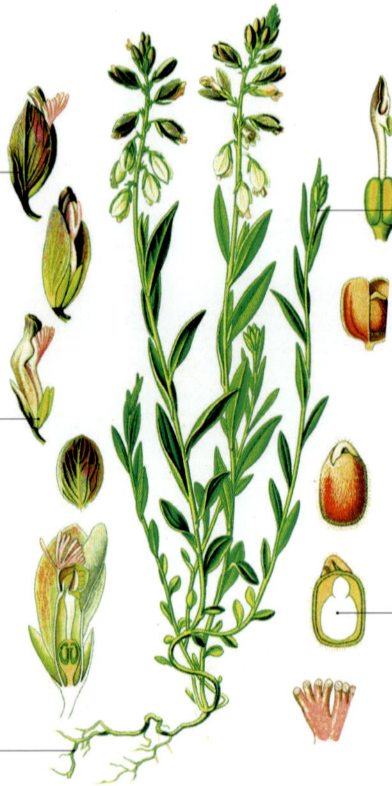

性味

味苦、辛，性温，无毒。

有效成分

皂苷、远志酮、生物碱等。

根

主咳逆伤中，补虚，除邪气。

叶

能益精，补阴气，止虚损梦泄。

功效

安神益智，祛痰消肿。

附方

[主治]	[材料]	[用法用量]
小便赤浊	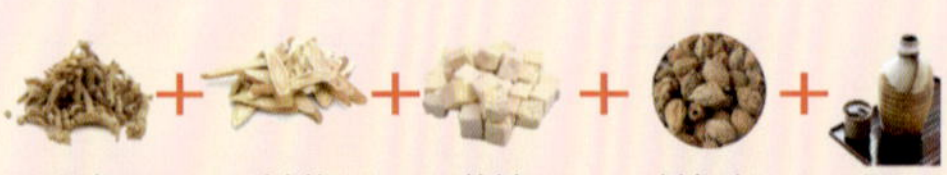 远志 + 甘草 + 茯神 + 益智仁 + 酒	远志（甘草水煮过）半斤，茯神、益智仁各二两，共研为末，加酒调糊，做成丸子，如梧桐子大。每次空腹用大枣汤送下五十丸。
喉痹作痛	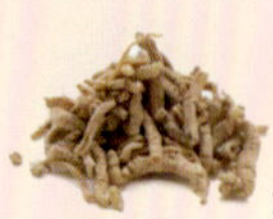 远志	取远志研末，吹喉痛处，至涎出为止。
吹乳肿痛	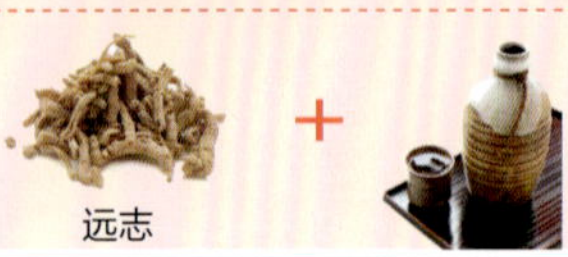 远志 + 酒	远志焙干研细，用酒冲服二钱，药渣外敷患处。

医家评说

《神农本草经》 主咳逆伤中，补虚，除邪气，利九窍，益智慧，聪耳明目，增强记忆力，久服可以轻身延年。

《名医别录》 利丈夫，定心气，止惊悸，益精。去心下膈气，皮肤中热，面目黄。

隋唐名医甄权 治健忘，安魂魄，可使人头脑清醒，还能补肾壮阳。

形态特征

远志为多年生草本植物，植株高25~40厘米。茎直立或斜生，多数由基部丛生，细柱形，质坚硬，带绿褐色，被短毛，上部多分枝，分枝细弱，绿色，被软毛。单叶互生，叶柄短或近于无柄；叶片线形或狭线形，先端尖，基部渐狭，全缘，中脉在上面下陷，下面隆起，无毛或稍被柔毛。总状花序呈偏侧状，细弱，通常多弯曲。

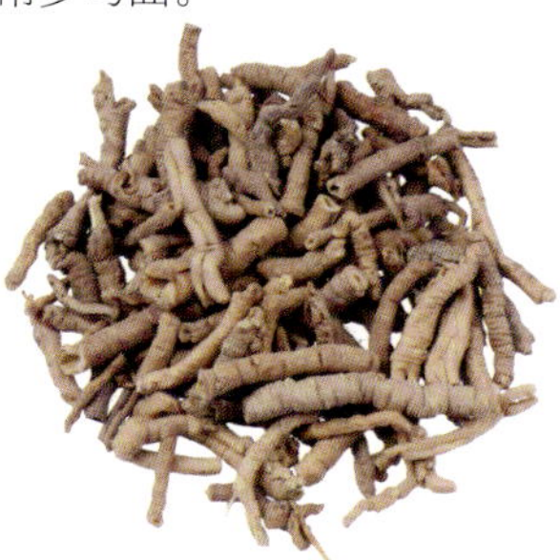

药理延伸

- 使用时须将心去掉，否则食用后会令人心生烦闷。可以用甘草汤浸泡一夜，晒干或焙干使用。
- 远志与茯苓、冬葵子、龙骨配伍使用，效果好。畏珍珠、藜芦。
- 远志的作用主要是安神定志、益精，治健忘。精与志都是肾经所藏，肾精不足，则志气衰，不能上通于心，导致迷惑健忘。
- 治肾积奔豚气（症状为气从小腹上冲胸咽，如同小猪奔跑之状，但发作完随即恢复正常，无积块可察）。
- 生肌，强筋骨，治妇人血瘀所致口噤失音，治小儿客忤（因小儿神气未定，突见陌生人、异物而受到惊吓，导致啼哭或面色有异）。

成品选鉴

远志生长在川谷中，外形呈圆柱形，微弯曲，长3～10厘米，直径为3～6厘米，外表颜色为浅棕色，断面则为黄白色，质坚硬且粗糙，皮部较厚，易与木部剥离。以根粗壮、皮厚者为佳。

临床应用

胸痹心痛，气逆膈中，饮食不下，喉痹作痛，吹乳肿痛，各种痈疽，小便赤浊。

养生药膳

润肺止咳+清心安神

远志红豆甜汤

材料：

远志10克，鲜百合200克，红豆50克，大枣数颗，白糖适量

做法：

1. 红豆淘净，放入碗中，浸泡3小时，备用；红豆和远志入锅，加适量水煮开，转小火煮至红豆呈半开状。
2. 百合削去瓣边的老硬部分，洗净，与大枣一起加入锅中，续煮至汤变黏稠为止；最后加白糖调味，搅拌均匀即可。

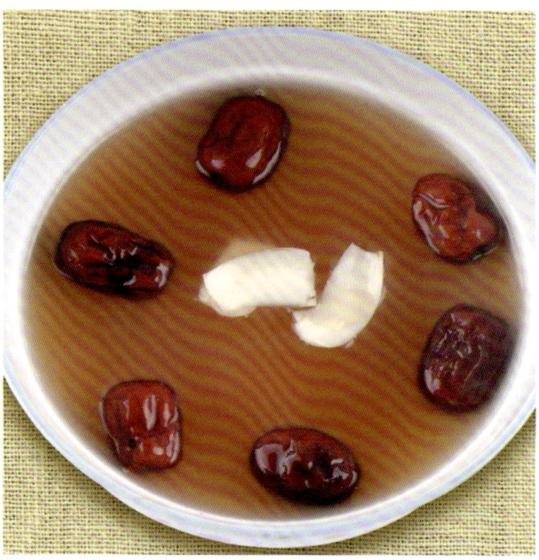

释名：白药、梗草、利如、卢茹

桔梗

jié gěng

宣肺利咽 · 祛痰排脓

此草之根结实而梗直，所以叫桔梗。桔梗长于嵩高山谷及冤句，二月、八月采根晒干用。

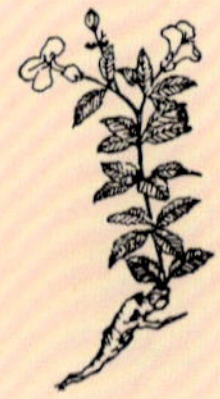

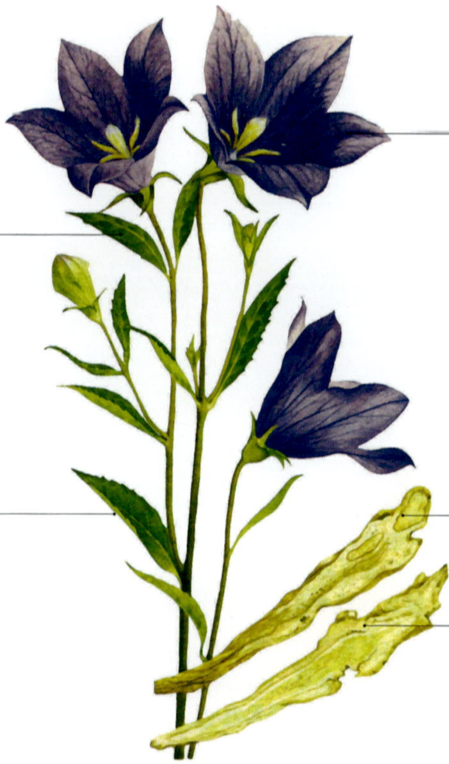

花

治口舌生疮、目赤肿痛。

有效成分

皂苷、植物固醇等。

叶

利五脏肠胃，补气血，除寒热风痹。

功效

宣肺，利咽，祛痰，排脓。

性味

味苦、辛，性平，有小毒。

附方

[主治]	[材料]	[用法用量]
伤寒腹胀	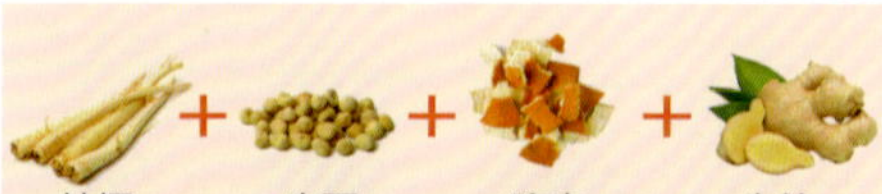 桔梗 + 半夏 + 陈皮 + 生姜	用桔梗、半夏、陈皮各三钱，生姜五片，加水二盅，煎取一盅服用。
虫牙肿痛	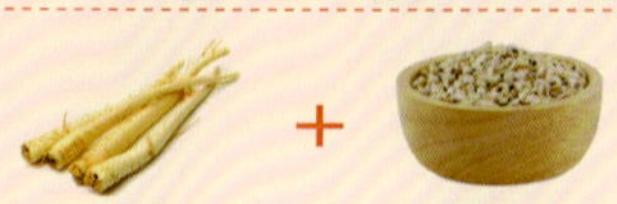 桔梗 + 薏苡仁	用桔梗、薏苡仁各等份，共研为末，内服。
妊娠中恶，心腹疼痛	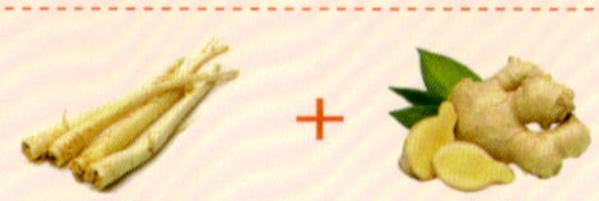 桔梗 + 生姜	桔梗一两（锉细），加水一盅、生姜三片，煎取六分，温服。

医家评说

《名医别录》利五脏肠胃，补血气，除寒热风痹，温中消谷，疗咽喉痛，除蛊毒。

隋唐名医甄权 治下痢，破血行气，消积聚、痰涎，去肺热所致气促嗽逆，除腹中冷痛，主中恶及小儿惊痫。

《日华子诸家本草》下一切气，止霍乱、痉挛，心腹胀痛。补五劳，养气，能除邪气，辟瘟，破症瘕、肺痈，养血排脓，补内漏（指身体脏腑内部的病变），治喉痹。

形态特征

桔梗根的大小如小指，呈黄白色，春季长苗，茎高一尺多，叶像杏叶，呈长椭圆形，四叶对生，嫩时亦可煮来食用。夏天开紫碧色小花，形似牵牛花，秋后结籽。八月采根，根为实心，像蜀葵根；其茎细，色青；叶小，为青色，像菊叶。

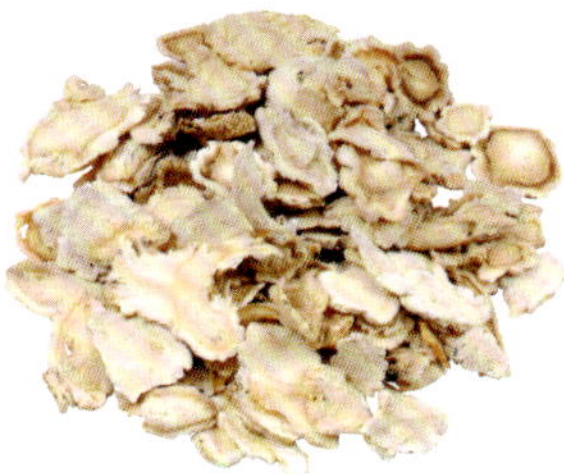

药理延伸

- 干咳为痰火之邪郁在肺中，宜用苦桔梗开郁；痢疾腹痛为肺气郁在大肠，也宜先用苦桔梗开郁，后用治痢药；因桔梗能升提气血，所以治气分药中适宜使用。
- 利窍，除肺部风热，清利头目，利咽喉。治疗胸膈滞气及疼痛，除鼻塞。
- 桔梗节皮相使，畏白及、龙眼、龙胆草。与牡蛎、远志同用，治疗恚怒；与硝石、石膏同用，治伤寒。
- 治口舌生疮、目赤肿痛。

成品选鉴

根呈长纺锤形，长6～20厘米，表面为淡黄白色，有扭转纵沟及横长皮孔斑痕。质硬脆，易折断。断面呈白色，可见放射状裂隙，环纹明显。以根肥大、白色、质充实者为佳。

临床应用

胸满不痛、阴阳不和所致伤寒腹胀，肺痈咳嗽（表现为胸满、脉数、咽干、痰浊腥臭），喉痹，蛀牙肿痛，牙疳臭烂。

养生药膳

温中健脾+补肾益精

肾气乌鸡汤

材料：

熟地黄20克，山茱萸10克，山药15克，丹皮10克，茯苓10克，泽泻10克，车前子7.5克，牛膝7.5克，桔梗10克，附子5克，乌鸡1只，盐适量

做法：

1. 将乌鸡洗净，剁块，放入沸水中汆烫，以去除血水；将乌鸡块及所有药材盛入煮锅，加水至盖过所有的材料。
2. 大火煮沸后转小火续煮40分钟左右，加盐调味即可。

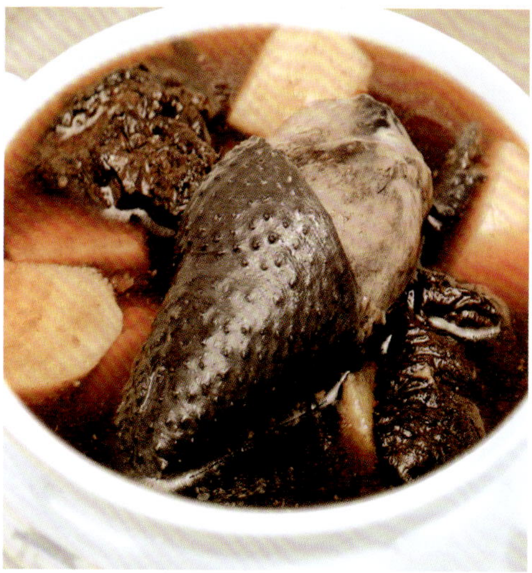

释名：地薰、芸蒿、山菜、茹草、茈胡

柴胡

chái hú

疏肝解郁 · 解热透邪

“茈”字有柴、紫两种读音，茈姜、茈草的茈读作紫，茈胡的“茈”读作柴。茈胡生长在山中，嫩时可食，老的则采来当柴。

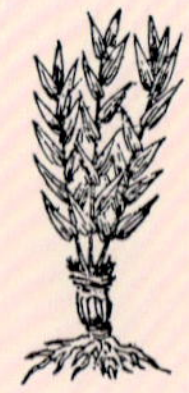

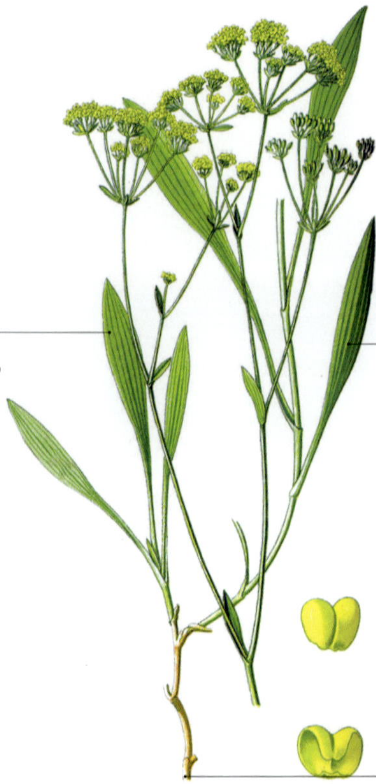

性味

味苦、辛，性微寒，无毒。

功效

解表退热，疏肝解郁，升举阳气，败毒。

根

解寒热往来、肌表潮热。

附方

[主治]	[材料]	[用法用量]
伤寒余热	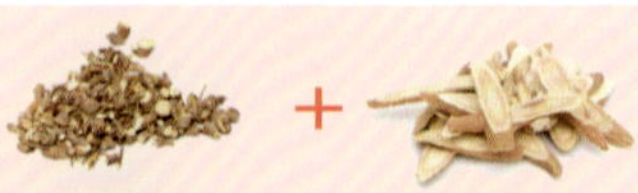 柴胡 + 甘草	柴胡四两、甘草一两，每次用三钱，加水一盏，煎服。
虚劳发热	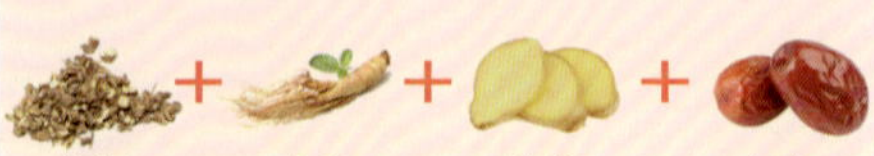 柴胡 + 人参 + 生姜 + 大枣	柴胡、人参各等份，每次取三钱，加生姜、大枣同水一起煎服。
积热下痢	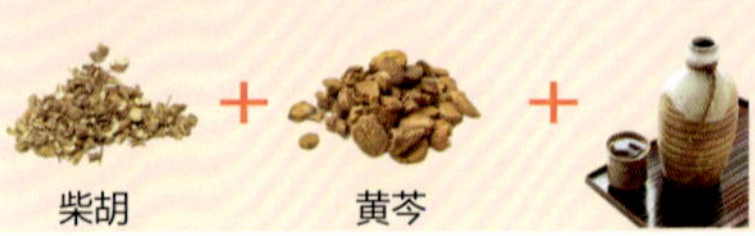 柴胡 + 黄芩 + 酒	柴胡、黄芩各等份，加半酒、半水煎至七成，浸冷后空腹服下。

医家评说

《名医别录》 除伤寒心下烦热，各种痰热壅滞，胸中气逆，五脏间游气，大肠停积水胀及湿痹拘挛。也可煎汤洗浴。

《日华子诸家本草》 补五劳七伤，除烦止惊，益气力，消痰止咳，润心肺，填精髓，治健忘。

《神农本草经》 主治心腹疾病，祛胃肠中结气及饮食积聚，并能除寒热邪气，推陈致新。久服可轻身，明目，益精。

明朝医学家李时珍 治阳气下陷，平降肝胆、三焦、心包络的相火；主头痛眩晕，目昏、赤痛、障翳，耳鸣、耳聋。

形态特征

茎青紫坚硬，微有细线。叶互生，像竹叶而稍紧小，也有像斜蒿的。复伞形花序多分枝，顶生或侧生。小伞形花序，花瓣鲜黄色。

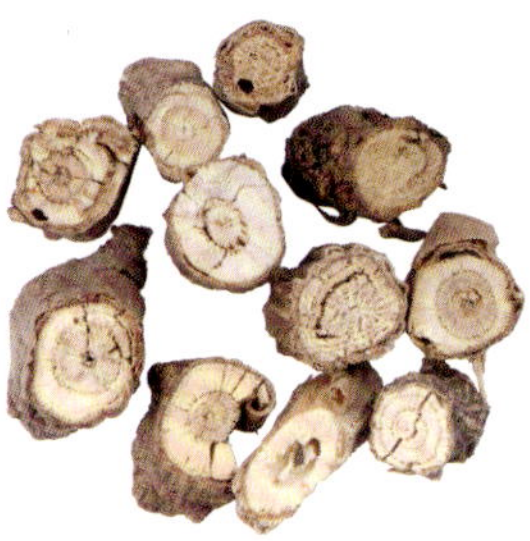

药理延伸

- 柴胡能祛邪、解表、退热，对于外感表证发热，无论是风热还是风寒皆有疗效。与防风、生姜等配伍，可治外感风寒；与菊花、薄荷、升麻配伍，可治风热感冒。现代用柴胡制成单味或复合注射液，对外感发热也有很好的解表退热作用。
- 柴胡能疏肝解郁，治疗气郁导致的胸闷、情志不畅、女性月经不调等。
- 柴胡能补气，治中气不足导致的脏器脱垂，如子宫脱垂、肾下垂等。
- 柴胡还可退热截疟，是治疗疟疾寒热的药物之一，常与黄芩、常山、草果等配伍。

成品选鉴

柴胡根呈圆锥形，常有分支，长6~15厘米，直径为0.3~0.8厘米，顶端多带有残留茎基或短纤维状叶基。表面黑褐色或浅棕色，具纵皱纹、支根痕及皮孔。质硬而韧，不易折断，断面呈片状纤维性，皮部浅棕色，木部黄白色。气微香。以条粗坚实、须根少、气味厚者为佳。

功效

妇人胎前产后各种发热，心下痞满，胸胁痛；五劳七伤，伤寒心下烦热，痰热内壅，胸中气逆。

养生药膳

滋阴退热+清热除烦

清心莲子田鸡汤

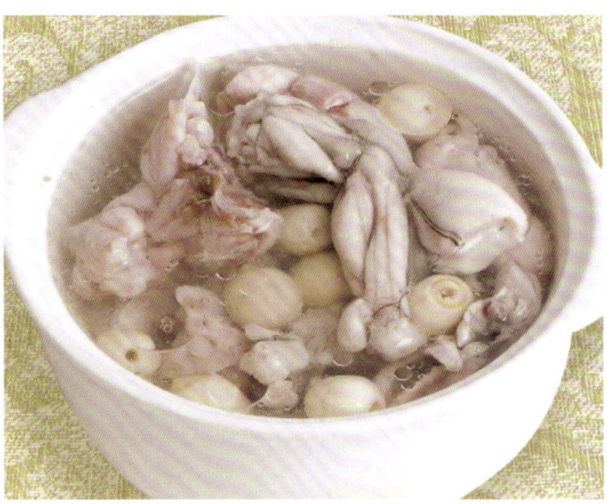

材料：

田鸡3只，鲜莲子150克，人参、黄芪、茯苓、柴胡各10克，生姜、地骨皮、麦门冬、车前子、甘草各5克

做法：

1. 将所有药材（除莲子）放入纱布包中扎紧，放入锅中，加水适量以大火煮开，然后转小火熬煮约30分钟。
2. 将田鸡去皮，洗净后剁成块，和鲜莲子一起放入汤中煮熟，吃肉喝汤。

释名：姜根、百辣云、勾装指、因地辛

生姜

shēng jiāng

温中止呕 · 发散风寒

按许慎《说文解字》中说，姜为御湿之菜。王安石的《字说》中说，姜能御百邪，故称为姜。

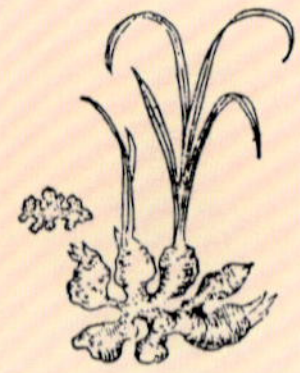

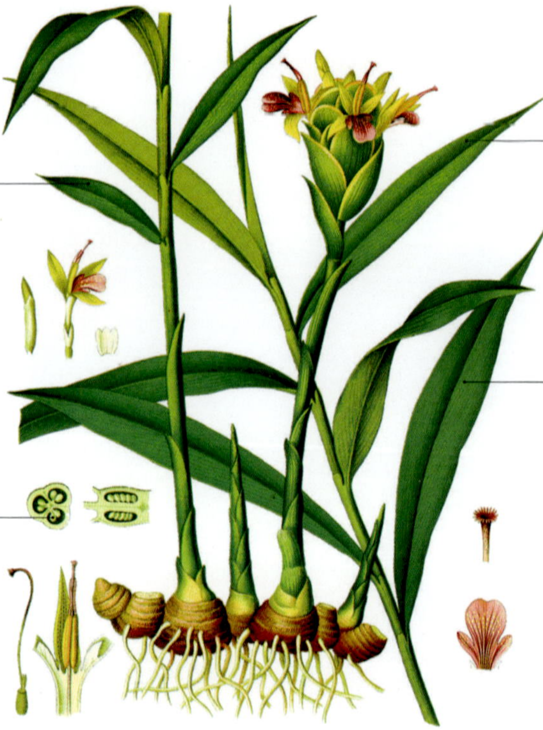

性味

味辛，性温，无毒。

功效

解表散寒，温中止呕，温肺止咳，治胀满、霍乱不止、冷痢、血闭。

叶

归五脏，除风邪寒热。

有效成分

挥发油、姜辣素等。

附方

［主治］	［材料］	［用法用量］
胃虚风热	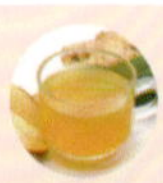 生姜汁 + 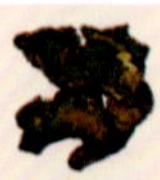 生地黄 + 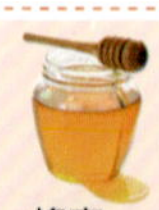 蜂蜜	取生姜汁半杯、生地黄汁少许，加蜜一匙、水三合，调匀服。
手足闪挫	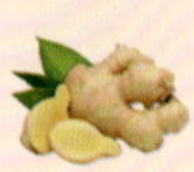 生姜 + 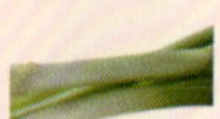 葱白 + 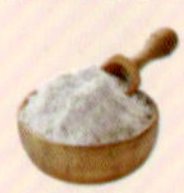 面粉	取生姜、葱白捣烂，和面粉炒热外敷。
湿热发黄	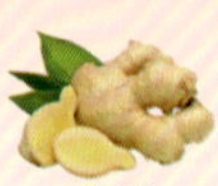 生姜 + 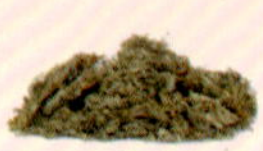 茵陈蒿	用生姜加茵陈蒿擦身，效果更好。

医家评说

明朝医学家李时珍 长期吃生姜，易积热伤眼。凡是有痔疮者多吃生姜和酒，就会立刻发作。患痈疮者多吃生姜，会长恶肉。

《名医别录》 归五脏，除风邪寒热、伤寒头痛鼻塞、咳逆气喘，止呕吐，祛痰下气。

易水学派代表王好古 干生姜为肺经气分之药，益肺。

形态特征

四月取母姜栽种，五月就长出苗，像初生的嫩芦，只是叶稍宽像竹叶，对生，叶也辛香。秋季前后，新芽迅速长出，像列指状。

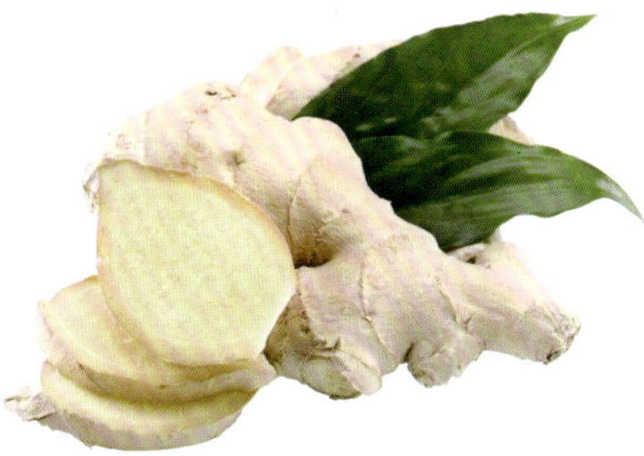

药理延伸

- 生姜的功用有四：一能制半夏、厚朴毒；二能发散风寒；三是与大枣同食，辛温益脾胃元气，能温中祛湿；四是与芍药同用，能温经散寒。孙思邈说生姜是治呕吐的圣药，可能是因辛能散之。而呕吐正是由于气逆不散所致，此药行阳而散气。俗话说“上床萝卜下床姜”，意指生姜能开胃，萝卜能消食。
- 除壮热，治痰喘胀满、冷痢腹痛、转筋胸闷，去胸中臭气、狐臭，杀肠道寄生虫。
- 祛水胀，疗时令外感咳嗽。与半夏同用，治胃脘急痛。捣汁与杏仁煎服，治急痛气实，心胸冷热壅膈。捣汁调蜂蜜服，治中暑呕吐、不能下食。

成品选鉴

优质的生姜重手且无腐烂，根茎表皮光洁，呈淡黄色，肉质致密，纤维少，姜香浓郁，味道辛辣。

临床应用

胃虚风热，寒热痰嗽，干呕，各种药毒，刀斧伤，手足闪挫，两耳冻疮。

养生药膳

滋阴清肺+润燥补虚

玉竹沙参老鸭汤

材料：

老鸭1只，玉竹50克，沙参50克，葱、生姜、盐各适量

做法：

1. 将老鸭洗净，切块后放入锅中；生姜洗净，去皮，切片；葱洗净，切段。
2. 锅中加水适量，放入沙参、姜片、葱段，以大火煮沸后转用小火煨煮，1小时后加盐调味即可。

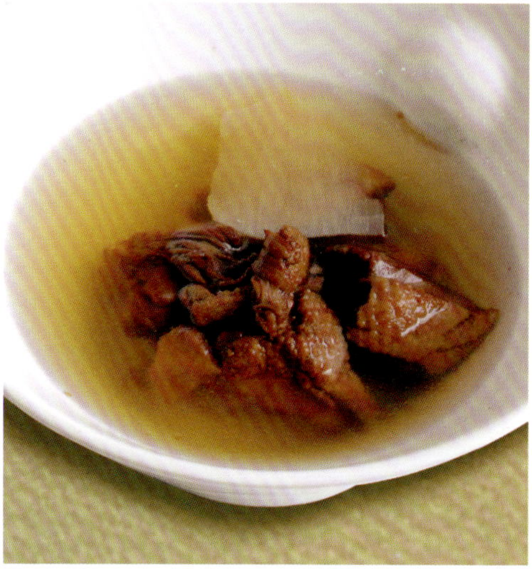

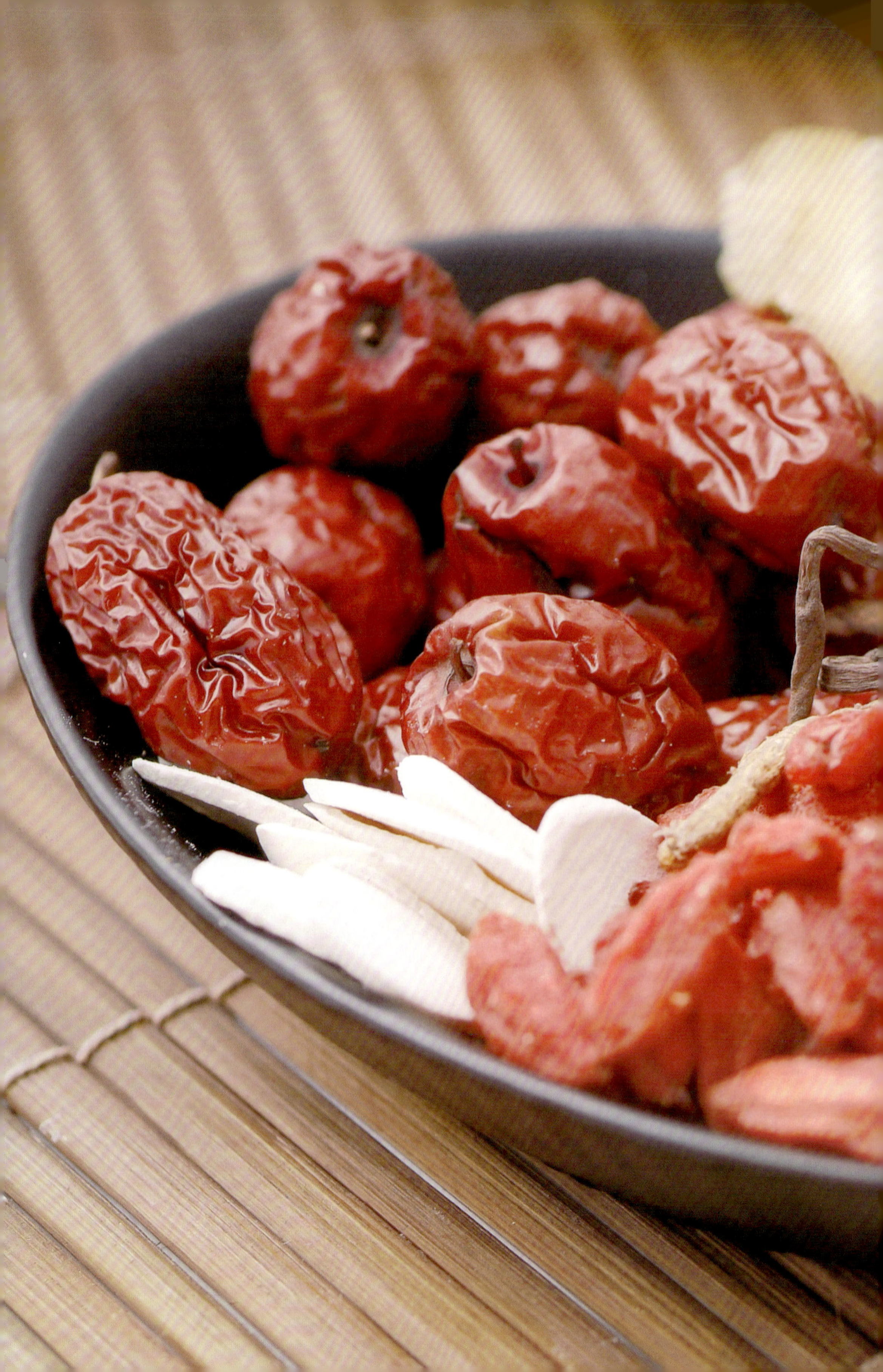

第八章

益气补虚

虚证可以分为气虚、血虚、阴虚、阳虚等。气虚多表现为倦怠无力、气短懒言、声音低微、多汗自汗等，适宜食用补气类食材。

释名：黄耆、戴椹、独椹、芰草、蜀脂、百本、王孙

黄芪

huáng qí

健脾益气 · 益卫固表

耆，长的意思。黄耆色黄，为补药之长，故名。今俗称为黄芪。

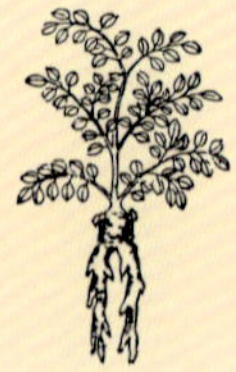

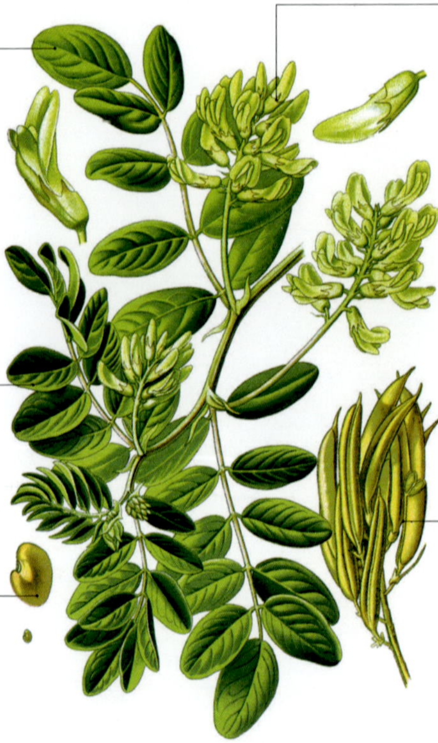
叶
止渴，治痈肿疽疮。
花
主月经不调，痰咳，头痛，热毒目赤。
性味
味甘，性微温，无毒。
功效
补气健脾，益卫固表，利尿消肿，托毒生肌。
有效成分
苷类、黄酮、氨基酸、微量元素等。

附方

[主治]	[材料]	[用法用量]
气虚所致小便混浊	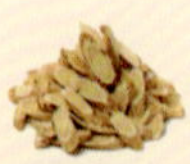 黄芪 + 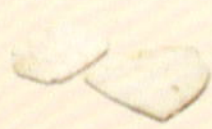 茯苓	黄芪（盐炒）半两，茯苓一两，共研为细末，每服一钱，白开水送服。
肠风泻血	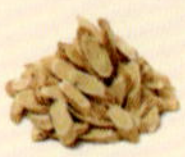 黄芪 + 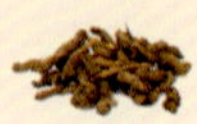 黄连 + 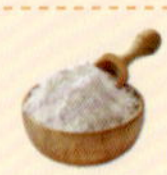 面粉	黄芪、黄连各等份，研为细末，用面粉调糊做成丸，如绿豆大，每服三十丸，米汤送下。
尿血石淋，痛不可忍	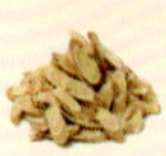 黄芪 + 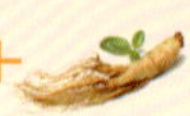 人参 + 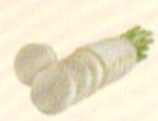 大白萝卜 + 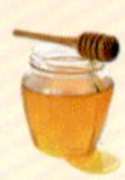 蜂蜜	黄芪、人参各等份，研为细末，取大白萝卜一个，切成一指厚的四五片，加蜂蜜二两腌制，蘸药末服食，盐汤送下。

医家评说

南北朝医学家徐之才 与茯苓相使，恶龟甲、白鲜皮。

《名医别录》 黄芪主补，治妇人子宫邪气，逐五脏间恶血。补男子虚损，五劳消瘦，止渴，止腹痛泻痢。可益气，利阴气。

隋唐名医甄权 治虚喘、肾虚耳聋，疗寒热，治痈疽发背。

《本经逢原》 黄芪，能补五脏诸虚，治脉弦自汗，泻阴火，去肺热，无汗则发，有汗则止。

形态特征

黄芪叶似槐叶，但稍微要尖小些，又似蒺藜叶，但略微宽大些，青白色。开黄紫色的花，大小如槐花。结尖角样果实，长约一寸。茎直立，上部有分针，被长柔毛。叶互生，叶柄基部有披针形托叶，两面有白色长柔毛。

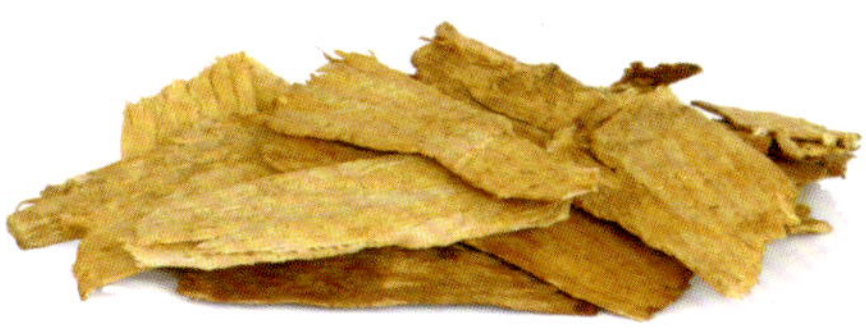

药理延伸

- 黄芪甘温纯阳，功用有五：一补各种虚损；二益元气；三健脾胃；四祛肌热；五排脓止痛，活血生血，内托阴疽（如同临床的骨与关节结核，或者体质虚者的痈疽），为疮家圣药。
- 肥胖多汗者适宜用黄芪补元气，而面黑形瘦之人服用会导致胸满，应用三拗汤泻之。
- 因防风能制黄芪，故黄芪与防风同用则功效增强，此为相畏而相使的配伍。

成品选鉴

黄芪根呈圆柱形、有的有分枝，上端较粗，表面纵皱色淡棕黄色或淡棕褐色，有不整齐的纵皱纹或纵沟质，硬而韧有粉性，皮部黄白较疏松；木质部呈菊花纹理状，气似豆腥味，微甜。以根条粗长、菊花心鲜明、空洞小、破皮少者为佳。

临床应用

气虚所致小便混浊，各种虚损所致烦燥焦渴、面色萎黄等，老年人便秘，肠风泻血，尿血石淋，吐血不止，咳脓咯血，胎动不安，阴汗湿痒。

养生药膳

补中益气+补肺益肾

灵芝黄芪炖肉

材料：

黄芪15克，灵芝10克，猪瘦肉500克，料酒、葱、生姜、盐、胡椒粉各适量

做法：

1. 将灵芝、黄芪洗净后切片；葱、生姜洗净，切末；猪瘦肉洗净，切片，放入沸水锅中氽烫以去血水，捞出后用清水洗净，切成小方片。
2. 将灵芝片、黄芪片、瘦肉片、葱末、姜末、料酒同入碗内，注入适量清水，隔水炖煮。煮沸后撇去浮沫，改用小火，炖至猪瘦肉熟烂，加盐、胡椒粉调味即可。

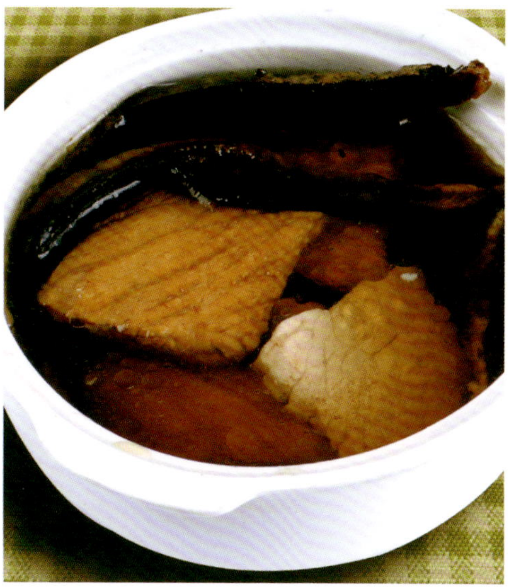

益气补虚

释名： 干枣、美枣、良枣

大枣

dà zǎo

补益气血·补脾养心

按陆佃《埤雅》中所说，大的为枣，小的为棘，棘也就是酸枣。

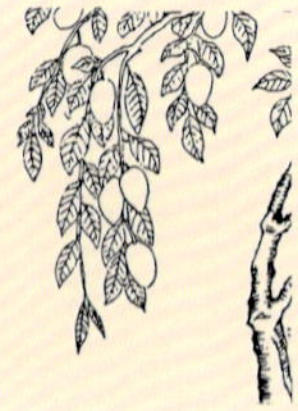

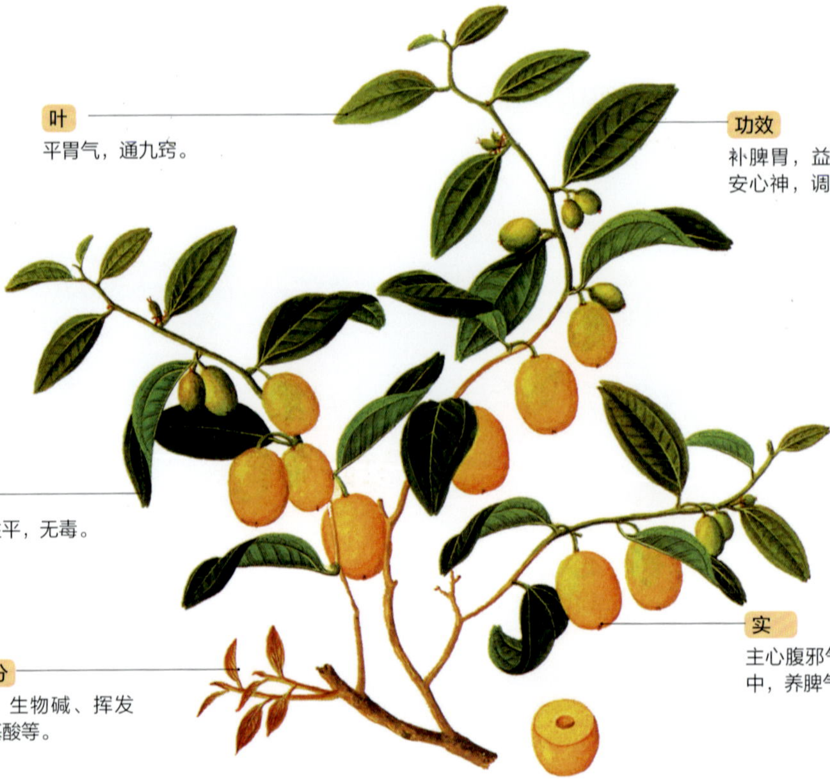

附方

[主治]	[材料]	[用法用量]
胃气不和	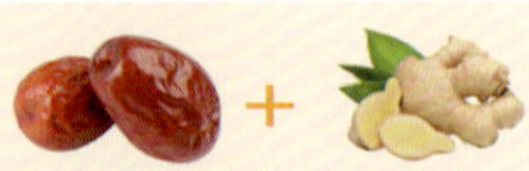 大枣 + 生姜	大枣去核，用缓火烤燥，研为末，加少量生姜末，白开水送服。
反胃吐食	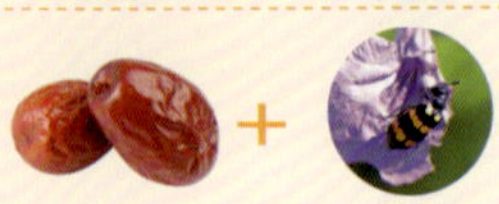 大枣 + 斑蝥	大枣一枚去核，斑蝥一个去头翅，将斑蝥放大枣内煨熟后，去斑蝥，空腹用白开水送下。
妇女脏燥，悲伤欲哭	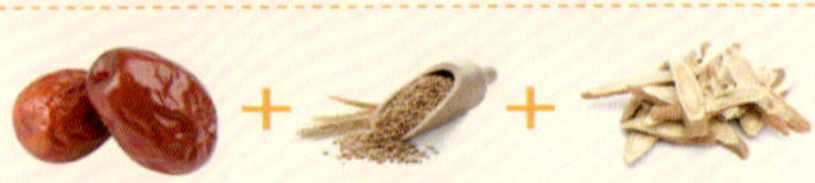 大枣 + 小麦 + 甘草	大枣十枚、小麦一升、甘草二两，诸药合并后每次取一两，水煎服。

医家评说

隋唐医学家孙思邈 多食生枣令人热渴腹胀，动脏腑，损脾元，助湿热。

《神农本草经》 主心腹邪气，安中，养脾气，平胃气，通九窍，助十二经，补少气、少津液、身体虚弱，疗大惊、四肢重，能调和百药。

《名医别录》 能补中益气，坚志强力，除烦闷，疗心下悬，除肠澼。

形态特征

单小枝成之字形弯曲。有长枝（枣头）和短枝（枣股），长枝呈“之”字形曲折。叶长椭圆状卵形，先端微尖或钝，基部歪斜。花小，黄绿色，8~9朵簇生于脱落性枝（枣吊）的叶腋，成聚伞花序。核果长椭圆形，呈暗红色。

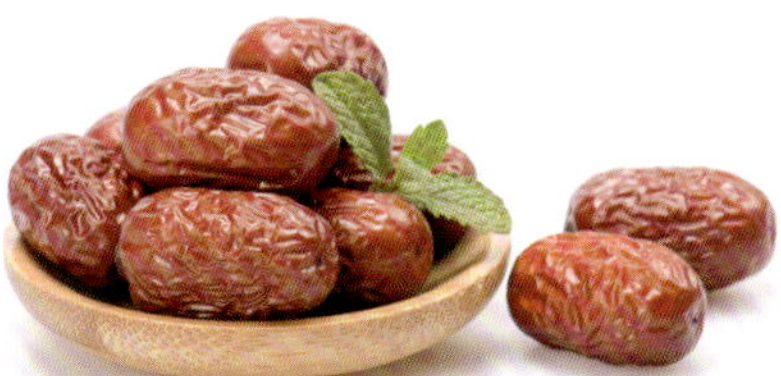

药理延伸

- 生枣多食令人生寒热，体虚瘦弱的人不能吃。
- 晒干的大枣，味最良美，故宜入药。
- 润心肺，止咳，补五脏，治虚损，除肠胃癖气。和铅粉烧，治疳痢。有齿病、蛔虫的人不宜吃大枣。
- 现在的人蒸枣大多用糖、蜜拌，这样长期食用最损脾，助湿热。另外，大枣吃多了令人齿黄、生虫。
- 可杀乌头、附子、天雄毒。
- 和阴阳，调营卫，生津液。

成品选鉴

枣呈椭圆形或球形，长为2~3.5厘米，直径为1.5~2.5厘米。表面暗红色，略带光泽，有不规则皱纹。基部凹陷，有短果梗。外果皮薄，中果皮棕黄色或淡褐色。肉质，柔软，富糖性而油润。果核纺锤形，两端锐尖，质坚硬。以表面有光泽，外表呈紫红色，有浅浅的、少量的皱纹，个大核小，口味甘甜者为佳。

临床应用

胃气不和，反胃吐食，妇女脏燥、悲伤欲哭、烦闷不眠，气血不足。

养生药膳

补气血+益肝肾+安心神

安神鸡汤

材料：

何首乌10克，茯神10克，干百合10克，酸枣仁9克，大枣10颗，鸡腿1只，盐适量，米酒2大汤匙

做法：

1. 鸡腿洗净，剁成块，用开水烫过备用；酸枣仁用菜刀拍裂，将何首乌、茯神、酸枣仁碎放入纱布袋，加清水浸泡约20分钟；干百合、大枣洗净。
2. 将纱布袋、干百合、鸡腿块、大枣、米酒放入锅中，以大火煮滚，转小火炖煮约40分钟，食用前捞出纱布袋，加盐调味即可。

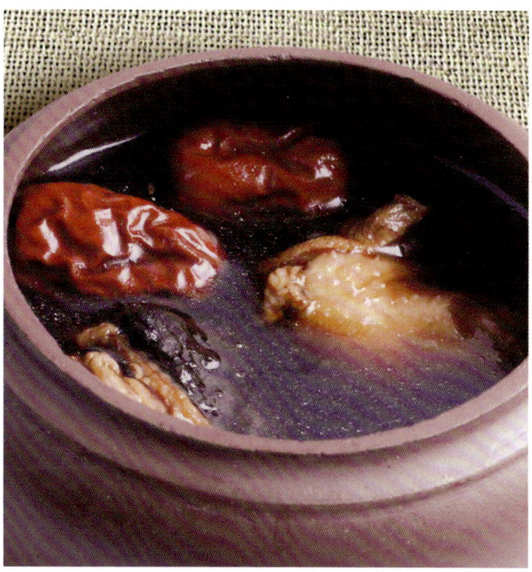

释名： 白参、羊乳、羊婆奶、铃儿草、虎须、泡参、苦心

沙参

shā shēn

养阴清肺 · 益胃生津

沙参色白，宜于沙地生长，故名。其根多白汁，乡人俗呼为羊婆奶。沙参无心味淡。名医别录》中记载，一名苦心。又叫铃儿草，是因其花形而得名。

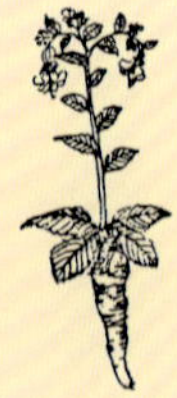

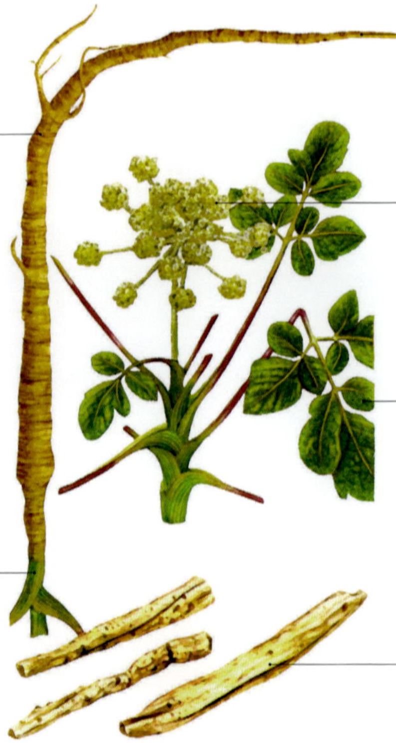

性味
味甘、微苦，性微寒，无毒。

有效成分
生物碱、淀粉、挥发油等。

根
治惊风及血瘀，能除寒热。

花
补中，益肺气。

叶
补虚，止惊烦，益心肺。

功效
养阴清肺，益胃生津。

附方

［主治］	［材料］	［用法用量］
阴虚上炎，咳嗽无痰	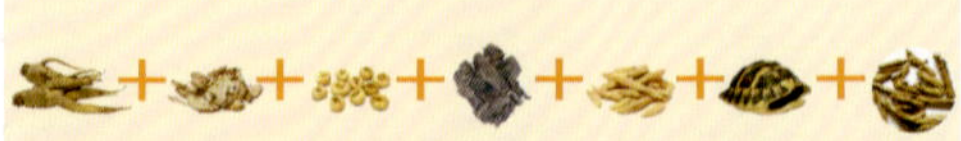 北沙参＋知母＋川贝母＋熟地黄＋麦门冬＋鳖甲＋地骨皮	北沙参、知母、川贝母、熟地黄、麦门冬、鳖甲、地骨皮各十二克，制丸或制膏。每日早晨服九克，以白开水送下。
突患疝痛	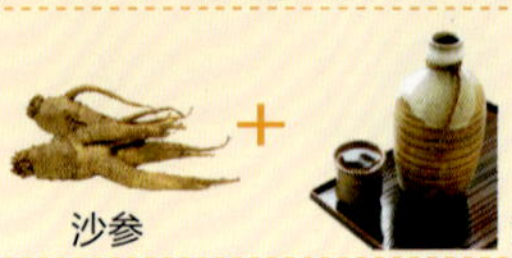 沙参＋酒	沙参捣筛研末，酒送服方寸匕。
妇女白带增多	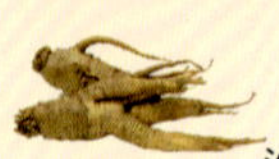 沙参	用沙参研细， 每次服二钱，米汤送下。

医家评说

南朝医学家陶弘景 沙参与人参、玄参、丹参、苦参组成五参，其形态不尽相同，而主治相似，故皆有参名。此外，还有紫参，即牡蒙。

隋唐名医甄权 祛风邪，治疝气下坠，疗嗜睡，养肝气，宣五脏风气。

《日华子诸家本草》 补虚，止惊烦，益心肺。治一切恶疮疥癣及身痒，排脓，消肿毒。

形态特征

沙参二月长苗，叶像初生的小葵叶，呈团扁状，不光滑，八九月间抽茎，高一二尺。茎上的叶片，尖长像枸杞叶，但小而有细齿。秋季叶间开小紫花，长二三厘米，状如铃铎，五瓣，白色花蕊，也有开白色花的。所结的果实大如冬青实，中间有细子。霜降后苗枯萎。根生长在沙地上，长一尺多，大小在一虎口间。

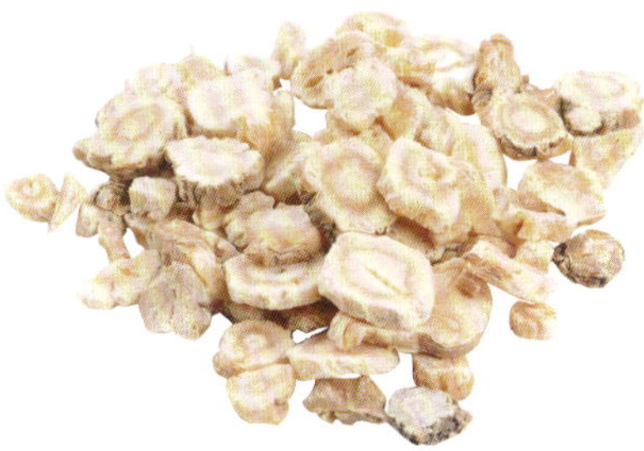

药理延伸

- 沙参味甘、微苦，为厥阴经之药，又为脾经气分药。微苦补阴，甘则补阳，故有人取沙参代替人参。这是因人参性温，补五脏之阳；沙参性寒，补五脏之阴。虽说补五脏，仍须各用本脏药相佐。
- 人参专补脾胃元气，因而益肺与肾，故内伤元气的患者适宜使用。沙参专补肺气，因而益脾与肾。人参、沙参二者一补阳而生阴，一补阴而制阳，不可不辨。
- 恶防己，反藜芦。
- 疗胃痹、心腹痛、热邪头痛、肌肤发热，安五脏。久服对人有益。
- 治惊风及血瘀，能除寒热，补中，益肺气。

成品选鉴

沙参根呈圆锥形或圆柱形，略弯曲，表面为黄白色或淡棕黄色，凹陷处常有残留粗皮，上部多有深陷横纹，呈断续的环状，下部有纵纹和纵沟。体轻，质松泡，易折断，断面不平坦，黄白色，多裂隙。气微，味甘、微苦。以色泽呈浅金黄色、没有虫口且不通芯者为佳。

临床应用

肺热咳嗽，妇女白带增多，惊风、血瘀，心腹痛，热邪头痛，肌肤发热，久咳肺痿。

养生药膳

补中益气+健脾益肺+养心补血

党参桂圆膏

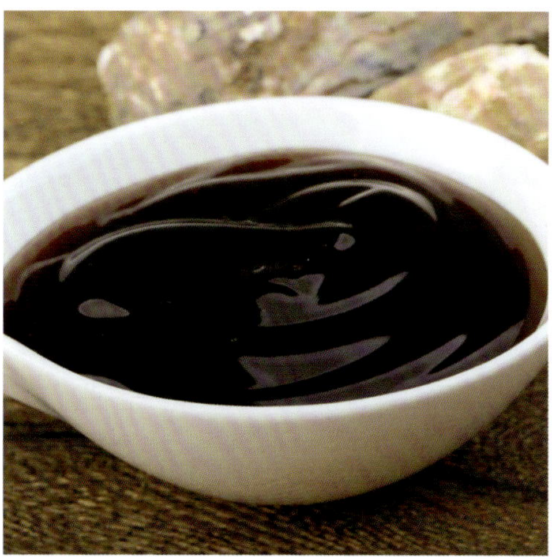

材料：

沙参125克，党参250克，桂圆肉120克，蜂蜜适量

做法：

1. 以适量水浸泡党参、沙参、桂圆肉，然后加热、熬煮。
2. 每20分钟取煎液一次，加水再煮，共取煎液3次。最后需合并煎液，再以小火煎熬浓缩。至黏稠如膏时，加蜂蜜调匀。冷却后可装瓶保存。

释名： 乌芋、凫茈、凫茨、黑三棱、芍、地栗

荸荠

bí qi

清热利尿 · 凉血解毒

荸荠又名乌芋，其根如芋而色乌，故得名。又因凫爱吃它，所以《尔雅》中称它为凫茈，后讹为凫茨，又讹为葧脐。

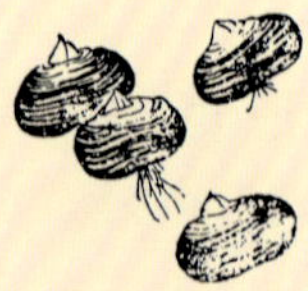

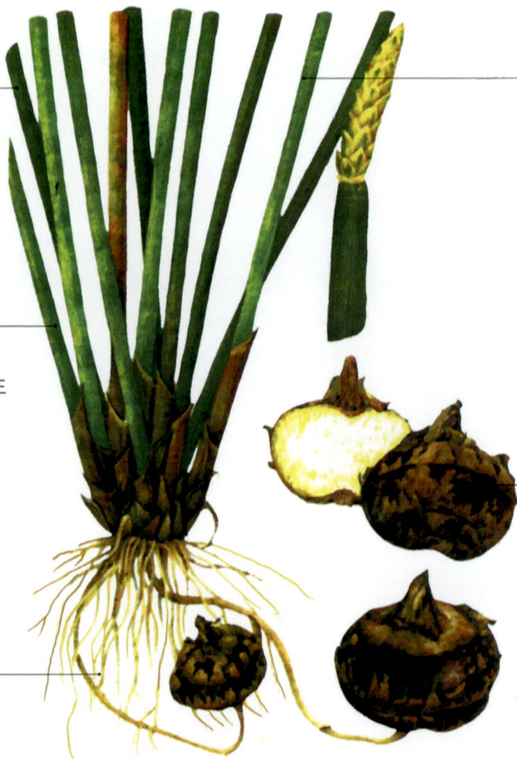

性味
味甘，性微寒，无毒。

叶
清热利尿。主呃逆、小便不利。

有效成分
蛋白质、脂肪、胡萝卜素、维生素B_1、维生素B_2、维生素C、铁、钙、淀粉等。

功效
凉血解毒，利尿通淋，化湿祛痰，消食除胀。

根
消痛解毒，利湿化痰。

附方

[主治]	[材料]	[用法用量]
痔疮出血	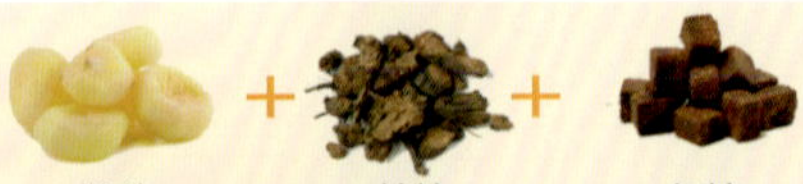 荸荠 + 地榆 + 红糖	荸荠五百克，洗净打碎，加地榆三十克、红糖一百五十克，水煎约一小时，每日分两次服用。
麻疹透发不畅	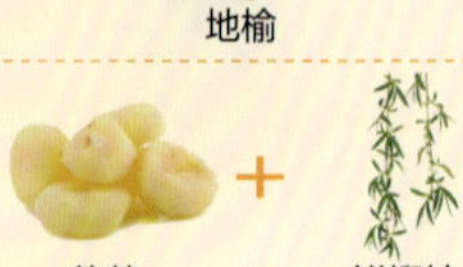 荸荠 + 鲜柳枝	荸芹九十克、鲜柳枝三十克，水煎服，每日分两次服用。
小儿暑热	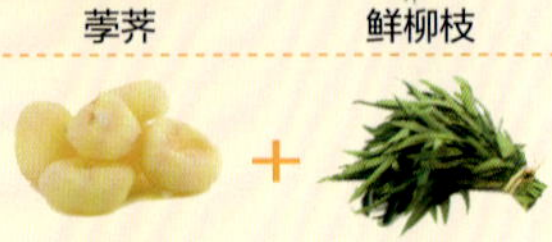 荸荠 + 蕹菜	荸芹七个、蕹菜二百克，加水煮汤服用。

医家评说

唐代医学家·孟诜 先有冷气的人不能吃，令人腹胀气满。

《名医别录》 主消渴痹热。

《日华子诸家本草》 开胃消食。

北宋药物学家苏颂 作粉食，厚肠胃，能解毒。

形态特征

单用球茎繁殖。萌发后，先形成短缩茎，其顶芽和侧芽向上抽生的绿色叶状茎细长如管而直立。叶片退化成膜片状，着生于叶状茎基部及球茎上部。自母株短缩茎向四周抽生匍匐茎，尖端膨大为新的球茎。穗状花序，小花呈螺旋状贴生。

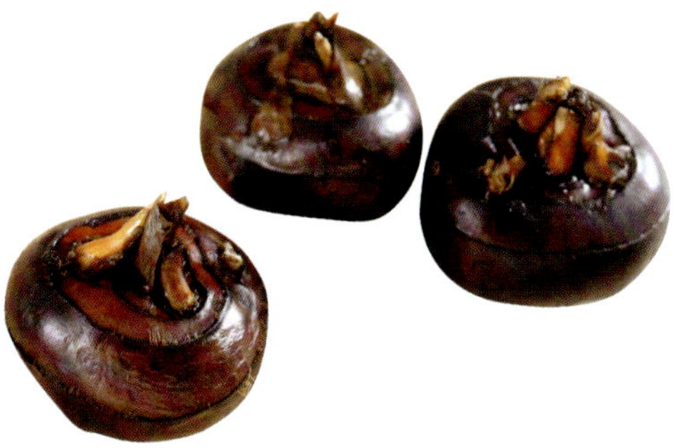

药理延伸

- 破积攻坚、止血、止痢、解毒、发痘、醒酒。
- 疗呃逆，消宿食，饭后宜食。治误吞铜物。
- 主血痢、便血、血崩，辟蛊毒。
- 乌芋、慈姑是两种植物。慈姑有叶，根散生。乌芋有茎无叶，根往下生。两者不仅性味不同，主治也不同。
- 入足阳明经。消坚积，止消渴，疗黄疸，除胸中实热。得烧酒浸，封贮，治赤白痢。配海蜇煮食，可治痞块虫积。
- 下丹石，消风毒。可做成粉食用，能明耳目，消黄疸。

成品选鉴

白嫩，秋后结果，大如山楂、栗子，而脐有聚毛，累累向下伸入泥中。荸荠以个大、新鲜、洁净、皮薄、鲜亮有光泽、饱满、肉细、味甜、多汁、脆嫩、无渣者为上品；皮色黑厚、顶芽较长、暗而无光泽者则肉多渣，含淀粉较多，水少味淡，品质略逊。

临床应用

咽喉肿痛，下痢，血崩，暑热，麻疹透发不畅，痔疮出血。

养生药膳

健脾益气+开胃消食

荸荠茄汁鸡丁

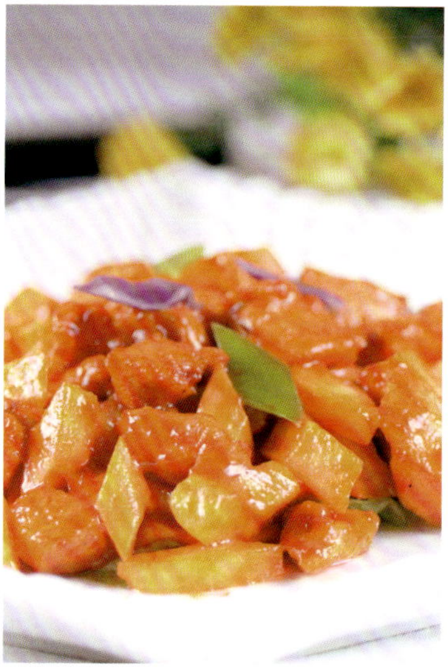

材料：

鸡胸肉200克，荸荠100克，料酒、淀粉、鸡蛋清、葱末、食用油、生姜末、大蒜末、白糖、五香粉、盐、青椒各适量，番茄酱2汤勺

做法：

1. 鸡胸肉洗净，切丁，加少许盐、料酒、鸡蛋清、淀粉抓匀，腌制10分钟；荸荠去皮，切粒；青椒切菱形片。
2. 锅中倒入适量油，三四成热时倒入腌好的鸡丁，滑熟，捞出。锅内留底油，下葱末、生姜末、大蒜末爆香，下荸荠粒炒匀，加白糖、番茄酱、鸡丁、青椒片、盐、五香粉翻炒，至汁黏稠时出锅即可。

释名： 地髓

地黄

dì huáng

清热生津 · 生精补血

地黄用生姜汁浸泡或酒制后就不易损伤脾胃，鲜用性寒，制成熟地黄则微温。

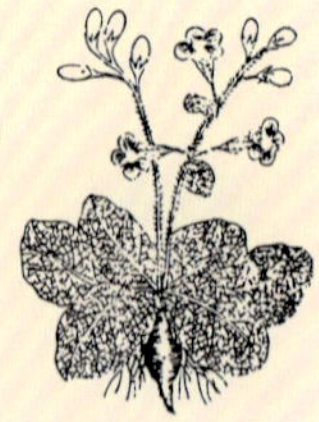

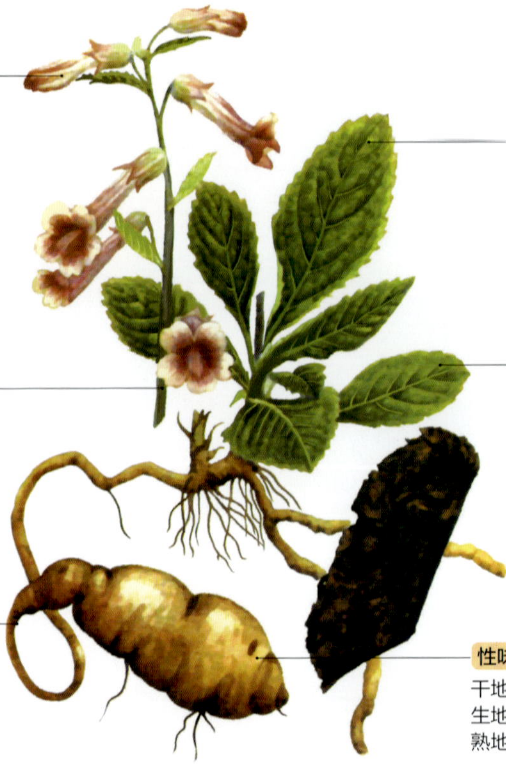

花
主肾虚，腰脊疼痛。

叶
主恶疮似癞。

有效成分
地黄素、甘露醇、维生素A、氨基酸等。

功效
生用清热凉血，养阴生津。

实
主元气受伤，驱逐血痹，填骨髓。

性味
干地黄：味苦，性寒，无毒。
生地黄：味甘、苦，性寒，无毒。
熟地黄：味甘，性微温，无毒。

附方

[主治]	[材料]	[用法用量]
病后虚汗，口干心烦	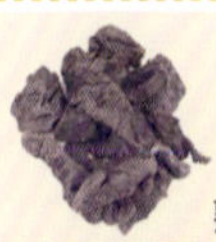 熟地黄	取熟地黄五两，加水三盏煎成一盏半，分三次服，一天服完。
尿血、吐血、耳鼻出血	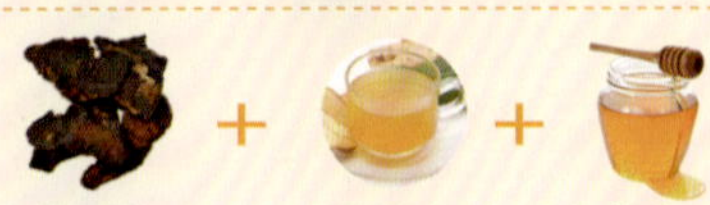 生地黄 + 生姜汁 + 蜂蜜	生地黄汁半升、生姜汁半合、蜂蜜一合，调匀服下。
月经不调，久不受孕	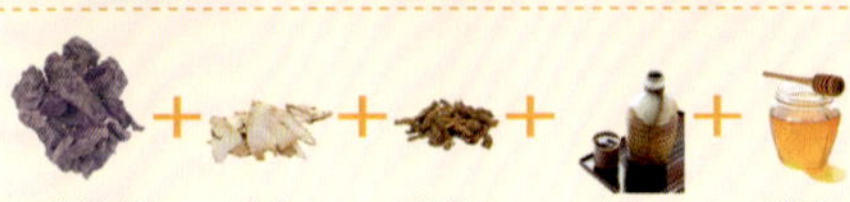 熟地黄 + 当归 + 黄连 + 酒 + 蜂蜜	熟地黄半斤、当归二两、黄连一两，一起放在酒中泡一夜，取出焙干，研为末，加炼蜜做成梧桐子大的丸子，每次服七十丸，米汤或温酒送下。

医家评说

《日华子诸家本草》 干地黄补心、助胆气，强筋壮骨，益志安神。治惊悸劳伤，心肺受损，吐血、鼻出血，妇女崩漏下血所致眩晕。

易水学派代表人王好古 主心脏功能失调引起的手心发热疼痛，脾虚而卧床不起，足下发热疼痛。

《名医别录》 生地黄治妇人崩中血不止，产后血气上迫于心所致闷绝，胎漏下血，堕坠骨折，瘀血出血，鼻出血，吐血，都宜捣汁服用。

《医学正传》 生地黄生血，但胃气虚弱的人服用应防伤食；熟地黄补血，但痰饮多的人吃了会损伤脾胃。也有人说，生地黄用酒炒就不会伤胃，熟地黄用姜汁炒后则不妨碍脾，此为妙用地黄的方法。

药理延伸

- 熟地黄可填骨髓，长肌肉，生精血，补五脏内伤不足，通血脉，利耳目，黑须发；主男子五劳七伤，女子伤中胞漏，经候不调，胎产百病。
- 干地黄主元气受伤，治血气不通、身体麻痹，填骨髓，长肌肉。煎汤能除寒热积聚及风湿麻木，亦可治跌打损伤。长期服用可轻身不老，生用疗效更好。

形态特征

地黄为多年生草本，全株有白色长柔毛和腺毛。叶基生成丛，呈倒卵状披针形，基部渐狭成柄，边缘有不整齐的钝齿，叶面皱缩，下面略带紫色。花茎由叶丛抽出，花冠呈钟形，为紫红色，内面常有黄色带紫的条纹。蒴果为球形或卵圆形，具宿萼和花柱。

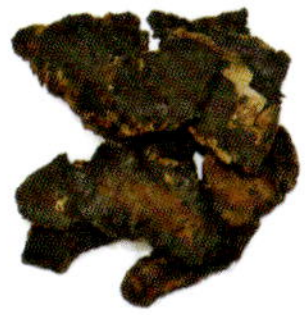

成品选鉴

生地黄多为不规则的团块状或长圆形，中间膨大而两端稍细；表面极皱缩，呈棕黑色或棕灰色，具不规则的横曲纹；体重，质地较柔韧，不易折断；断面棕黑色或乌黑色，有黏性，具光泽；无臭味，微甘、苦。

熟地黄性状与生地黄相类似，但其颜色更深，为乌黑色且有光泽，黏性大，质柔软，微有酒气。

临床应用

吐血咯血，病后虚汗、口干舌燥，尿血、耳鼻出血，月经不调所致久不受孕，疔肿乳痈，跌打损伤导致瘀血在腹，牙齿动摇。

养生药膳

补益气血+补虚生津

地黄乌鸡汤

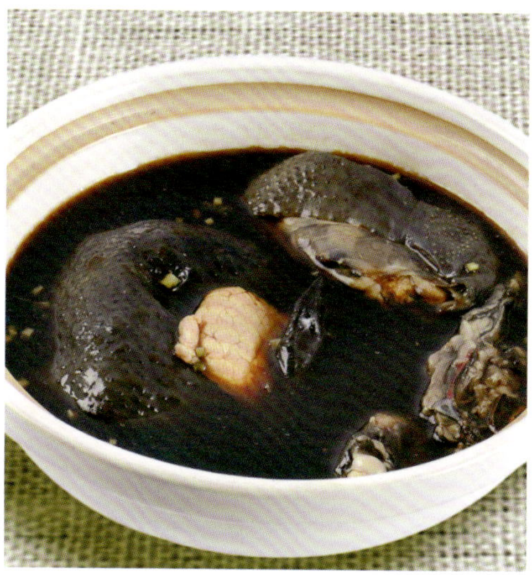

材料：

生地黄10克，乌鸡1只，猪肉100克，生姜20克，葱末和盐各5克，味精3克，料酒5毫升，高汤500毫升

做法：

1. 将生地黄浸泡5小时后取出切成薄片，生姜、猪肉洗净，切片。乌鸡去内脏及爪尖，切成小块，用热水汆烫，去除血水。
2. 将高汤倒入净锅中，放入乌鸡块、猪肉片、生地黄片、生姜片烧开，加入盐、料酒、味精、葱末调味即可。

释名：离枝、丹荔

荔枝

lì zhī

行气止痛 · 益肝补脾

诗人白居易曾描述，此果若离开枝干，一日色变，二日香变，三日则味变。离枝之名，也可能是这个意思。

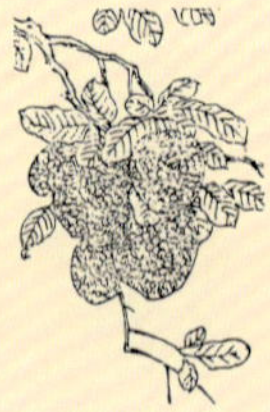

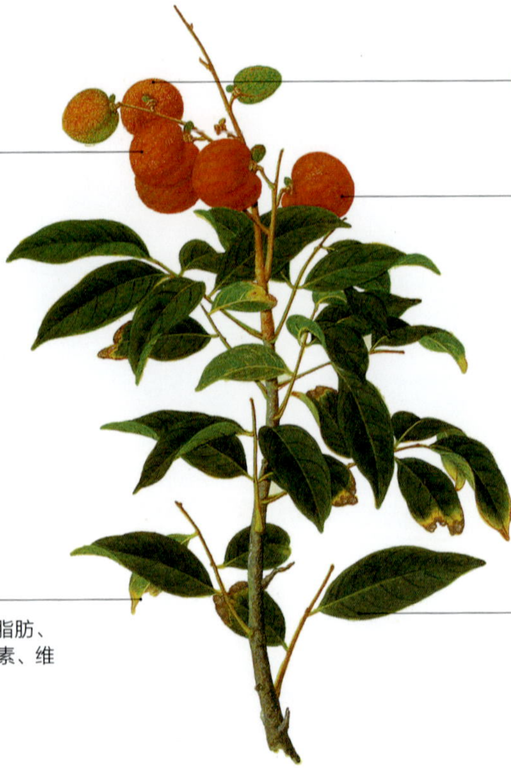

功效

行气止痛，益肝补脾。

性味

味甘、酸，性温，无毒。

实

止烦渴，治头晕、心胸烦躁不安、背膊劳闷。

有效成分

葡萄糖、蔗糖、蛋白质、脂肪、叶酸、维生素A、B族维生素、维生素C等。

叶

除湿解毒。

附方

[主治]	[材料]	[用法用量]
胃寒痛	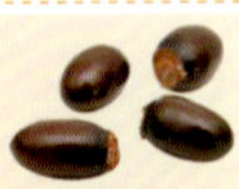 荔枝核 + 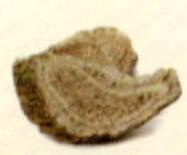 木香	荔枝核三十克、木香二十克，共研为末，每次五克，每日三次，温水送服。
疝气痛	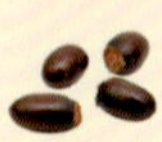 荔枝核 + 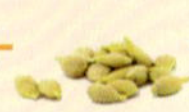 橘核 + 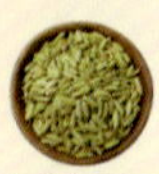 小茴香 + 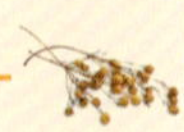 苦楝子	荔枝核十五克、橘核十克、小茴香九克、苦楝子十五克，水煎服。
瘰疬	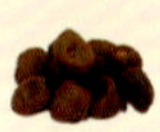 干荔枝 +  海藻 + 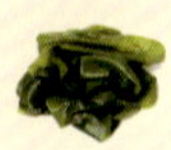 海带 + 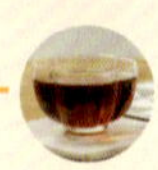 黄酒	干荔枝五十克、海藻十五克、海带十五克、黄酒适量，水炖服，每日一剂，疗程不限。

医家评说

隋唐药学家李珣 止烦渴，治头晕、心胸烦躁不安、背膊劳闷。

隋唐名医甄权 能止呕逆，治虚劳寒热、下痢、腹痛、齿痛，女人沥血腰痛及崩漏，可补各种虚损。

明朝医学家李时珍 治瘰疬、瘤赘、赤肿疔肿，发小儿痘疮。治疝气痛、妇女血气刺痛。由于荔枝气味纯阳，故新鲜荔枝食用过多，会使牙龈肿痛、鼻出血，有蛀牙或上火者忌食。

形态特征

其株无毛，茎呈圆柱形，表面具纵条，稍木质化，上部多分枝。叶互生，无柄或近无柄，叶片为披针形或线状披针形，先端渐尖，基部渐狭，全缘。

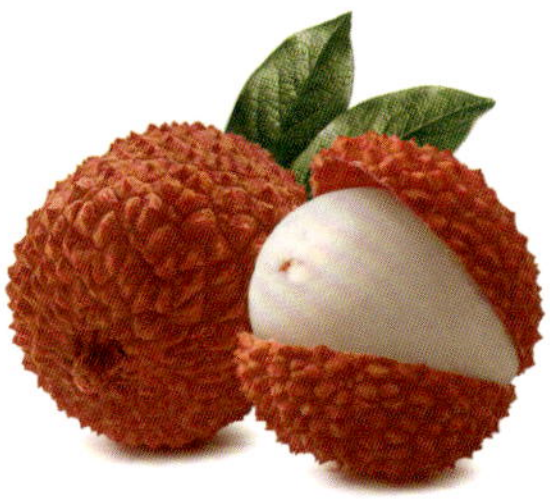

药理延伸

- 小儿痘疮出不快，取荔枝壳煎汤服。荔枝壳泡水喝，可解吃荔枝过多引起的火热。
- 荔枝叶浸水数日，贴烂脚。
- 能益智，健气。
- 食荔枝多则醉，以壳浸水饮之即解。此即食物不消，还以本物消之之意。
- 心痛、小肠气痛者，取荔枝核一枚煨存性，研为末，新酒调服。
- 荔枝核气温而通行，入肝肾，散滞气，辟寒邪，所以能疗小肠气痛、疝气、妇人血气刺痛等。
- 荔枝核与牛膝、补骨脂、延胡索、合欢子、小茴香、木瓜、杜仲、橘核同用，治疝气。虚热者加黄连，虚寒者加肉桂。

成品选鉴

荔枝要挑选果顶浑圆，捏起来果肉丰满，富有弹性，果皮全红鲜艳，剥开后肉质洁白似水晶者。

临床应用

病后饥弱，气血不足或脾虚久泻，疝气痛，瘰疬，胃寒痛。

养生药膳

健脾胃+补血安神+促进睡眠

荞麦荔枝大枣粥

材料:

干荔枝50克，大枣30克，荞麦100克，小米50克，白糖30克

做法:

1. 荞麦洗净，泡发；干荔枝去壳；大枣洗净，盛碗泡发；小米洗净。
2. 将砂锅洗净，锅中放水烧开，放入荞麦、荔枝肉、大枣、小米，先用大火煮开，转小火煲40分钟。
3. 起锅前调入白糖，搅拌均匀即可。

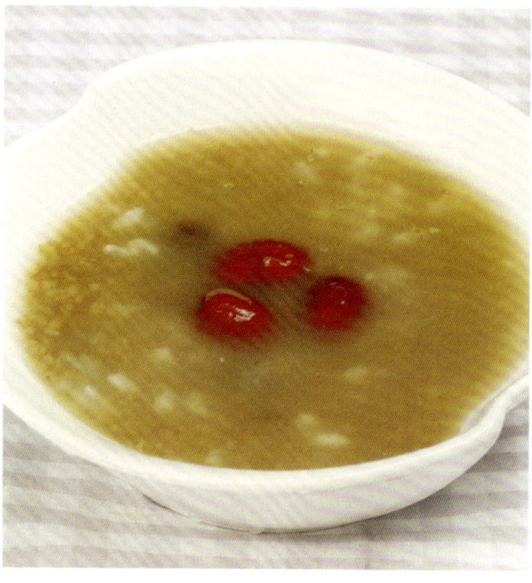

附录一　中药蔬果索引

人参 安定精神・宁身益智

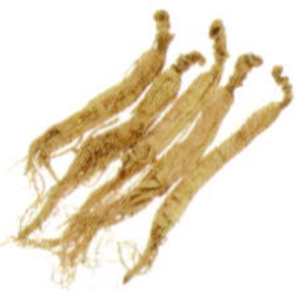

（P84）

肉豆蔻 温中涩肠・行气消食

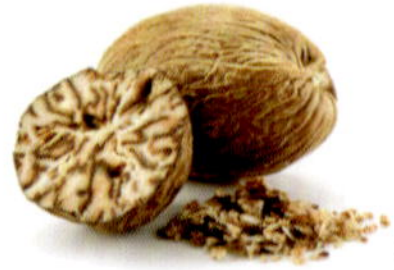

（P32）

肉苁蓉 润肠通便・延年益寿

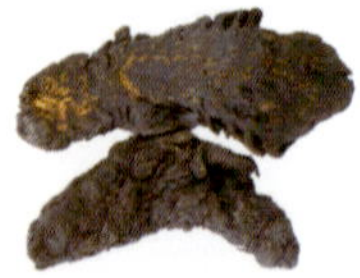

（P96）

芍药 通利血脉・柔肝敛阴

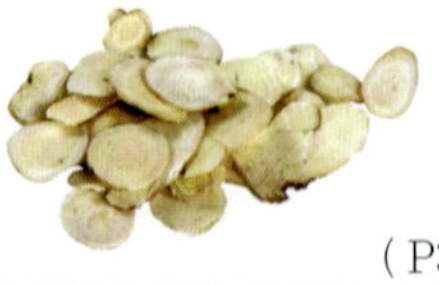

（P34）

桑 清肺润燥・补肝养肾

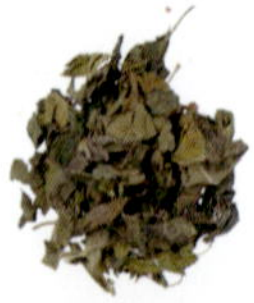

（P50）

石榴 杀虫止泻・收涩止血

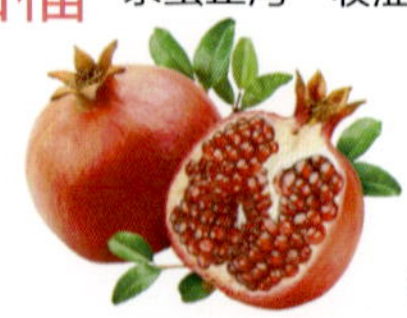

（P118）

丝瓜 清热除烦・通经活络

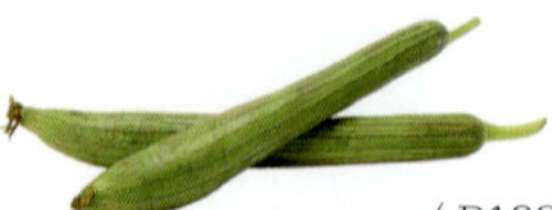

（P138）

山楂 消食化积・行气散瘀

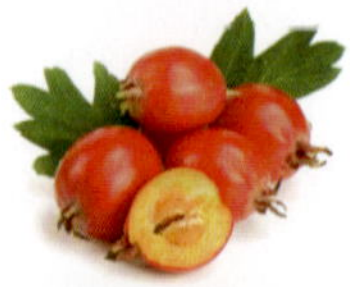

（P140）

生姜 温中止呕・发散风寒

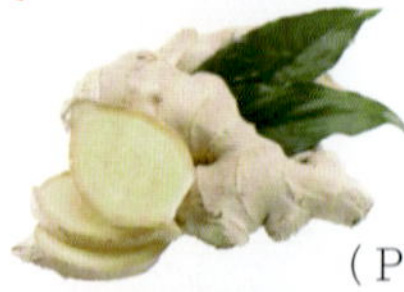

（P176）

桃 润肠通便・活血化瘀

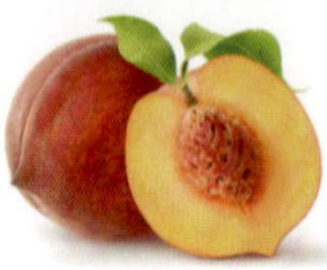

（P114）

豌豆 清凉解暑・利尿止泻

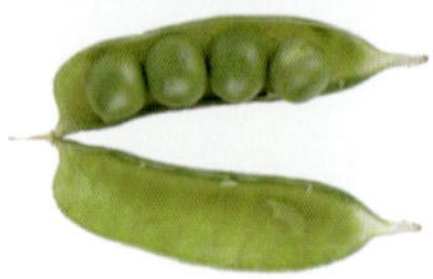

（P104）

王不留行 活血通经・下乳消肿

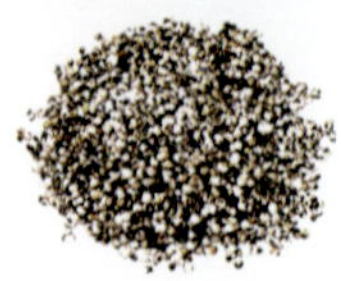

（P134）

香附
疏肝解郁・理气调中

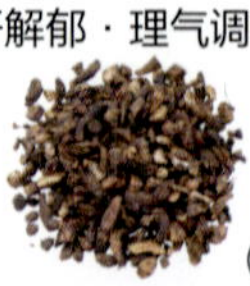

（P36）

小麦
养心益肾・除热止汗

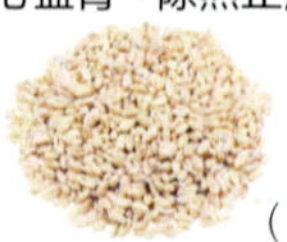

（P54）

香瓜
清热消暑・除烦止渴

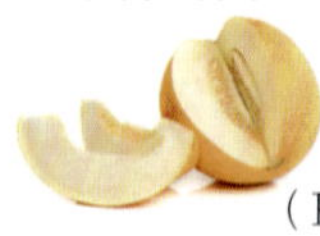

（P120）

细辛
祛风散寒・通窍止痛

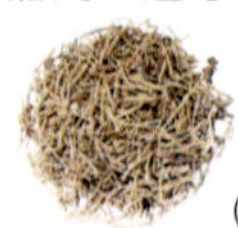

（P154）

杏
生津止渴・清热解毒

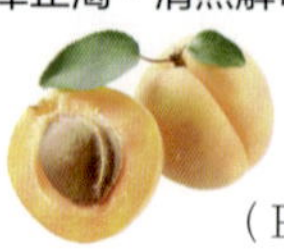

（P156）

沙参
养阴清肺・益胃生津

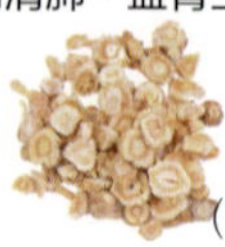

（P184）

薏苡仁
健脾利湿・清热排脓

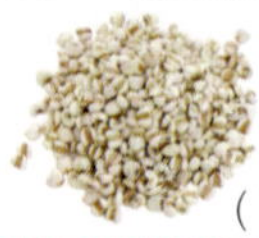

（P56）

益母草
活血调经・清肝明目

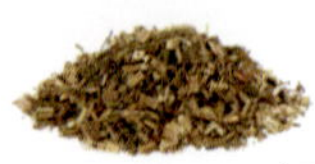

（P86）

椰子
补脾益肾・消暑解渴

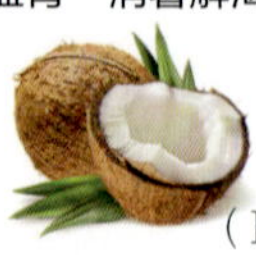

（P74）

淫羊藿
温肾壮阳・补益精气

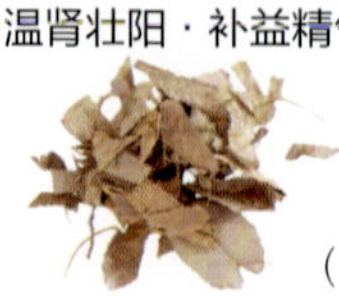

（P94）

远志
安神益智・祛痰消肿

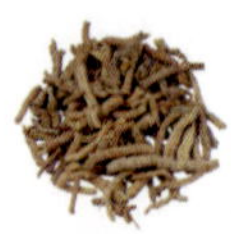

（P170）

知母
清心除热・生津润燥

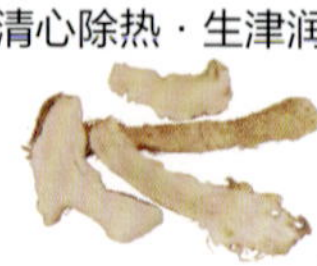

（P48）

紫苏
润肺宽肠・利大小便

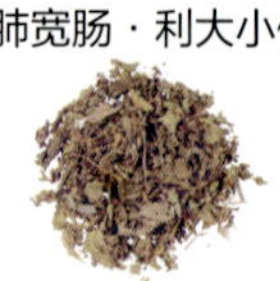

（P98）

泽泻
消肿除湿・通利小便

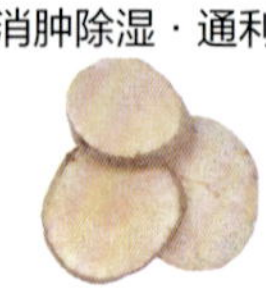

（P102）

芝麻
滋润肌肤・润肠解毒

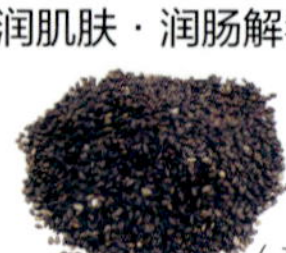

（P108）

紫草
解毒透疹・活血凉血

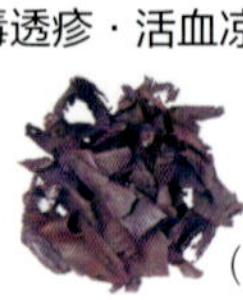

（P148）

附录二 中药蔬果养生食谱

养肝明目+通便+祛风

菊花决明子茶

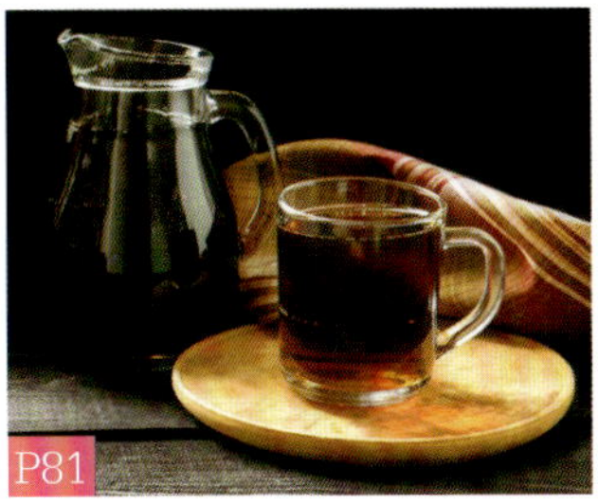

P81

益气补虚+养肝明目

四物炖豆皮

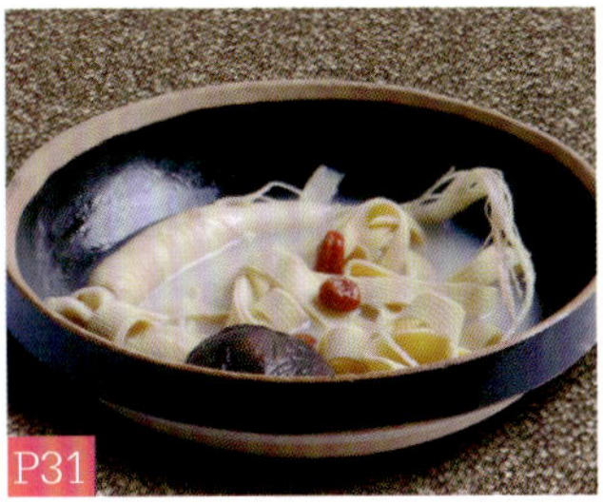

P31

清热祛风+清肝明目

枸杞菊花粥

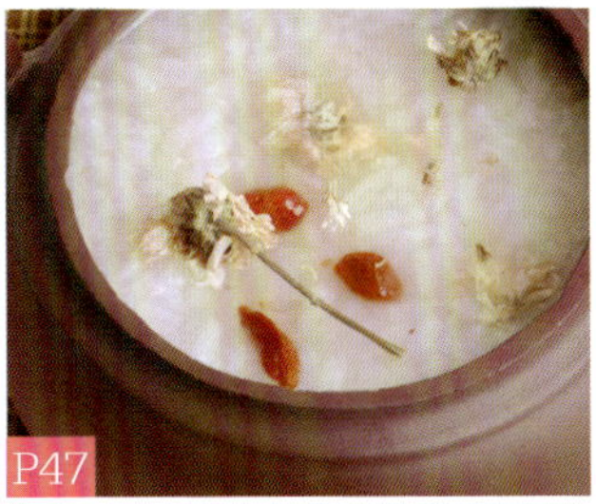

P47

清肝明目+解毒+祛风

桑菊薄荷饮

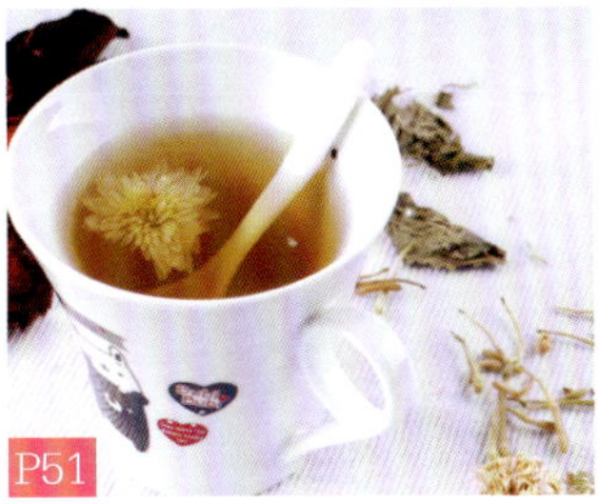

P51

益气补血+润肠通便

芭蕉桂圆养生粽

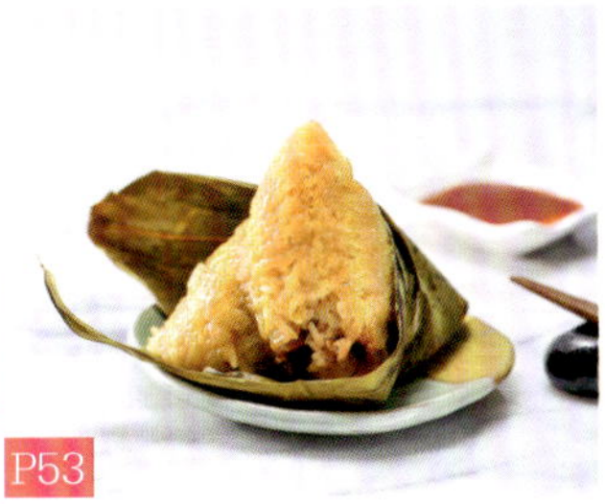

P53

活血养血+补肝明目

马鞭草猪肝汤

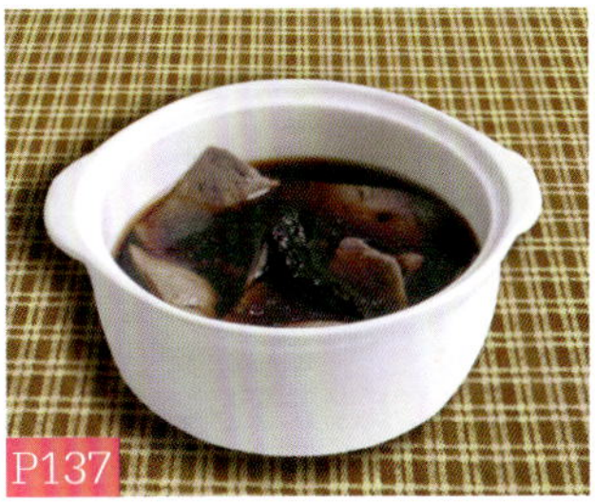

P137

清热凉血+养颜排毒+保肝明目

枸杞炒丝瓜

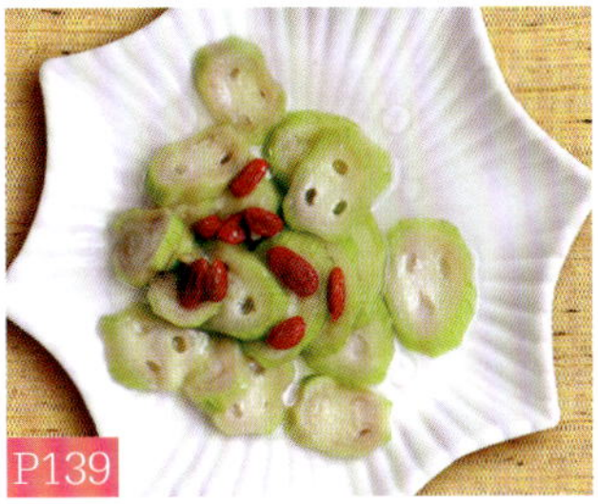

P139

活血通脉+补心养肝

丹参红花乌鸡汤

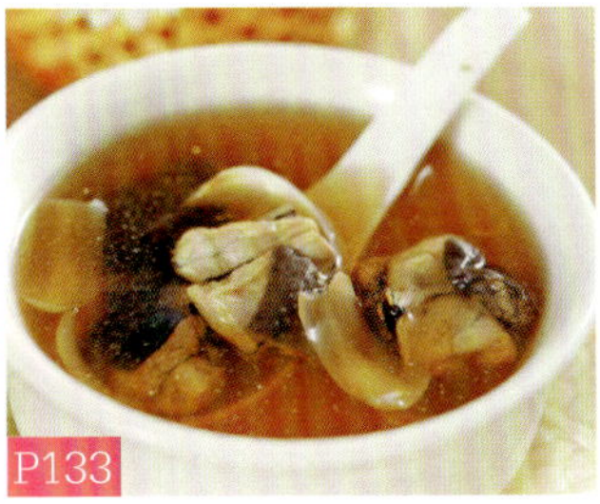

P133

调理气血+增强记忆力

艾叶煮鸡蛋

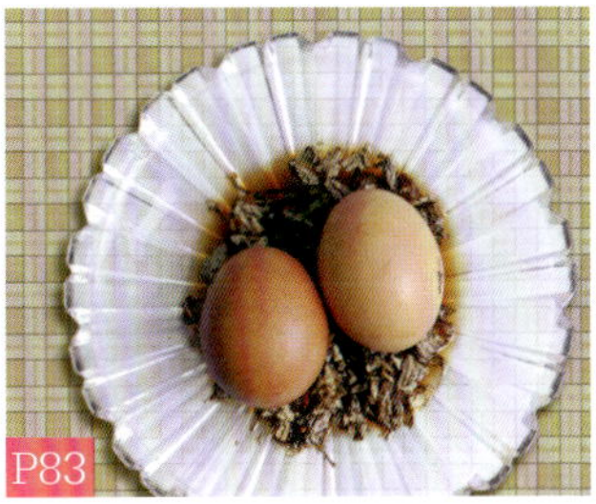

P83

益气补血 + 健脾祛湿

黄芪甘草鱼汤

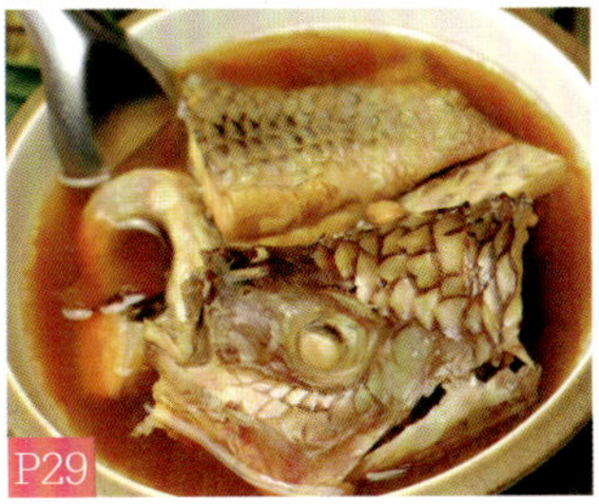

P29

补血活血+调经止痛

白芍当归炖排骨

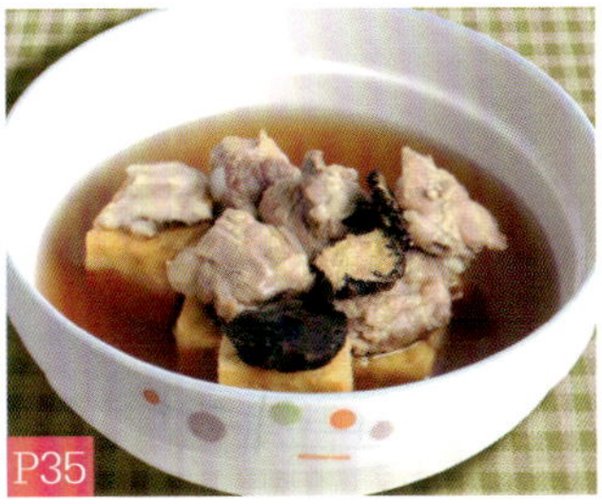

P35

养脾益气+温中行气

肉豆蔻炖猪瘦肉

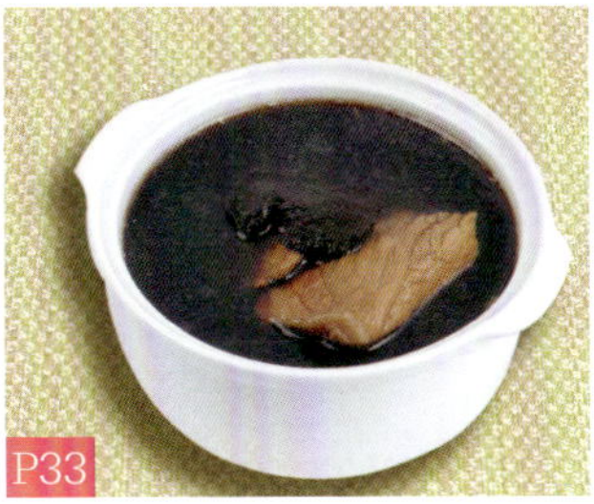

P33

益气补虚+除燥止汗

麦枣甘草萝卜汤

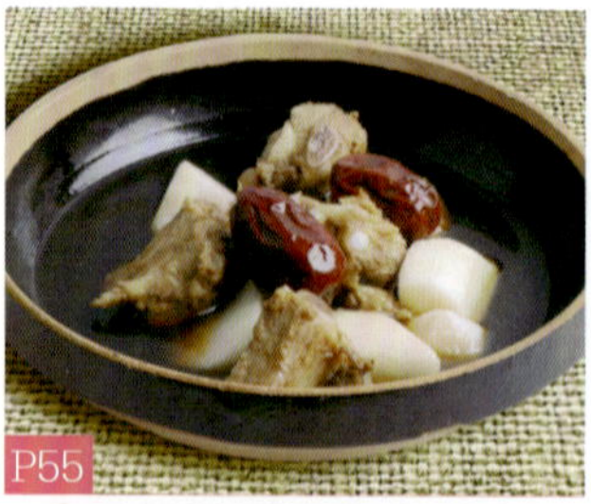

P55

益气补肾+增强免疫力

海马虾仁童子鸡

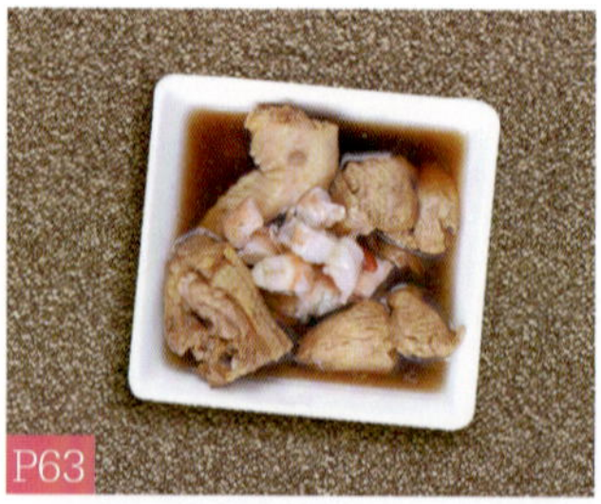

P63

安神益气+清热解毒

黄瓜百合

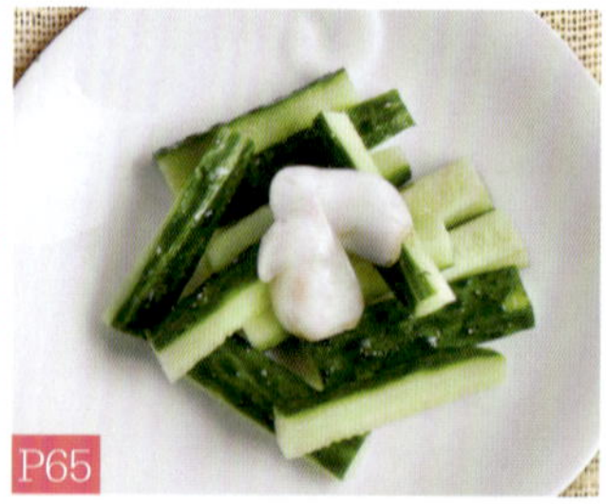

P65

补肾益气+强筋健骨

板栗香菇焖鸡翅

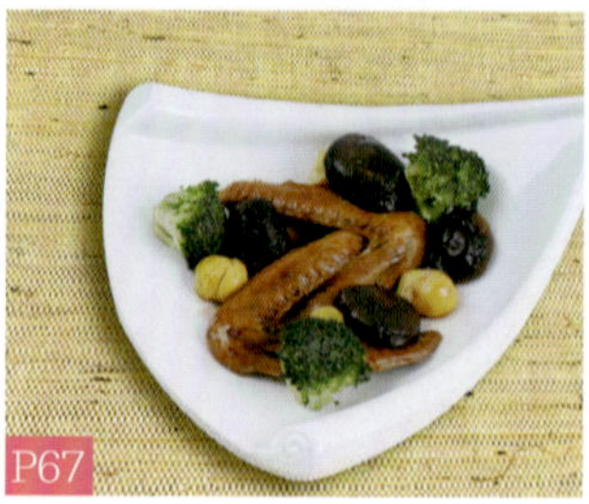

P67

补气养血+润肠通便+补肾益精

黑豆苁蓉汤

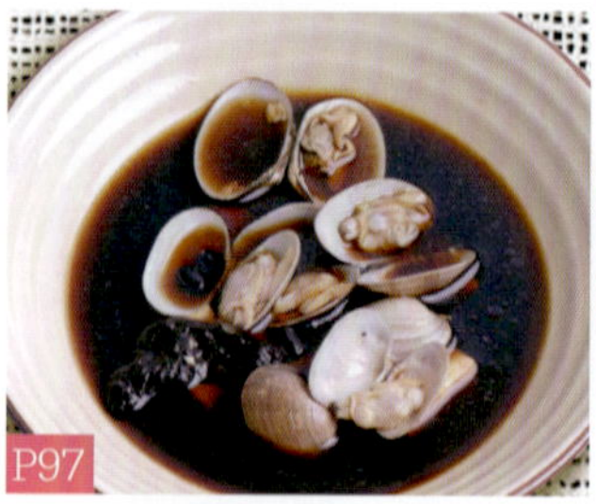

P97

滋阴益气+生津润肺

黑白芝麻拌蔬菜

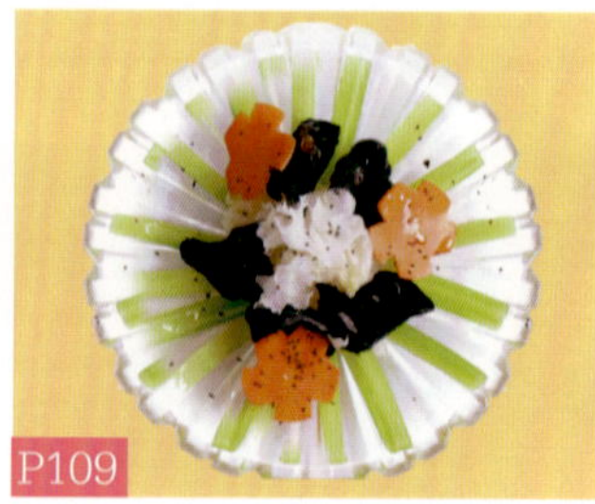

P109

滋阴养胃+清热生津

苜蓿芽寿司

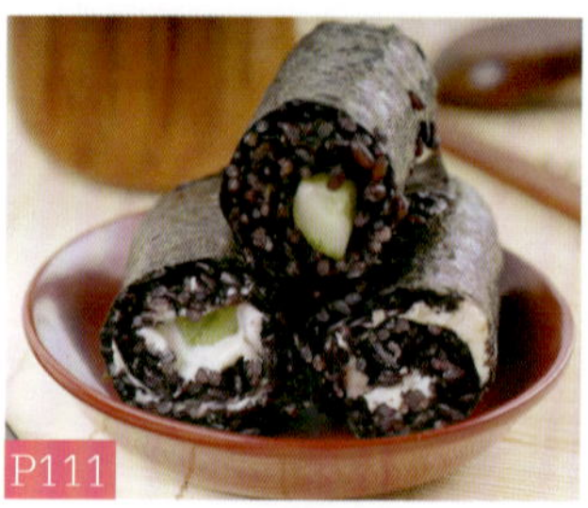

P111

活血通脉+化瘀止痛

丹参红桃乌鸡汤

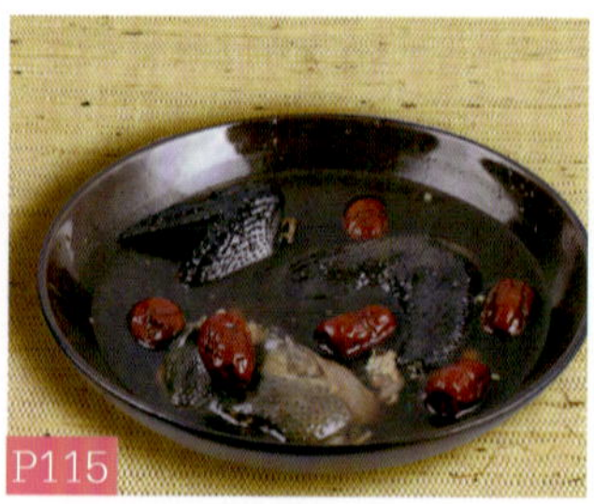

P115

健脾益气+润肠通便

肉丝炒菠菜

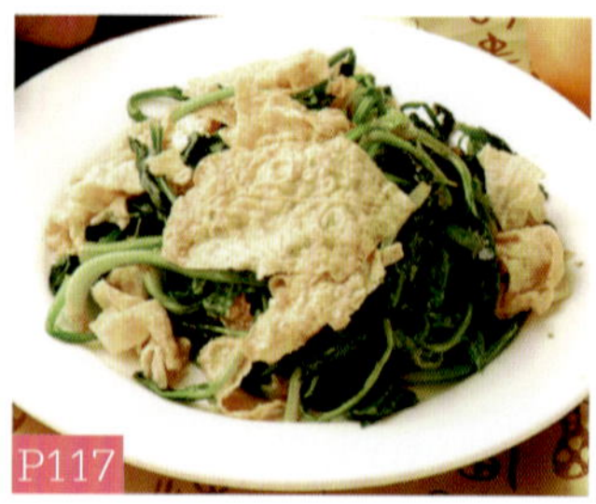

P117

补益气血+补虚生津

地黄乌鸡汤

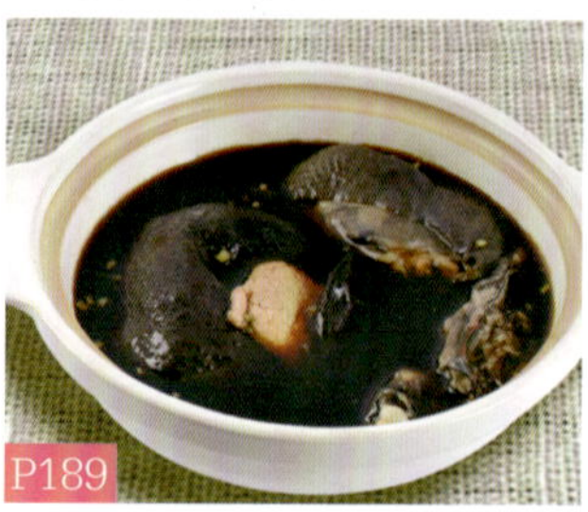

P189

温中健脾+补肾益精

肾气乌鸡汤

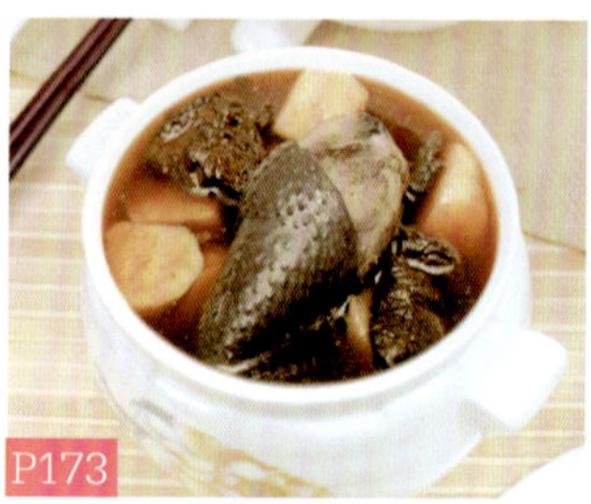

P173

补中益气+补肺益肾

灵芝黄芪炖肉

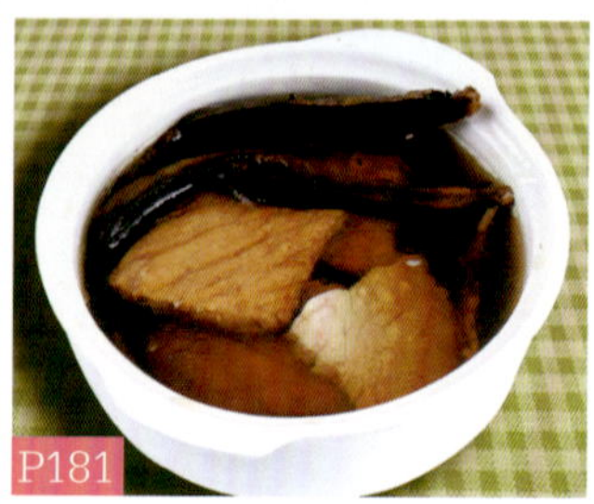

P181

补气血+益肝肾+安心神

安神鸡汤

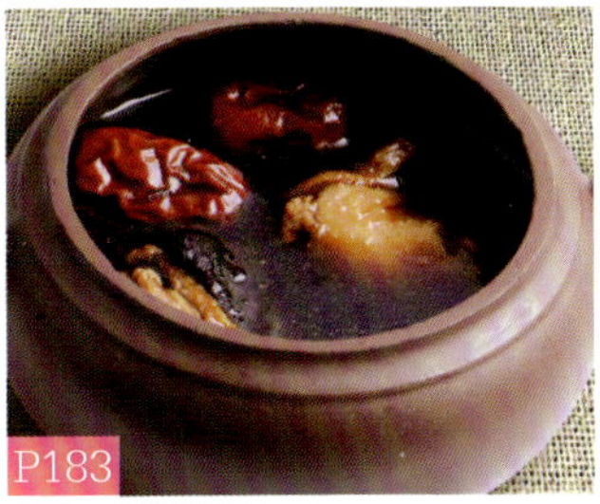

P183

补中益气+健脾益肺+养心补血

党参桂圆膏

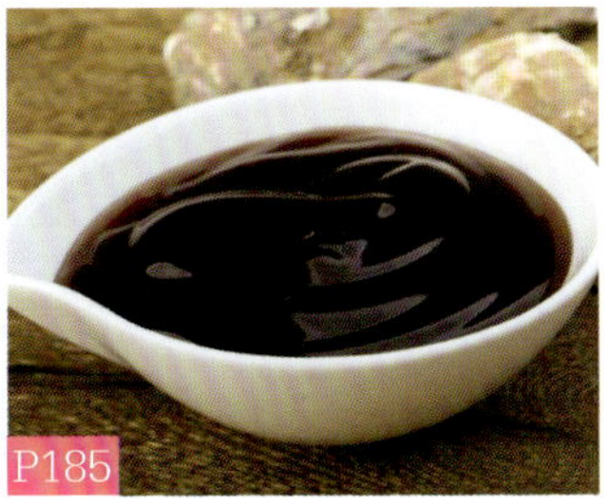

P185

健脾益气+开胃消食

荸荠茄汁鸡丁

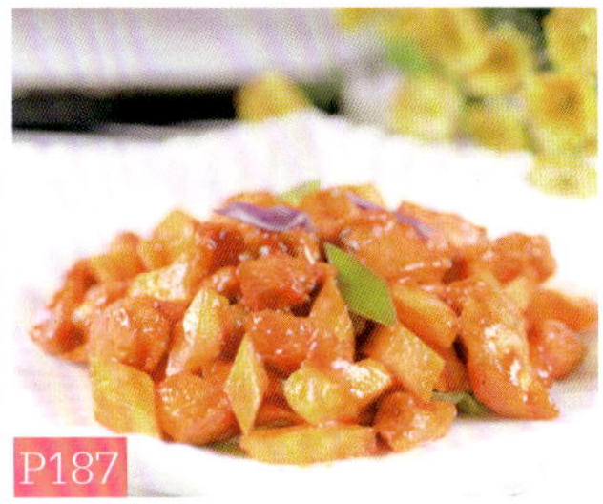

P187

理气解郁+调经止痛+散瘀+养肝

玫瑰香附茶

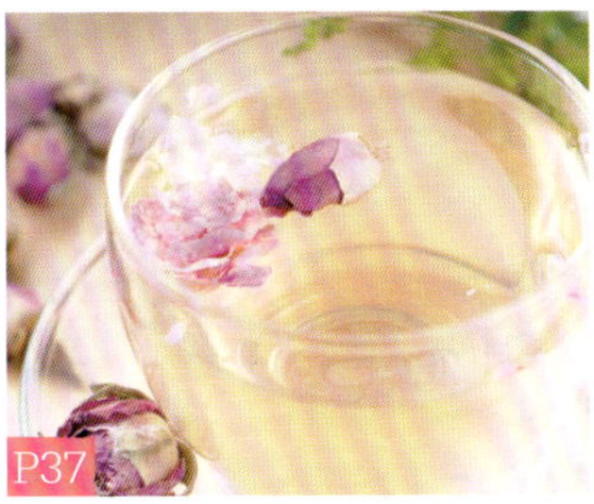

P37

补血益气+开胃进食

藿香香枣粥

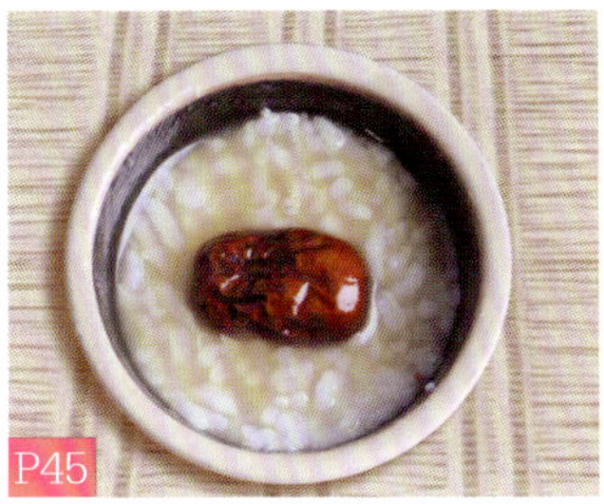

P45

健脾益肾+强身健体

人参鹌鹑蛋

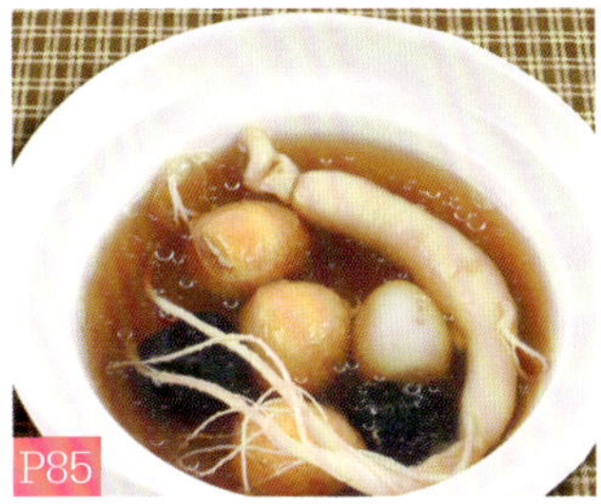

P85

健脾胃+润心肺+强筋骨+补肾气

黄精炖土鸡

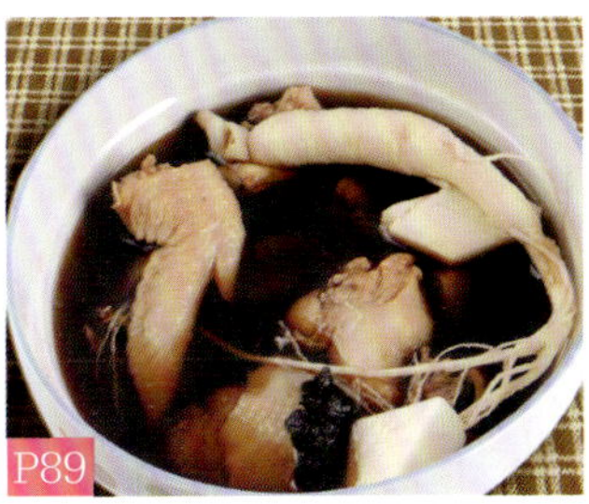

P89

清热化痰+生津润燥

香菇旗鱼汤

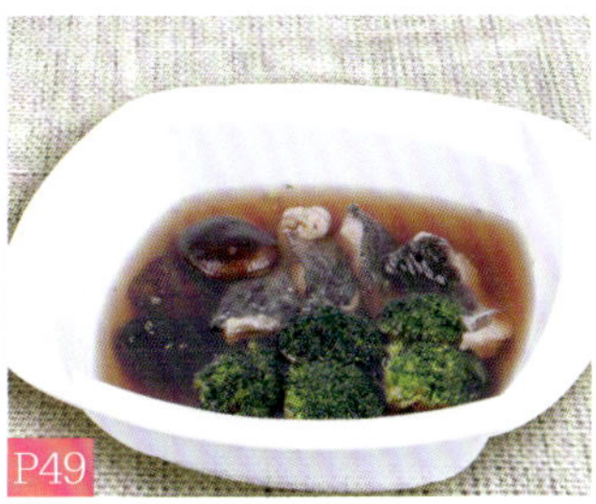

P49

健脾补虚+润燥消肿

黄豆排骨汤

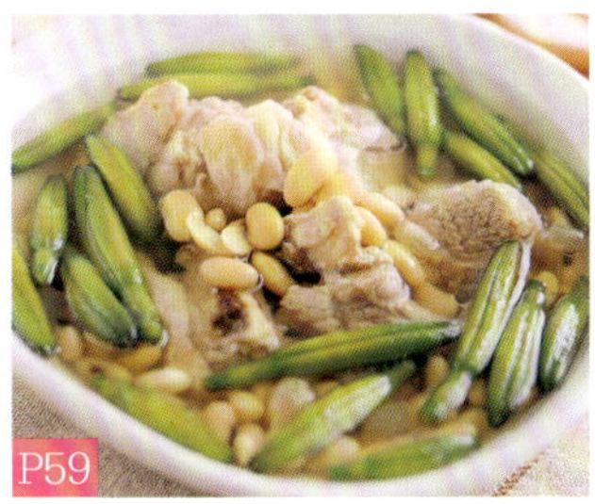

P59

健脾养胃+补肾助阳+润肠通便

肉苁蓉羊肉粥

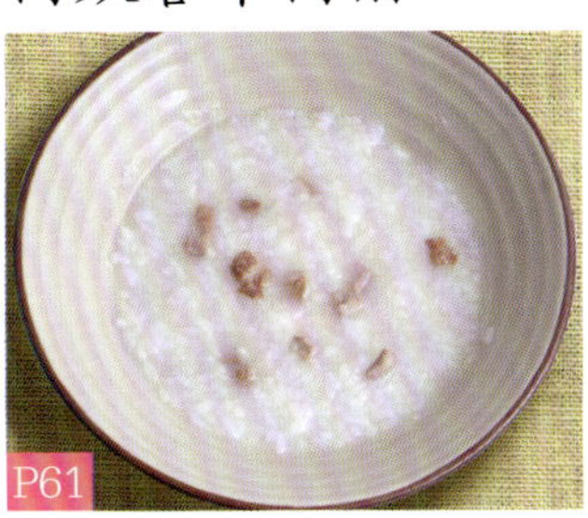

P61

健胃+润肺+养颜

豆腐鱼头汤

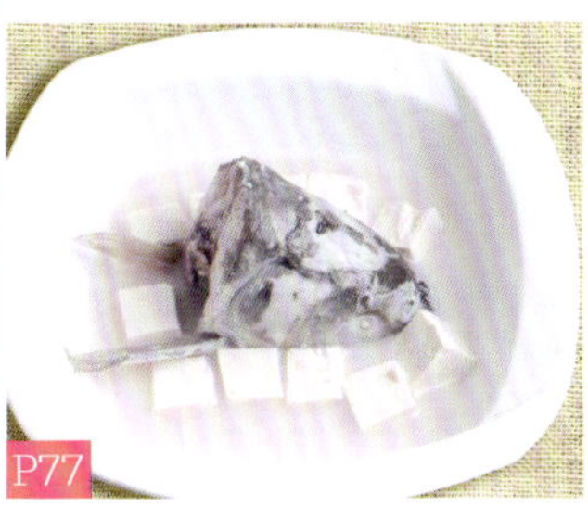

P77

健脾胃+清热利尿

车前草猪肚汤

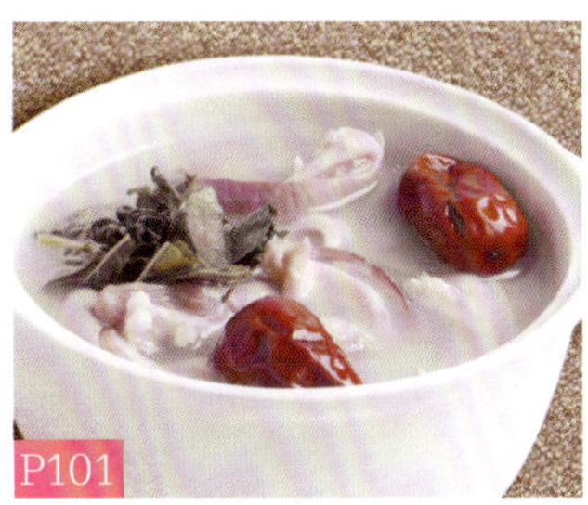

P101

健脾益胃+滋肾益精

豌豆荚炒山药

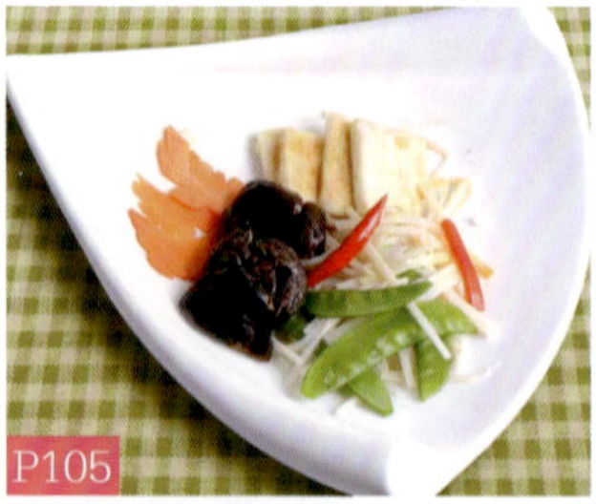

P105

滋阴退热+清热除烦

清心莲子田鸡汤

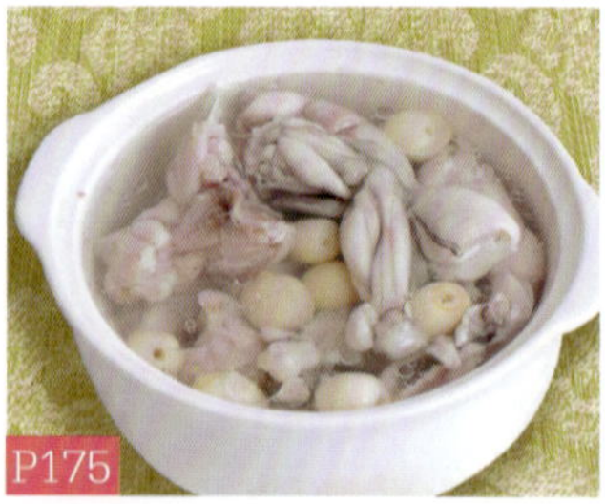

P175

健脾胃+补血安神+促进睡眠

荞麦荔枝大枣粥

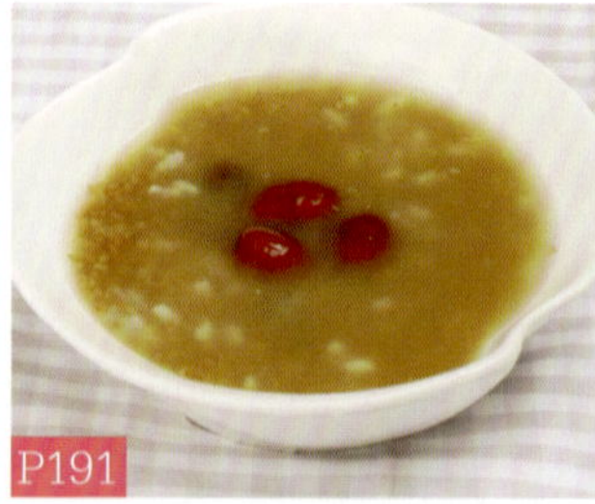

P191

温肾固精+清热利湿

五子下水汤

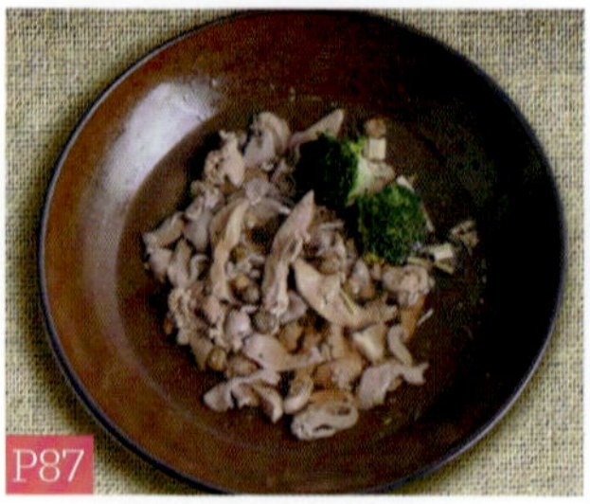

P87

滋补肝肾+清热凉血

地榆烩鳝鱼

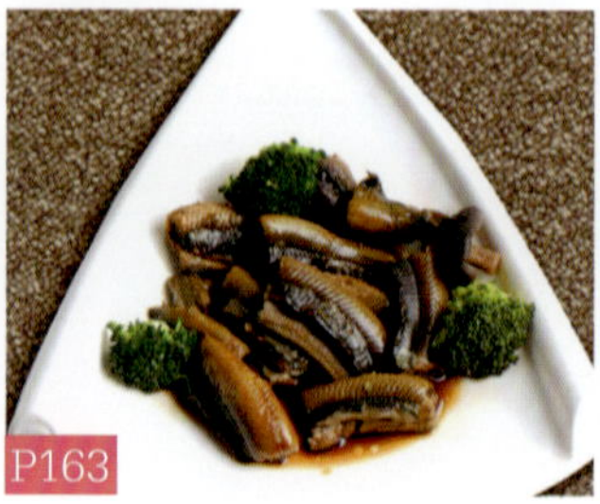

P163

养心益肾+润肺滋阴

茉莉银耳甜汤

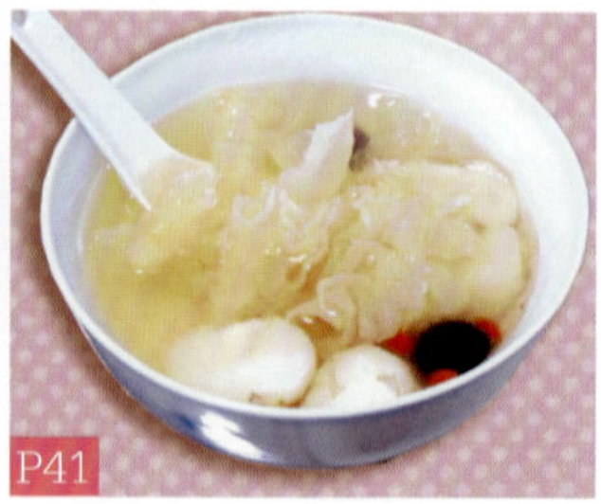

P41

滋肾补血+强筋壮骨

十全大补乌鸡汤

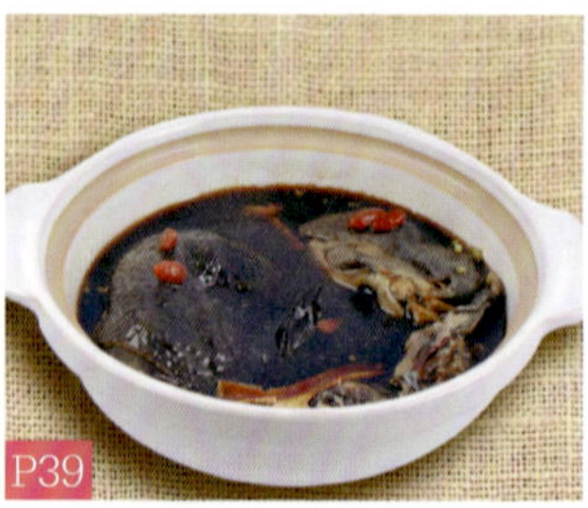

P39

补肾阳+强筋骨+祛风湿

淫羊藿炖土鸡

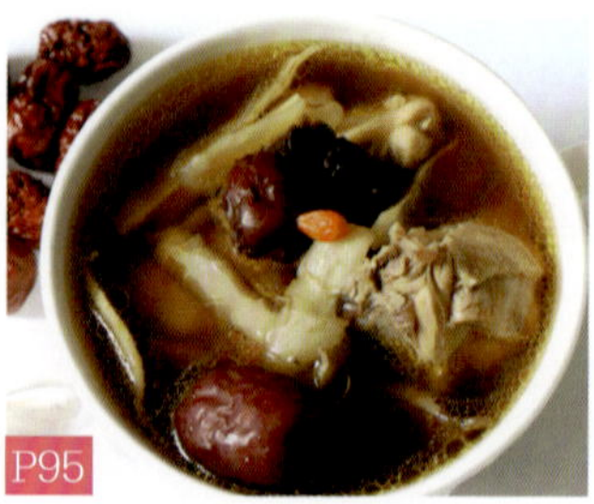

P95

补肝肾+降血脂+强身体

六味地黄鸡汤

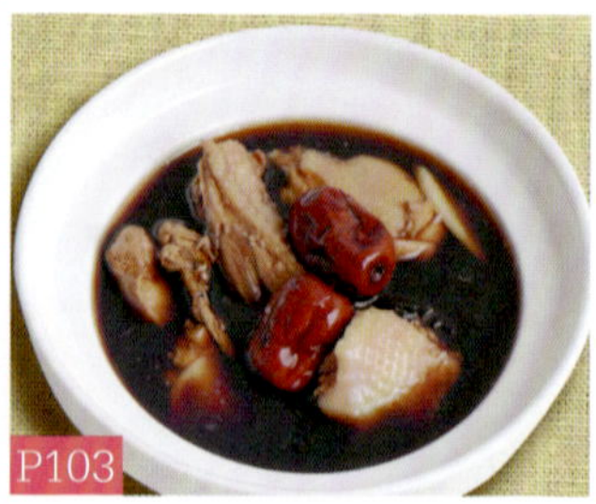

P103

补肾养血+益气固精+强壮腰膝

强精党参牛尾汤

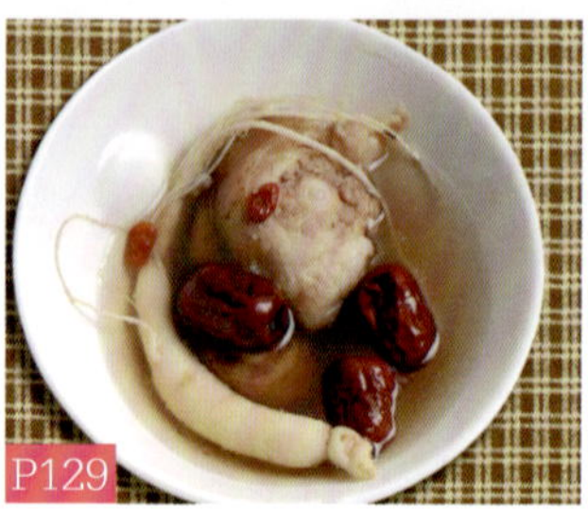

P129

补肝肾+活血通络+强筋骨

牛膝蔬菜炖鱼丸

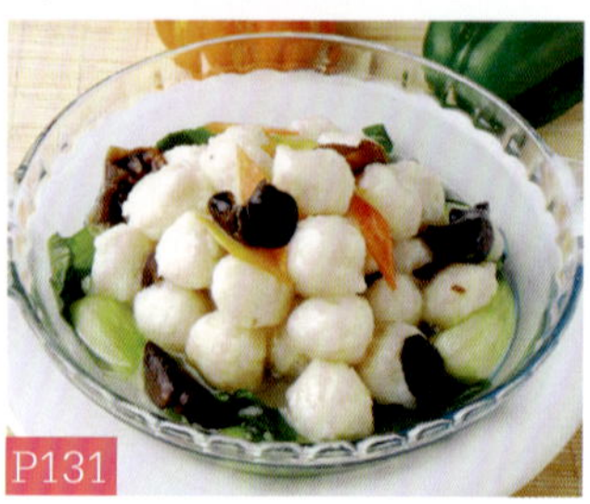

P131

益精+补血+润肠

杏仁芝麻糊

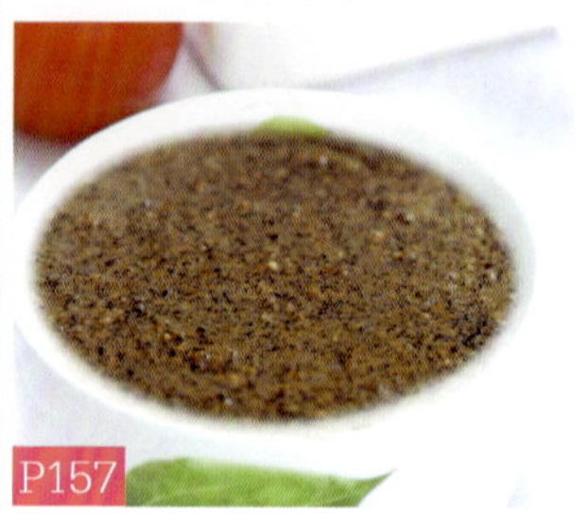

P157

疏风利咽+补肾润肠

薄荷拌核桃

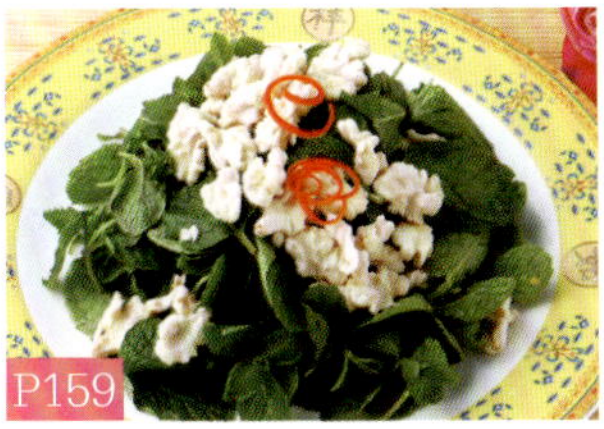

P159

养阴润肺+清热+化痰止咳

川贝酿水梨

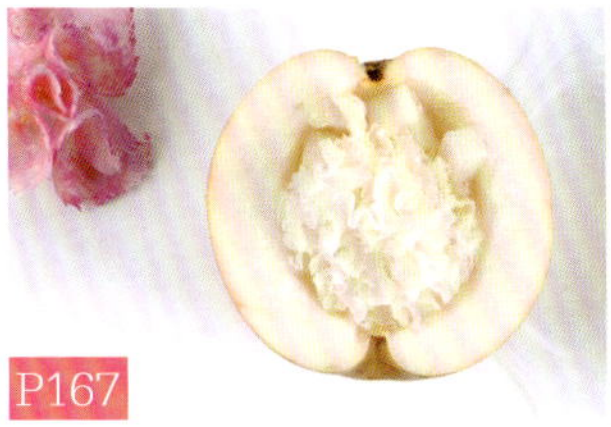

P167

清肺止咳+利咽润喉

绿茶黄芩汤

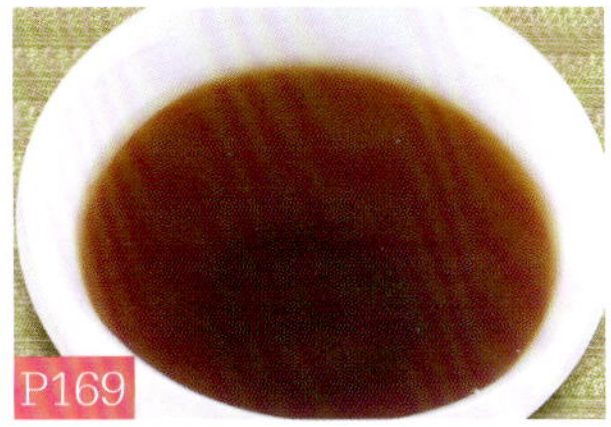

P169

润肺止咳+清心安神

远志红豆甜汤

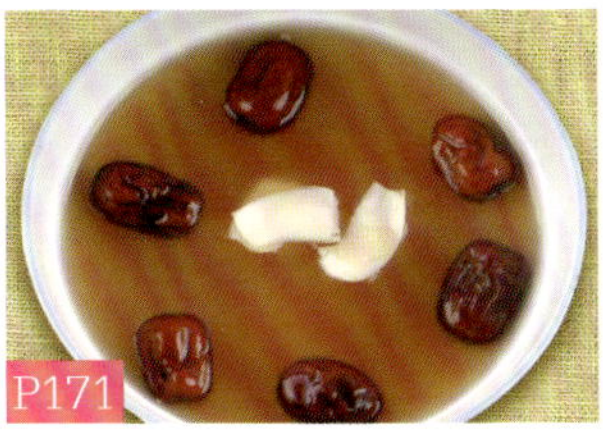

P171

滋阴清肺+润燥补虚

玉竹沙参老鸭汤

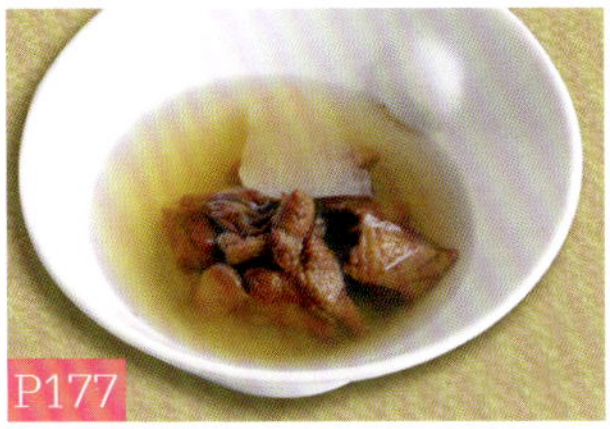

P177

强心安神+润肺止咳

人参梨乌鸡汤

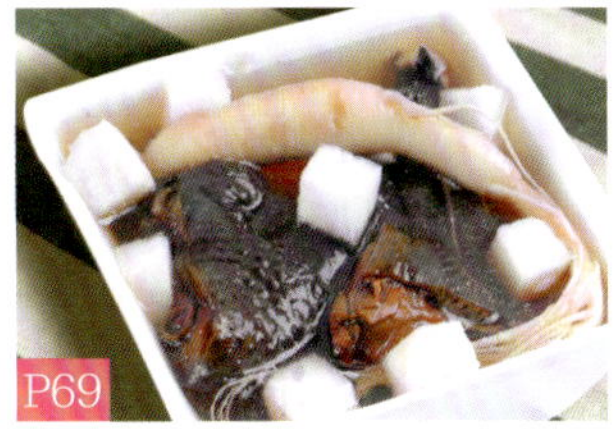

P69

滋阴美容+生津润肺

槟榔炖豆腐

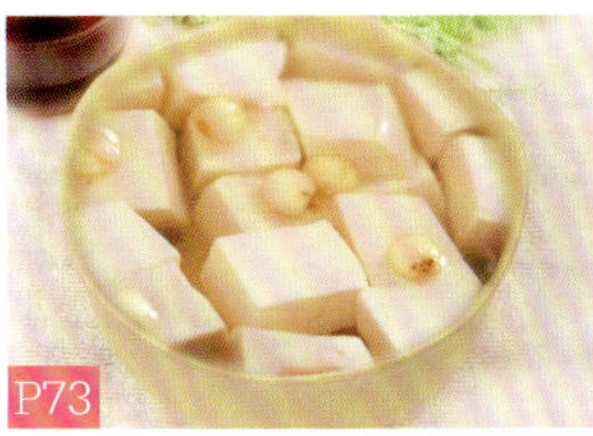

P73

滋养美容+生津清热

橄榄油黄瓜沙拉

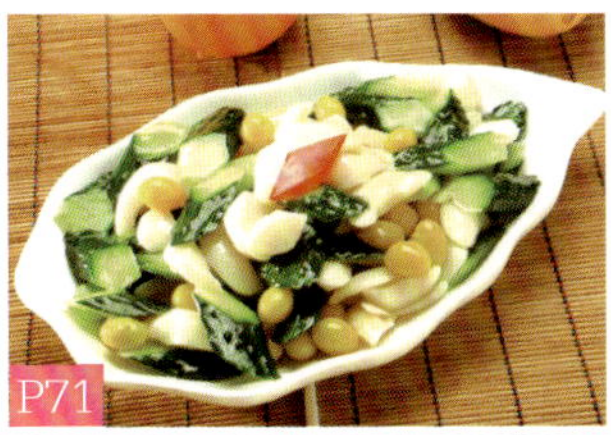

P71

美容排毒+消脂通便

素高汤

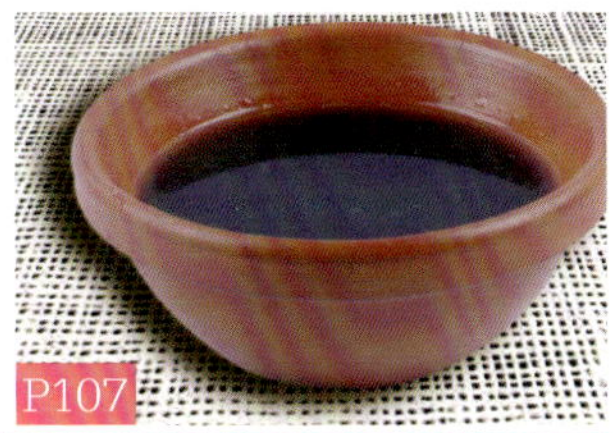

P107

美白肌肤+减肥塑形

柳橙菠萝椰奶

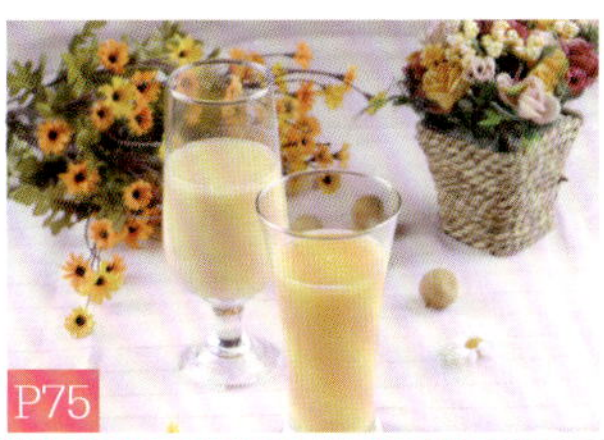

P75

瘦身美容+清热生津

纤瘦蔬菜汤

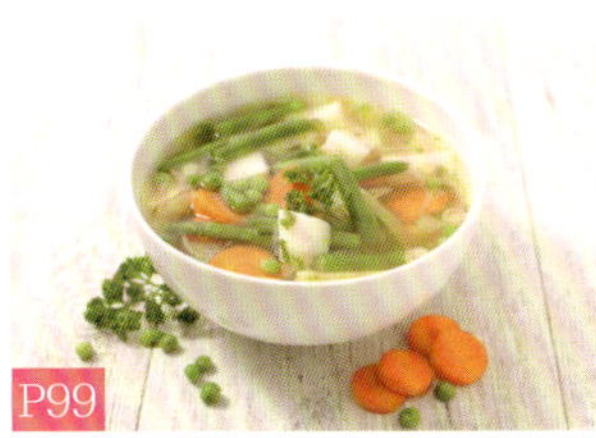

P99

活血化瘀+开胃消食

山楂牛肉盅

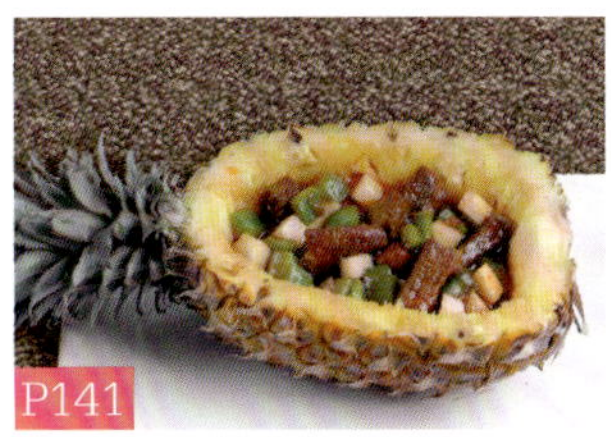

P141

清热活血+清解湿毒

慈姑大枣瘦肉汤

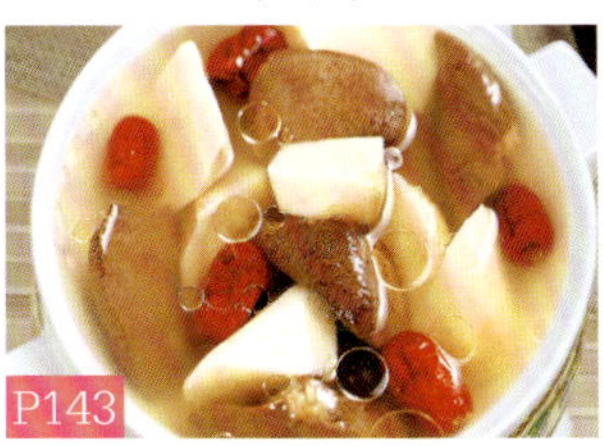

P143

清热凉血+解毒利咽

玄参萝卜清咽汤

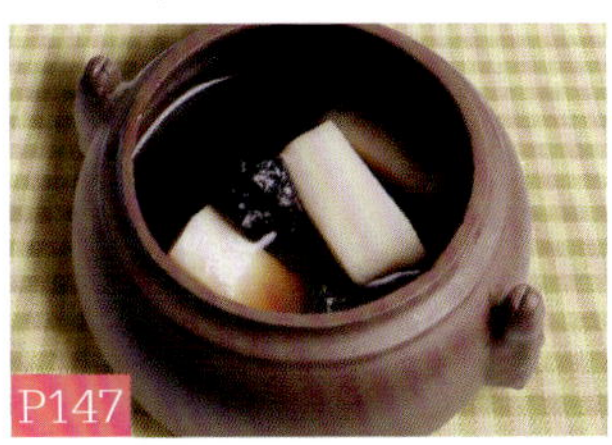

P147

清热解毒+凉血止血

紫草鸡汤煲

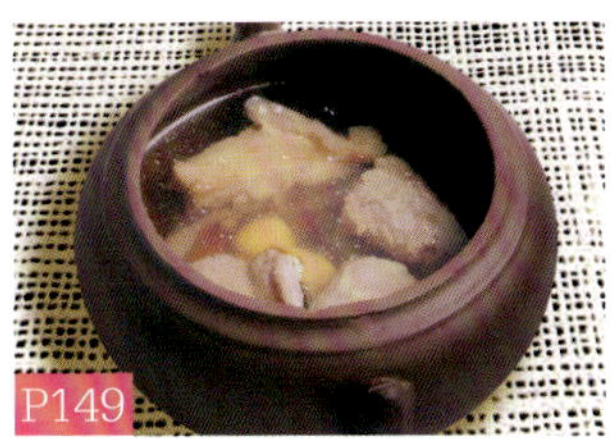

P149

散血止痛+解毒消肿

豆角烧茄子

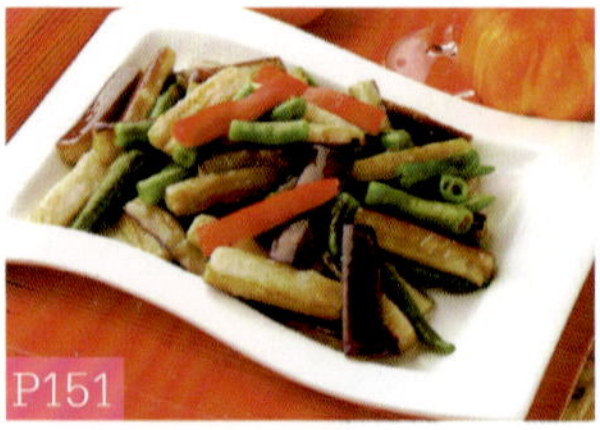
P151

祛风除湿+温经散寒

秦艽延胡索酒

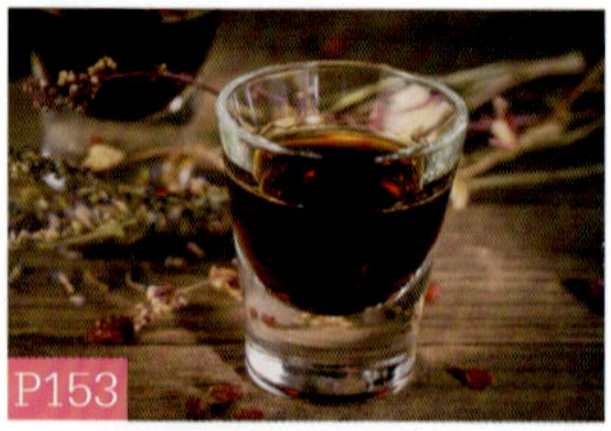
P153

健脾化痰+增强脑力

补脑益智家常面

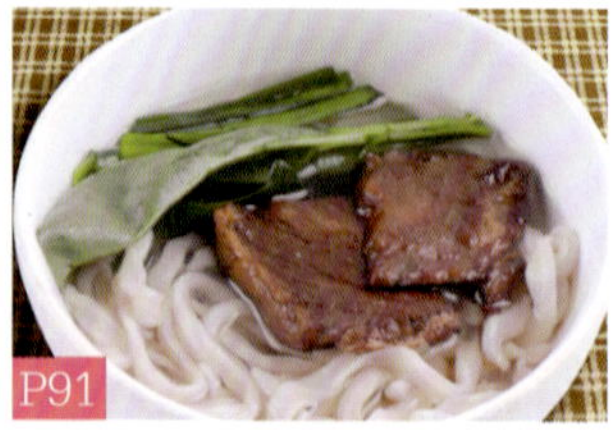
P91

益气+强心+安神

参麦五味乌鸡汤

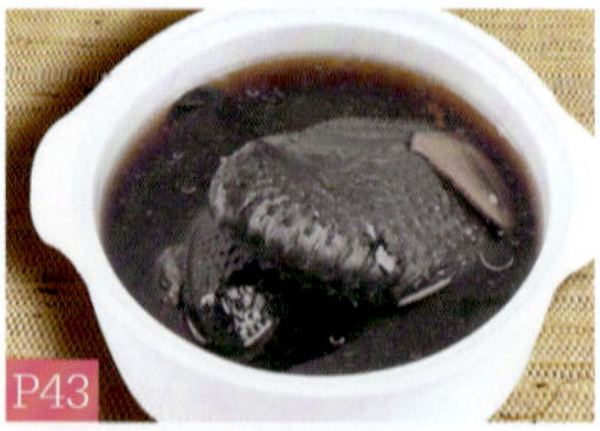
P43

消暑利尿+清热解毒

绿豆薏苡牛奶饮

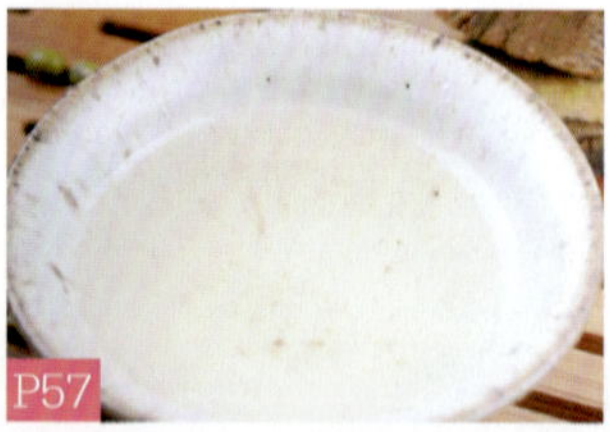
P57

利尿通淋+清泄肝火

灯芯草粥

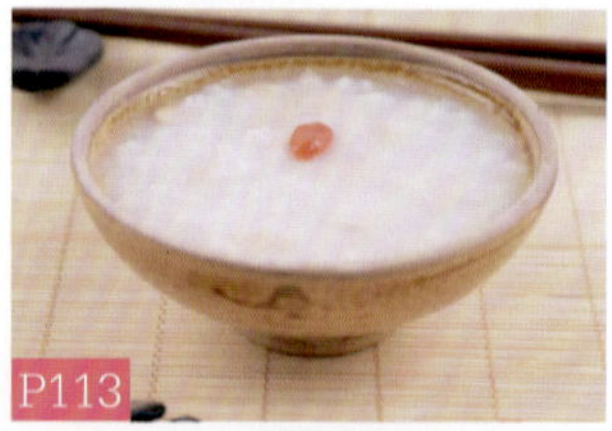
P113

清理肠胃+美白肌肤

石榴苹果汁

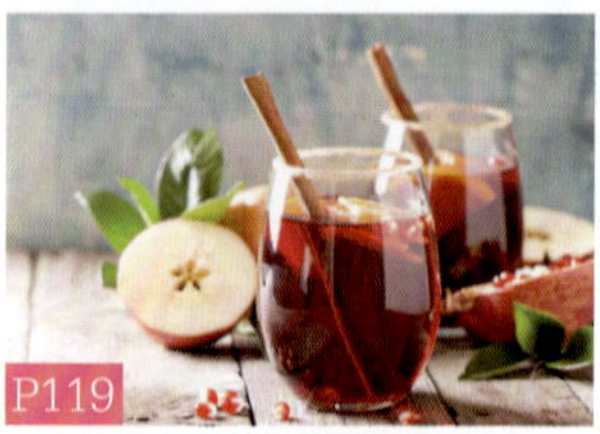
P119

润肠通便+清热解暑

香瓜苹果汁

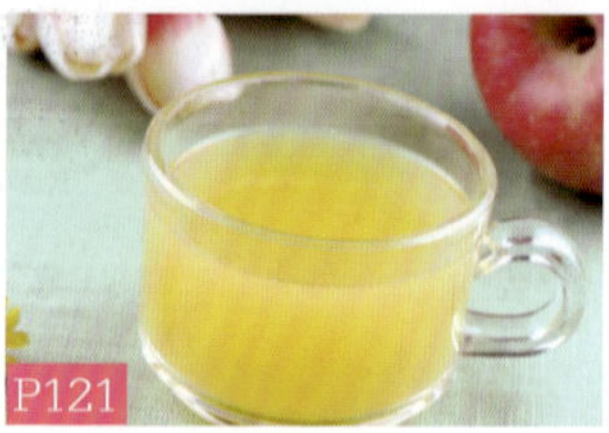
P121

利水消肿+酸甜开胃

葡萄西芹酸奶汁

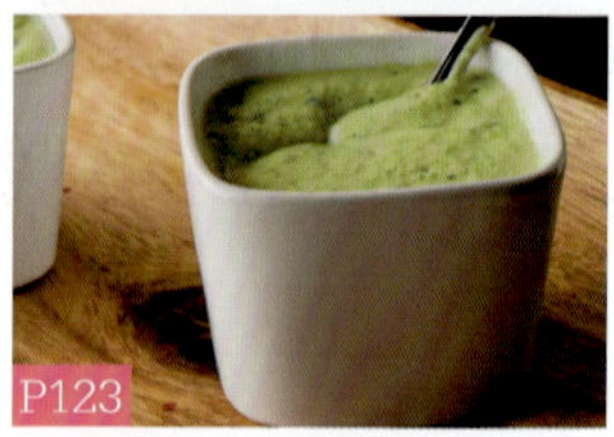
P123

利尿通淋+消暑止渴

菱角粥

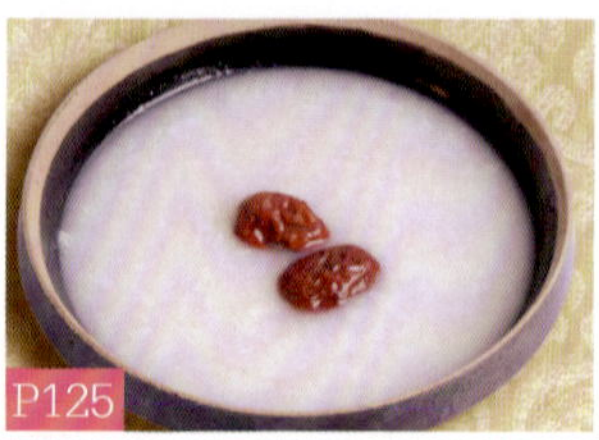
P125

活血通经+滋润皮肤

黑豆猪皮汤

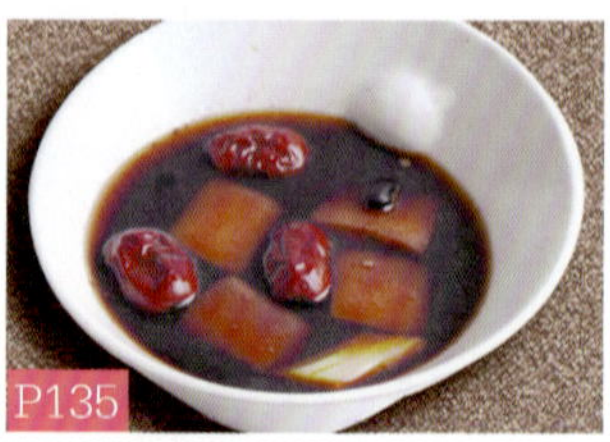
P135

补肾益气+祛风散寒

细辛菟丝粥

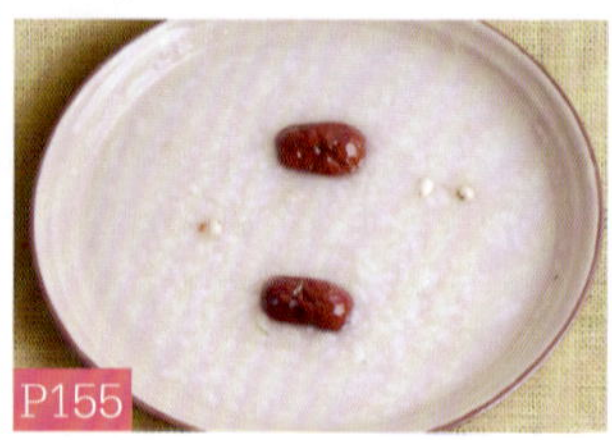
P155

消暑利尿+清热解毒

蒲公英银花茶

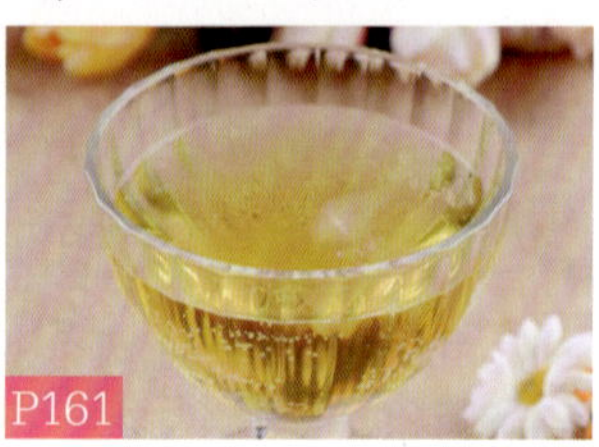
P161